编 委 （按姓氏拼音排序）

Hematological Tumor and Microecology

血液肿瘤与微生态

名誉主编 ◆ 沈关心　吴清明　邓启文　黄慧强

主　　编 ◆ 郭　智　王　强

副 主 编 ◆ 王　亮　王　钧　唐菲菲　周　浩
　　　　　　杨文燕　杜　新　张新友　许晓军
　　　　　　刘泽林　刘红云

华中科技大学出版社
http://press.hust.edu.cn
中国·武汉

内 容 简 介

本书针对血液肿瘤精准诊疗与人体微生态、菌群移植等交叉学科发展前沿,探讨不同专业领域对同一疾病诊疗的相关进展。

本书共十八章,内容包括血液肿瘤诊治技术、血液肿瘤实验检测技术、肠道微生态实验室技术、肠道微生态与疾病发生发展、肠道菌群与幽门螺杆菌感染、肠道微生物群在血液肿瘤中的作用、造血系统肿瘤与微生态等。

本书适合各医院肿瘤科临床医护人员及研究人员阅读使用,也可供相关专业医学生学习参考。

图书在版编目(CIP)数据

血液肿瘤与微生态/郭智,王强主编.—武汉:华中科技大学出版社,2024.1
ISBN 978-7-5772-0270-9

Ⅰ.①血… Ⅱ.①郭… ②王… Ⅲ.①造血系统-肿瘤-关系-肠道微生物-研究 Ⅳ.①R733 ②Q939

中国国家版本馆 CIP 数据核字(2024)第 011719 号

血液肿瘤与微生态　　　　　　　　　　　　　　　　　　　　　郭　智　王　强　主编
Xueye Zhongliu yu Weishengtai

策划编辑:余　雯
责任编辑:张　琴
封面设计:原色设计
责任校对:阮　敏
责任监印:周治超
出版发行:华中科技大学出版社(中国·武汉)　　电话:(027)81321913
　　　　　武汉市东湖新技术开发区华工科技园　　邮编:430223
录　　排:华中科技大学惠友文印中心
印　　刷:湖北新华印务有限公司
开　　本:889mm×1194mm　1/16
印　　张:25.5
字　　数:422 千字
版　　次:2024 年 1 月第 1 版第 1 次印刷
定　　价:268.00 元

名誉主编介绍

沈关心 华中科技大学二级教授、博士研究生导师,湖北省免疫学会名誉理事长,享受国务院政府特殊津贴,国家卫生健康委员会有突出贡献中青年专家,入选国家"百千万人才工程"培养计划,医学免疫学国家级教学团队负责人,医学免疫学国家网络精品课程负责人,曾获宝钢教育基金优秀教师奖、中国免疫学会杰出学者奖等奖项,主要从事分子免疫、肿瘤免疫与生物治疗、感染免疫与炎症研究。

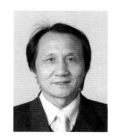

吴清明 博士、二级教授、主任医师、硕士研究生导师,武汉科技大学医学部主任兼医学院院长,国务院政府特殊津贴专家,湖北省有突出贡献中青年专家,湖北名师工作室主持人,湖北省首届医学领军人才,湖北省预防医学会副会长兼法人代表,中国抗癌协会肿瘤与微生态专业委员会常委,中国生理学会消化与营养专业委员会委员,湖北省医学会消化病学分会副主任委员,湖北省预防医学会卫生事业管理分会委员会常委,武汉市医学会消化学会常委等。主要从事消化疾病的基础和临床研究,近 3 年创新的研究成果:以通信作者在 *Journal of Infection*、*Journal of Medical Virology*、*Carcinogenesis*、*Aging*、*Scientific Reports* 等国际知名刊物发表 20 余篇论文,其中 ESI 高被引论文 3 篇,有 1 篇在 2021 年被 *Scientific Reports* 杂志评选为 Top100。

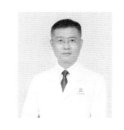

邓启文 华中科技大学协和深圳医院党委书记、院长。医学博士,主任医师,博士/硕士研究生导师,博士后合作导师,美国马里兰大学医学院高级访问学者。深圳市高层次专业人才(地方级领军人才),南山区人大代表。中华预防医学会微生态学分会第六届委员会委员,广东省预防医学会微生态学专业委员会第四届主任委员,广东省医院协会医院感染管理专业委员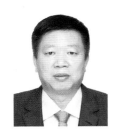

会第五届副主任委员,广东省预防医学会医院感染控制专业委员会第六届副主任委员,广东省精准医学应用学会感染病分会副主任委员,深圳市医学会第八届理事会常务理事。《中国感染控制杂志》《微生物与感染》编委。发表 SCI 文章 40 余篇,获得国家级、省级及各类课题资助 10 余项。长期从事感染疾病的诊疗和医院感染防控工作,在疑难危重感染疾病诊疗和医院感染防控方面具有深厚的造诣。目前主要的研究方向:①血流感染快速诊断技术研究;②微生态与疾病之间的关系研究。2020 年获得深圳市抗击新冠肺炎疫情先进个人称号,2022 年荣获深圳市五一劳动奖章。

黄慧强 中山大学肿瘤防治中心大内科副主任。教授,主任医师,医学博士,博士研究生导师。现任中国老年保健协会淋巴瘤专业委员会主任委员,中国初级卫生保健基金会粤港澳大湾区淋巴瘤专业委员会主任委员,中国临床肿瘤学会抗淋巴瘤联盟副主席,中国临床肿瘤学会甲状腺癌专业委员会名誉主任委员,中国抗癌协会淋巴瘤专业委员会副主任委员,广东省抗癌协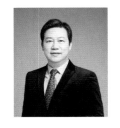

会血液肿瘤专业委员会名誉主任委员,广东省中西医结合学会血液病专业委员会副主任委员。擅长恶性淋巴瘤基础和临床研究,具有丰富的医治各种恶性淋巴瘤的临床经验,曾多次应邀到美国血液学会年会、美国 T 细胞淋巴瘤论坛、意大利淋巴瘤论坛、瑞士 Lugano 国际淋巴瘤大会等国际顶级淋巴瘤大会发言。承担多项国家级和省部级科研课题,作为主要研究者承担多项国内、国际多中心随机对照临床研究。其团队首创的 EPOCH 和 P-Gemox 等方案被美国 NCCN 指南推荐。发表 SCI 文章 130 余篇,被 *The Lancet Oncology*、*Journal of Clinical Oncology*、*Nature Medicine*、*Signal Transduction and Targeted Therapy*、*Leukemia* 等知名期刊刊登。2020 年荣获中国抗癌协会科技奖一等奖。

主 编 介 绍

郭智 华中科技大学协和深圳医院血液内科主任、主任医师，南方科技大学教授，武汉科技大学、深圳大学硕士研究生导师，解放军总医院第七医学中心血液科移植病区原主任，中国医学科学院肿瘤医院深圳医院血液肿瘤科创科主任，国家感染性疾病临床医学研究中心、深圳市第三人民医院血液内科/肿瘤内科/生物治疗中心原主任，广东省杰出青年医学人才、人民 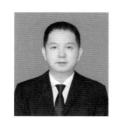 好医生（血液肿瘤），致力于淋巴瘤/白血病/骨髓瘤等血液肿瘤规范化治疗及血液系统疾病诊治，尤其擅长造血干细胞移植工作。发表在 *Journal of Medical Virology* 的论文入选全球学者库 2020 年度中国血液与淋巴瘤领域高价值论文 Top100（排名第 8），发表在《中华实用儿科临床杂志》的论文《单倍型异基因造血干细胞移植治疗儿童重型再生障碍性贫血》入选 2018 年度中国精品科技期刊顶尖学术论文 F5000。兼任中国抗癌协会肿瘤与微生态专业委员会副主任委员、青年委员会主任委员血液学组组长。中国抗癌协会感染性肿瘤专业委员会常务委员，广东省预防医学会血液肿瘤防治专业委员会主任委员，中华中医药学会免疫学分会常务委员，中华中医药学会血液病分会委员，湖北省免疫学会理事、肿瘤与微生态专业委员会副主任委员，广东省医疗安全协会血液病分会副主任委员，中国抗癌协会康复分会血液分会主任委员，中国中西医结合学会干细胞与再生医学专业委员会委员，中国人体健康科技促进会细胞免疫治疗专业委员会常委，全球抗癌协作组（GCOG）血液肿瘤多学科临床试验协作组主任委员，美国血液学会会员，欧洲血液学会会员，*Journal of Medical Virology* 审稿专家，《临床内科杂志》《肿瘤预防与治疗》《中华肿瘤防治杂志》《国际肿瘤学杂志》等期刊编委。

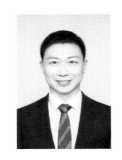

　　王强 博士、教授、硕士研究生导师,武汉科技大学医学部副主任。2015/2016 年美国德州大学 MD 安德森癌症中心访问学者。中国抗癌协会肿瘤与微生态专业委员会候任主任委员,中华中医药学会免疫学分会常务委员、青年委员会副主任委员,湖北省免疫学会常务理事,武汉市免疫学会副理事长,湖北省免疫学会肿瘤与微生态专业委员会主任委员,湖北省艾滋病防治协会常务理事,武汉市预防医学会性病与艾滋病防治专业委员会副主任委员等。主要从事感染免疫与肿瘤微环境、人体微生态研究,近 3 年创新的研究成果:以第一或通信作者在 *Journal of Infection*、*Frontiers in Immunology*、*Journal of Medical Virology*、*Scientific Reports*、*Frontiers in Nutrition* 等国际知名刊物发表 20 余篇论文,其中 ESI 高被引论文 4 篇,1 篇被全球学者库评为 2020 年度中国感染病学领域高价值论文 Top100,另外 1 篇在 2021 年被 *Scientific Reports* 杂志评选为 Top100。2020 年担任第一副主编的《新型冠状病毒肺炎预防手册》获"中华人民共和国科技部全国优秀科普作品"奖项。兼任《临床内科杂志》和《国际肿瘤学杂志》编委、*Global Journal of Microbiology* 副主编、*Journal of Visualized Experiment* 和 *Frontiers in Immunology* 客座编委等。

序 1

越来越多的证据支持微生物在肿瘤治疗中的作用,肿瘤的预后也与微生态息息相关。有研究表明,肠道微生物对肿瘤免疫检查点阻断反应也有影响,这说明共生微生物组成与临床反应之间存在显著关联。通过粪菌移植能够对肿瘤微生物进行差异调节来改善肿瘤控制,增强 T 细胞反应,并提高抗肿瘤治疗的效果,这说明共生微生物可能对肿瘤患者的抗肿瘤免疫产生影响。微生物是肿瘤微环境的潜在组成部分,黏膜部位及正常邻近组织是肿瘤内微生物的重要来源。肿瘤内微生物群通过多种机制影响肿瘤发展,如 DNA 损伤、激活致癌途径、诱导免疫抑制和药物代谢等。在不同类型的肿瘤中,肿瘤内微生物的组成和丰度具有高度异质性,可能在肿瘤的发展中发挥不同的作用。蛋白质组学和免疫学方法等多种技术已被用于研究肿瘤内微生物群,可用于开发抗肿瘤治疗策略。总之,肿瘤与微生态是一个值得探索的领域。肿瘤微生态学作为一个新的领域、新的学科,对其进行进一步探索至关重要,可以使研究者更加清楚地认识到肿瘤治疗的本质,从而改善肿瘤患者的预后。本书主编郭智教授和王强教授近年来致力于肿瘤与微生态领域的研究和探索。本书作为国内第一本系统性阐述血液肿瘤与微生态相关性的专著,值得期待。期待郭智、王强团队带来更多的研究成果。

序 2

人体微生态尤其是肠道微生态与肿瘤（包括血液肿瘤）之间的关联是近年研究的热点。人体微生态在肿瘤发生发展和治疗效果等方面发挥重要作用。已知微生物与某些恶性肿瘤之间存在特定相关性，如 EB 病毒与伯基特淋巴瘤、幽门螺杆菌与胃黏膜相关淋巴组织淋巴瘤、HHV-8 与卡波西肉瘤等。另外，血液肿瘤放、化疗及造血干细胞移植预处理导致肠上皮物理屏障及完整性破坏，引起肠道微生态紊乱及肠腔细菌移位，加上广谱抗生素的应用导致肠道正常菌群减少、非肠道定植菌群过度繁殖，由黏膜损伤部位进入血流导致血流播散性感染，可导致治疗延迟，影响预后，严重时引起患者死亡。尽管人体微生态的研究前景广阔，但是对于人体微生物菌群和机体内环境的认识水平仍有待提高。

本书针对血液肿瘤精准诊疗与人体微生态、菌群移植等交叉学科发展前沿，探讨不同专业领域对同一疾病诊疗的相关进展，作为国内第一本系统性阐述血液肿瘤与微生态相关性的专著，值得认真学习。本书针对血液肿瘤的精准防治与微生态知识的交叉融合，是一个值得祝贺的探索与尝试。

中国工程院院士
国家血液系统疾病临床医学研究中心主任
北京大学血液病研究所所长
中华医学会血液学分会第九届委员会主任委员
第四、五届中国医师协会血液科医师分会会长

前　言

　　肿瘤与微生态研究领域越来越热门,中国抗癌协会肿瘤与微生态专业委员会紧跟肿瘤与微生态领域最新进展,探讨本领域热点、难点问题,提高肿瘤精准医疗研究领域的诊疗水平。微生态领域最重要的技术是肠菌移植(又称粪菌移植)。当一个患者发生了肠道菌群失调时,将健康供者肠菌经过处理以后回输到患者体内来恢复肠道菌群的多样性,从而达到治病的目的,这就是肠菌移植。在 2013 年肠菌移植就已经获批成为复发难治性艰难梭菌感染的二线治疗方案,肠道共生微生物在对抗病原体、调控免疫系统等方面都发挥着重要的作用。近年来的大量研究表明,肠菌移植还可以改善消化系统疾病,如炎症性肠病;对于神经系统疾病如孤独症有很好的疗效。在血液疾病应用方面,中国抗癌协会编写的《中国肿瘤整合诊治技术指南》提出,对血液肿瘤异基因造血干细胞移植后发生的急性胃肠道移植抗宿主病可以采用肠菌移植治疗。很多研究结果表明其有效率超过 50%,目前推荐为三线治疗方案,也在控制血液肿瘤化疗或者移植后合并多重耐药菌感染方面发挥着重要作用。这说明血液肿瘤与微生态关系十分密切,有必要进一步深入研究。

　　2019 年,我们一起进入这个领域,不断探讨肿瘤与微生态有关的话题,踏踏实实聚焦肿瘤与微生态这个空白而充满可能性的领域,在致力于血液肿瘤精准治疗的同时,努力促进血液肿瘤与微生态领域及血液肿瘤防治领域的发展与融合,瞄准血液肿瘤精准诊疗及交叉学科发展前沿,与国内知名的血液肿瘤专家、微生态专家探讨新形势下血液肿瘤精准防治的转型与融合,为全面深入推进血液肿瘤与微生态融合发展贡献了自己的力量。本书作为国内第一本系统性阐述血液肿瘤与微生态相关性的专著,值得期待。从事血液肿瘤及微生态相关工作者要不断加强学习,研究血液肿瘤转化医学和移植及微生态领域相关知识,争取推动血液肿瘤与微生态研究工作的开展。

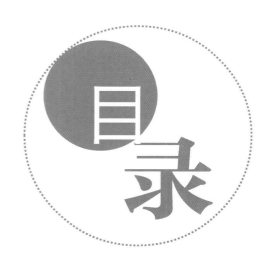
目录

第一章
血液肿瘤诊治技术

血液肿瘤是起源于造血系统的恶性肿瘤。常见的血液肿瘤包括白血病、淋巴瘤、多发性骨髓瘤、骨髓增生异常综合征（MDS）等。其主要表现为血液系统、恶性细胞的增生表现。例如，严重的贫血、出血、感染、淋巴结肿大、脏器受累、骨质破坏等。

白血病是起源于造血干、祖细胞的造血系统恶性肿瘤。受累细胞（白血病细胞）出现增殖失控、分化障碍、凋亡受阻，在体内无控性增生、积聚，从而抑制骨髓正常造血功能，并浸润其他器官、系统，使患者出现贫血、出血、感染和浸润征象。白血病的病因尚未完全清楚，可能与感染、辐射、化学制剂及遗传因素有关。细胞、分子遗传学异常是白血病的致病基础。在分子水平上，白血病细胞是一系列体细胞突变在造血干、祖细胞中不断累积的结果。在细胞水平上，白血病细胞表现为分化的阻滞，没有分化成熟的细胞大量累积，这些细胞同时表现为凋亡减少和增殖增加。白血病的诊断主要依赖骨髓涂片计数原始细胞比例。分型主要依靠以流式细胞仪为基础的免疫表型。遗传学信息主要用于白血病患者的预后判断。依白血病临床进程、受累细胞系列和分化程度、遗传学特征，并综合现已认知的其他疾病要素，可以对白血病进行分类。

淋巴瘤是淋巴细胞和淋巴组织来源的恶性肿瘤。从发育阶段上看，淋巴瘤包括来源于发育早期的前体淋巴瘤（急性淋巴细胞白血病/淋巴母细胞淋巴瘤）和来源于成熟阶段的各种类型淋巴瘤，广义上也包括浆细胞瘤。从系别上看，淋巴瘤包括 B 细胞、T 细胞、NK 细胞淋巴瘤及表型丢失不典型的淋巴瘤，如霍奇金淋巴瘤（实际为 B 细胞来源）。从疾病主要累及部位上看，淋巴瘤包括主要累及淋巴结的淋巴瘤，主要累及骨髓和外周血并以白血病形式表现出来的淋巴瘤(白血病)和累及结外(包括结外淋巴组织和非淋巴组织)的淋巴瘤。从临床病程和进展速度看,淋巴瘤也可大概分为惰性淋巴瘤、侵袭性淋巴瘤和高度侵袭性淋巴瘤。目前国内外分类主要参照 WHO 淋巴瘤的分类体系,首先按照病理组织学特点分为霍奇金淋巴瘤和非霍奇金淋巴瘤两大类,之后再进一步详细分类。由此可见淋巴瘤种类繁多,表现复杂多样,这体现了疾病本身的复杂性。

浆细胞病是指浆细胞异常增生并伴有单克隆免疫球蛋白或其多肽链亚单位合成分泌增多的一组疾病。此组疾病的共同特征:单克隆浆细胞异常增生,增生的浆细胞合成和分泌结构均一的免疫球蛋白或其多肽链亚单位(单克隆免疫球蛋白或轻链或重链),同时正常多克隆浆细胞受到抑制,正常多克隆免疫球蛋白合成及分泌减少。正常情况下,体内的浆细胞总体由成千上万株不同克隆的浆细胞组成(多克隆性),免疫球蛋白也由成千上万种不同克隆的免疫球蛋白组成(多克隆性)。发生浆细胞病时,特别是在发生恶性浆细胞病时,一株浆细胞前体细胞发生恶变,无节制地增生形成数目巨大的单克隆浆细胞,同时血清中出现上述单克隆细胞群所分泌的大量结构均一的免疫球蛋白或其多肽链亚单位(称为单克隆免疫球蛋白或 M 成分)。

第一节　白血病诊治技术

一、概况

白血病是起源于造血干、祖细胞的恶性克隆性疾病。造血干、祖细胞恶变,出现增殖失控、分化障碍、凋亡受阻,大量蓄积于骨髓和其他造血组织,从而抑制骨髓正常造血功能并浸润淋巴结、肝、脾等组织器官,导致贫血、发热、出血、肝脾及淋巴结肿大、感

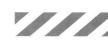

染等。白血病的临床表现主要分为两类：一类是正常造血抑制导致的与骨髓衰竭相关的临床表现，如贫血、白细胞减少导致的感染；另一类是白血病细胞浸润组织、器官引起的临床表现，如肝脾大、绿色瘤等。因为造血干细胞是血液和免疫系统的起始细胞，而血液和免疫系统遍布全身，故白血病不仅危害整个血液和免疫系统，还会影响全身各系统。根据白血病细胞的分化成熟程度，白血病可分为急性和慢性两大类。急性白血病的细胞分化停滞在较早阶段，多为原始细胞及早期幼稚细胞，病情发展迅速，自然病程仅数月。慢性白血病的细胞分化停滞在较晚阶段，多为较成熟幼稚细胞和成熟细胞，病情发展慢，自然病程为数年。根据主要受累的细胞系列，可将急性白血病分为急性淋巴细胞白血病（acute lymphoblastic leukemia，ALL）和急性髓系白血病（acute myeloid leukemia，AML）。慢性白血病则分为慢性髓细胞性白血病（常称为慢性粒细胞白血病，CML）、慢性淋巴细胞白血病（chronic lymphocytic leukemia，CLL）及少见类型的白血病。目前按照 WHO 造血和淋巴组织肿瘤分类，CLL 与小淋巴细胞淋巴瘤为一类疾病，所以 CLL 的诊疗规范归入淋巴瘤部分。我国白血病发病率与亚洲其他国家相近，约为 2.76/10 万，但 CLL 少见，而欧美国家 CLL 则较常见。白血病的发病机制尚不完全清楚，电离辐射、化学物质和病毒等因素被认为可能与白血病发病有关。

二、急性白血病的临床特点

1. 临床症状

半数患者以发热为早期表现，可低热，亦可高达 39 ℃以上，热型不定，较少畏寒，但出汗较多，呼吸道和肺部感染、扁桃体炎、牙龈炎等常见，肛周感染亦不少见，严重时可致败血症。最常见的致病菌为革兰阴性杆菌，如鲍曼不动杆菌、肺炎克雷伯菌、铜绿假单胞菌等，致病球菌有金黄色葡萄球菌、表皮葡萄球菌等；长期应用抗生素者可出现真菌感染，如白色念珠菌、曲霉菌、隐球菌等感染；可有病毒感染，偶见卡氏肺囊虫病引起的间质性肺炎。部分患者因血小板减少以出血为早期表现，出血可发生在全身各部，以皮肤淤点、淤斑，鼻出血，牙龈出血，以及月经过多较为多见。急性早幼粒细胞白血病(acute promyelocytic leukemia，APL)易并发弥散性血管内凝血(DIC)而出现全身广泛性出血，眼底出血可致视力障碍，往往是颅内出血的前兆。颅内出血可出现头痛、呕吐、瞳孔不对称，甚至昏迷而死亡。多数为正常细胞性贫血，贫血往往呈进行性发展，部分患者就诊时已有重度贫血。

2. 器官组织浸润表现

淋巴结肿大一般无触痛和粘连，中等坚硬，轻到中度肿大，局限于颈、腋下和腹股沟等处，以急性淋巴细胞白血病较多见。急性白血病患者可有轻至中度肝脾大。急性白血病患者常有胸骨下端局部压痛，亦可出现关节、骨骼疼痛，尤以儿童多见，发生骨髓坏死时，可以引起骨骼剧痛。中枢神经系统白血病(central nervous system leukemia，CNSL)是由于化疗药物难以通过血-脑脊液屏障，隐藏在中枢神经系统的白血病细胞不能被有效杀灭而引起的疾病。CNSL可发生在疾病各个时期，但常发生在缓解期，以急性淋巴细胞白血病最常见，临床上表现为头痛、恶心呕吐、颈项强直，甚至抽搐、昏迷。脊髓浸润时可发生截瘫，神经根浸润时可产生各种麻痹症状。

3. 其他组织器官浸润表现

(1)消化道浸润者可见口腔炎、食管炎、小肠结肠炎等。

(2)皮肤黏膜浸润者可见丘疹、斑疹、结节、肿块等，可使牙龈增生、肿胀，可出现蓝灰色斑丘疹或皮肤粒细胞肉瘤，局部皮肤隆起、变硬，呈紫蓝色皮肤结节。

(3)骨膜、硬脑膜和韧带等处浸润可形成粒细胞肉瘤即绿色瘤，以眼眶部最常见，可引起眼球突出、复视或失明。

(4)呼吸系统浸润者可见胸闷痛、咳嗽气促、呼吸困难、胸腔积液等。

(5)泌尿系统浸润者可见水肿、蛋白尿及管型尿。

(6)生殖系统浸润者，男性可见无痛性睾丸肿大，多以单侧明显，常发生在急性白血病经化疗缓解后，为白血病复发的根源之一；女性可见卵巢浸润，继发阴道出血和月经紊乱等。

(7)循环系统浸润者可见心力衰竭、心包炎等。

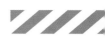

4.实验室检查

大多数患者白细胞计数增多,疾病晚期增多更显著,最高者可超过 $100×10^9/L$,称为高白细胞性白血病。也有不少患者的白细胞计数在正常水平或减少,低者可小于 $1.0×10^9/L$,称为白细胞不增多性白血病。血片分类检查:原始和(或)幼稚细胞一般占 20%～90%,甚至可高达 90% 以上。白血病患者有不同程度的正常细胞性贫血,少数患者血片上红细胞大小不等,可找到幼红细胞。就诊患者血小板常常低于 $50×10^9/L$,晚期血小板往往极度减少。骨髓增生多明显活跃或极度活跃,也可以增生减低。少数甚至出现骨髓"干抽",主要见于白血病细胞显著增多,或合并骨髓纤维化的患者,需骨髓活检明确诊断。Auer 小体是急性髓系白血病的特征。出现 CNSL 时,脑脊液压力增高,白细胞计数增多($>0.01×10^9/L$),蛋白质增多(>450 mg/L),而糖定量减少,涂片中可找到白血病细胞。细胞化学染色主要用于鉴别各类白血病细胞,不同类型急性白血病的治疗方案及预后有明显不同,单纯常规染色常难以分类,必须参考细胞化学染色来区分不同类型急性白血病。免疫表型检查主要通过多色流式细胞术进行,根据白血病细胞免疫学标志,不仅可区分急性淋巴细胞白血病与急性非淋巴细胞白血病,而且可区分各亚型的白血病。急性白血病常伴有特异的细胞遗传学(染色体核型)和分子生物学改变(如融合基因、基因突变)。染色体核型异常分为倍体异常和结构异常,倍体异常指染色体数量的异常,结构异常种类很多,常见的有平衡易位、插入等。成人 ALL 最常见的细胞遗传学异常是 Ph 染色体的异常。99% 的 APL 有 t(15;17)(q22;q21)改变。

三、急性髓系白血病(非 APL 型)诊断与治疗

1.诊断与分型

成人 AML 的诊断标准可参照 WHO(2022)造血和淋巴组织肿瘤分类标准以及欧洲白血病网络(ELN) AML 诊治指南(ICC 2022)。WHO(2022)造血和淋巴组织肿瘤分类标准中 AML 分为两大类,第一类为具有明确遗传异常的 AML,包括 AML 伴融

合基因、重排基因、突变基因及 AML 伴骨髓增生异常相关基因(AML-MR),第二类为以细胞分化定义的 AML。ELN AML 诊治指南(ICC 2022)中 AML 也分为两大类,第一类为 AML 伴重现性遗传异常(要求骨髓或外周血原始细胞≥10%),包括染色体及基因异常,第二类为其他类别 AML(如果骨髓或外周血原始细胞≥20%)或 MDS/AML(如果骨髓或外周血原始细胞占 10%~19%),包括 AML 伴 TP53 突变、AML 伴骨髓增生异常相关基因突变、AML 伴骨髓增生异常相关细胞遗传学异常等。

2. 预后

AML(非 APL)的预后不良因素:年龄≥60 岁,此前有骨髓增生异常综合征或骨髓增殖性肿瘤病史,治疗相关性/继发性 AML,高白细胞($WBC≥100×10^9/L$),合并 CNSL,合并髓外浸润(除外肝、脾、淋巴结受累)。遗传学指标危险度分层可参照 ELN AML 指南(ICC 2022)

3. 诱导治疗

所有 AML 患者,在能够参加临床研究的情况下,均建议首选参加临床研究。在缺乏临床研究的条件下,可以参照下述建议进行治疗。

可检测残留病(measurable residual disease,MRD),既往称微小残留病(minimal residual disease,MRD),可以采用多参数流式细胞术、PCR 等方法进行检测。AML 治疗方案的选择主要根据患者对治疗的耐受性、遗传学危险度分层及治疗后的 MRD 进行动态调整。初诊不能耐受高强度治疗的患者经过低强度诱导治疗达完全缓解(CR)后,如果可以耐受强化疗,应按照可以耐受强化疗的患者进行治疗方案的选择。对 AML 除按照遗传学进行危险度分层外,还可根据 MRD 进行动态分层。对于 MRD 持续阳性,或者 MRD 由阴性转为阳性,尤其是巩固治疗完成后 MRD 阳性的患者,虽然遗传学分层属于预后中低危组,但仍然建议进行造血干细胞移植。

(1)年龄<60 岁的 AML 患者诱导缓解治疗。

①常规的诱导缓解治疗方案:标准剂量阿糖胞苷(Ara-C)100~200 mg/(m²·d)×7 天,联合去甲氧柔红霉素(IDA)12 mg/(m²·d)×3 天或柔红霉素(DNR)60~90 mg/(m²·d)×3 天。

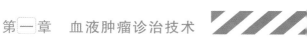

②含中剂量 Ara-C 的诱导治疗方案:高三尖杉酯碱(HHT)2 mg/(m² · d)×7 天; DNR 40 mg/(m² · d)×3 天;Ara-C,前 4 天为 100 mg/(m² · d),第 5、6、7 天为 1 g/(m² · 12 h)。

③其他诱导治疗方案:HHT(或三尖杉酯碱)联合标准剂量 Ara-C 的方案(HA)。IA(去甲氧柔红霉素＋Ara-C)、DA(柔红霉素＋Ara-C)、MA(米托蒽醌＋Ara-C)及 HA(高三尖杉酯碱＋Ara-C)＋蒽环类药物组成的方案,如 HAA(HA＋阿克拉霉素)、HAD(HA＋DNR)等。临床工作中可以参照上述方案,具体药物剂量可根据患者情况调整。对于有严重合并症的患者,参照老年不耐受强化疗患者的治疗方案。

(2)年龄≥60 岁的 AML 患者适合接受强化疗:根据年龄、PS 评分及合并基础疾病判断。治疗前应尽量获得遗传学检查结果。患者的预后可以分为两种情况。

①没有预后不良因素:如不良遗传学异常、前期血液病病史、治疗相关 AML。对于治疗前没有获得遗传学检查结果的患者,治疗原则可以参照没有预后不良因素的情况。

a.标准剂量化疗:标准剂量 Ara-C 联合 IDA 或 DNR。

b.低强度化疗:具体方案见具有预后不良因素患者的低强度化疗方案。

②具有预后不良因素:如不良遗传学异常、前期血液病病史、治疗相关 AML。

a.低强度化疗:维奈克拉(100 mg,第 1 天;200 mg,第 2 天;400 mg,第 3～28 天)联合阿扎胞苷(75 mg/(m² · d),7 天)或地西他滨(20 mg/(m² · d),5 天)。小剂量化疗±G-CSF(粒细胞集落刺激因子)(如以小剂量 Ara-C 为基础的方案:CAG、CHG、CMG 等,C——阿糖胞苷、A——阿克拉霉素、H——高三尖杉酯碱、M——米托蒽醌);阿扎胞苷或地西他滨联合小剂量化疗等。

b.标准剂量化疗:标准剂量 Ara-C 联合 IDA 或 DNR。不适合强化疗患者的低强度化疗:维奈克拉联合阿扎胞苷或地西他滨;阿扎胞苷或地西他滨联合小剂量化疗;小剂量化疗±G-CSF(如以小剂量 Ara-C 为基础的方案:CAG、CHG、CMG 等)。

4.诱导治疗后监测

诱导治疗后恢复期(停化疗后第 21～28 天)复查骨髓以评价疗效,根据骨髓情况决定下一步的治疗方案。对于接受标准剂量,尤其是接受低强度诱导治疗的患者,可以在诱导治疗骨髓抑制期(停化疗后第7~14天)复查骨髓,根据骨髓原始细胞残留情况,调整治疗方案。

(1)标准剂量 Ara-C 诱导治疗后监测。

①停化疗后第7~14天复查骨髓。

a.存在明显的残留白血病细胞(≥10%),可以考虑双诱导治疗。建议方案:标准剂量 Ara-C+蒽环或蒽醌类等药物(IDA 或 DNR、米托蒽醌等);含 G-CSF 的预激方案(如 CAG 方案:G-CSF+Ara-C+阿克拉霉素);等待观察(尤其是处于骨髓增生低下状态的患者)。

b.残留白血病细胞<10%,但无增生低下时,可给予双诱导治疗,采用标准剂量 Ara-C+IDA 或 DNR、米托蒽醌等,或等待恢复。

c.增生低下,残留白血病细胞<10%时,等待恢复。

②停化疗后第21~28天(骨髓恢复)复查骨髓、血象。

a.CR:进入缓解后治疗。

b.白血病细胞比例下降不足60%的患者,按诱导治疗失败对待。

c.未取得 CR,但白血病细胞比例下降超过60%的患者可重复原方案1个疗程,也可换二线方案。

d.增生低下:残留白血病细胞<10%时,等待恢复;残留白血病细胞≥10%时,可考虑下一步治疗。

(2)含中大剂量 Ara-C 方案的诱导治疗后监测:停化疗后第21~28天(骨髓恢复期)复查骨髓、血象。

①CR:进入缓解后治疗。

②骨髓已恢复,但未达到 CR 标准的,按诱导治疗失败对待。

③增生低下:残留白血病细胞<10%时,等待恢复;残留白血病细胞≥10%时,按治疗失败对待。

5.巩固治疗

按遗传学预后危险度分层治疗;蒽环类药物的剂量同诱导治疗方案。

(1)预后良好组。

①多疗程的大剂量 Ara-C：大剂量 Ara-C(3 g/(m² · 12 h)，6 个剂量)，3～4 个疗程，单药应用。

②其他缓解后治疗方案。

a. 以中大剂量 Ara-C(1～2 g/(m² · 12 h)，6 个剂量)为基础的方案：与蒽环/蒽醌类、氟达拉滨等联合应用，2～3 个疗程后行标准剂量化疗，总的缓解后化疗周期≥4 个疗程。

b. 以 2～3 个疗程中大剂量 Ara-C 为基础的方案巩固治疗，继而行自体造血干细胞移植。

c. 标准剂量化疗(Ara-C 联合蒽环/蒽醌类、HHT、鬼臼类等)：总的缓解后化疗周期≥6 个疗程或标准剂量化疗巩固 3～4 个疗程后行自体造血干细胞移植。

(2)预后中等组。

①异基因造血干细胞移植。寻找供者期间行 1～2 个疗程的以中大剂量 Ara-C 为基础的化疗或标准剂量化疗。

②多疗程的大剂量 Ara-C：大剂量 Ara-C(3 g/(m² · 12 h)，6 个剂量)，3～4 个疗程，单药应用。

③2～3 个疗程以中大剂量 Ara-C 为基础的巩固治疗后行自体造血干细胞移植。

④其他巩固治疗方案。

a. 以中大剂量 Ara-C(1～2 g/(m² · 12 h)，6 个剂量)为基础的方案：与蒽环/蒽醌类等药物联合应用，2～3 个疗程后行标准剂量化疗，总的缓解后化疗周期≥4 个疗程。

b. 标准剂量化疗(Ara-C 联合蒽环/蒽醌类、HHT、鬼臼类等)，总的缓解后化疗周期≥6 个疗程或标准剂量化疗巩固 3～4 个疗程后行自体造血干细胞移植。

(3)预后不良组。

①尽早行异基因造血干细胞移植。寻找供者期间行 1～2 个疗程的以中大剂量 Ara-C 为基础的化疗或标准剂量化疗。

②无条件移植者予大剂量 Ara-C(3 g/(m² · 12 h)，6 个剂量)，3～4 个疗程，单药应用。

③其他巩固治疗方案。

a. 2～3 个疗程的以中大剂量 Ara-C 为基础的化疗，或标准剂量化疗巩固，继而行自体造血干细胞移植。

b.标准剂量化疗巩固(≥6个疗程)。

(4)未进行染色体核型等检查、无法进行危险度分层者:参考预后中等细胞遗传学或分子异常组患者治疗。若诊断时 WBC≥100×10⁹/L,则按预后不良组治疗。

(5)异基因造血干细胞移植后,视复发风险及造血重建状态,FLT3-ITD 阳性患者可以选择 FLT3 抑制剂进行维持治疗,其他患者可以选择去甲基化药物维持治疗。

6. 老年 AML(非 APL)巩固治疗

(1)经过标准剂量诱导化疗达 CR:①以标准剂量 Ara-C(75~100 mg/(m² · d),5~7天)为基础的方案巩固强化治疗。可与蒽环或蒽醌类(IDA、DNR 或米托蒽醌等)、HHT、鬼臼类等联合。总的缓解后化疗周期为 4~6 个疗程。②年龄<70 岁、一般状况良好、肾功能正常(肌酐清除率≥70 mL/min)、伴预后良好核型或伴有预后良好、分子遗传学异常的正常核型患者,可接受 Ara-C 0.5~2 g/(m² · 12 h),4~6 个剂量,1~2 个疗程。后改为标准剂量方案治疗,缓解后化疗周期为 4~6 个疗程。③年龄<70 岁、一般状况良好、重要脏器功能基本正常、伴有预后不良因素、有合适供者的患者,可采用非清髓预处理的异基因造血干细胞移植治疗。④去甲基化药物(如阿扎胞苷或地西他滨)治疗,直至疾病进展。

(2)经过低强度诱导化疗达 CR:对于一些预后良好,达到 CR 后能够耐受标准剂量化疗的患者,可以按经过标准剂量诱导化疗达 CR 的患者处理,也可以继续前期的低强度治疗方案。①维奈克拉联合阿扎胞苷或地西他滨,直至疾病进展。②阿扎胞苷或地西他滨,直至疾病进展。③阿扎胞苷或地西他滨联合小剂量化疗,小剂量化疗±G-CSF(如以小剂量 Ara-C 为基础的方案:CAG、CHG、CMG 等)。

(3)维持治疗:经过诱导和巩固治疗后,患者可用去甲基化药物(如阿扎胞苷或地西他滨)进行维持治疗,直至疾病进展。

7. CNSL 的预防和治疗

AML 患者 CNSL 的发生率远低于急性淋巴细胞白血病(ALL),一般不到3%。参考美国国立综合癌症网络(NCCN)的意见,在诊断时对无症状的患者不建议行腰椎穿

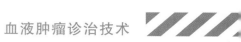

刺(简称腰穿)检查。有头痛、精神错乱、感觉异常的患者应先行放射学检查(CT/MRI),排除神经系统出血或肿块。这些症状也可能是由于白细胞淤滞引起,可通过白细胞分离等降低白细胞计数的措施解决。若体征不清楚、无颅内出血的证据,可在纠正凝血紊乱和血小板支持的情况下行腰穿。脑脊液中发现白血病细胞者,应在全身化疗的同时鞘内注射(简称鞘注)Ara-C(每次 40～50 mg)和(或)甲氨蝶呤(MTX,每次 5～15 mg)＋地塞米松(每次 5～10 mg)。若症状持续存在,脑脊液无异常,应复查。

(1)诊断时有神经系统症状的患者:首先应进行 CT/MRI 检查,除外出血或肿块。

没有发现颅内/脊髓肿块者,进行腰穿。①脑脊液正常者:观察。如果症状持续存在,可以再次腰穿。②脑脊液发现白血病细胞者:鞘注化疗药物(2 次/周)直至脑脊液正常,以后每周 1 次,连续 4～6 周。发现颅内/脊髓肿块或颅内压增高者,建议先行放射治疗;然后鞘注药物(2 次/周)直至脑脊液正常,以后每周 1 次,连续 4～6 周。

(2)无神经系统症状且第 1 次 CR(CR1)后腰穿筛查脑脊液发现白血病细胞者:鞘注化疗药物 2 次/周,直至脑脊液恢复正常,以后每周 1 次,连续 4～6 周。若患者接受大剂量 Ara-C 治疗,应于治疗完成后复查脑脊液(证实脑脊液正常);也可以配合腰穿、鞘注,至脑脊液恢复正常。

(3)无神经系统症状且 CR1 后腰穿筛查脑脊液正常者:已达 CR 的患者,建议行腰穿、鞘注,以进行 CNSL 的筛查。无 CNSL 患者建议进行 4 次鞘注治疗。尤其是治疗前 WBC≥40×10⁹/L 或单核细胞白血病(M4 和 M5)、t(8;21)/RUNX1-RUNX1T1、inv(16)白血病患者。

四、APL 诊断与治疗

1. 预后分层

全反式维甲酸(ATRA)联合化疗作为一线治疗模式下的预后分层:低危:WBC< $10×10^9$/L,PLT ≥40×10⁹/L。中危:WBC<10×10⁹/L,PLT<40×10⁹/L。高危: WBC≥10×10⁹/L。ATRA 联合砷剂作为一线治疗模式下的预后分层:低危:WBC<

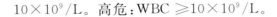

$10\times10^9/L$。高危:WBC$\geqslant10\times10^9/L$。

2. 低(中)危 APL 患者的治疗

(1)诱导治疗:ATRA($25 mg/(m^2 \cdot d)$)同时联合三氧化二砷(简称亚砷酸)($0.16 mg/(kg \cdot d)$)或复方黄黛片($60 mg/(kg \cdot d)$),直到 CR,总计约 1 个月。治疗前白细胞计数为($4\sim10)\times10^9/L$ 时,予以羟基脲口服,应用天数根据白细胞计数而定;治疗前 WBC$<4\times10^9/L$ 时,待治疗中 WBC$>4\times10^9/L$ 时加羟基脲,应用天数根据白细胞计数而定;治疗中 WBC$>10\times10^9/L$ 时,酌情加用蒽环类药物或 Ara-C。

(2)巩固治疗:ATRA,连用 2 周,间歇 2 周,为 1 个疗程,共 7 个疗程。亚砷酸或者复方黄黛片,连用 4 周,间歇 4 周,为 1 个疗程,共 4 个疗程。总计 8 个月。

(3)维持治疗(可用或不用):每 3 个月为 1 个周期。第 1 个月:ATRA,连用 2 周,间歇 2 周。第 2 个月和第 3 个月:亚砷酸或复方黄黛片,连用 2 周,间歇 2 周。完成 3 个周期,维持治疗期共计 9 个月。

3. 高危 APL 患者的治疗

(1)诱导治疗:ATRA 联合亚砷酸或复方黄黛片,直到 CR;蒽环类或者蒽醌类药物控制白细胞计数增多。

(2)巩固治疗(2~3 个疗程):①HA 方案;②MA 方案;③DA 方案;④IA 方案。若第 3 次巩固化疗后未达到分子学转阴,可加用 IDA 和 Ara-C。必须达到分子学转阴后方可开始维持治疗。

(3)维持治疗:每 3 个月为 1 个周期。第 1 个月:ATRA,连用 14 天,间歇 14 天。第 2 个月和第 3 个月:亚砷酸或复方黄黛片,连用 14 天,间歇 14 天。完成 8 个周期,维持治疗期总计 2 年。

4. 首次复发 APL 患者的治疗

一般采用亚砷酸±ATRA±蒽环类化疗进行再次诱导治疗。诱导缓解后必须进行鞘内注射,预防 CNSL。达再次缓解(细胞形态学)者进行 PML-RARα 融合基因检测,融合基因阴性者行自体造血干细胞移植或亚砷酸巩固治疗(不适合移植者)6 个疗

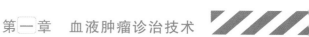

程,融合基因阳性者进入临床研究或行异基因造血干细胞移植。再诱导未缓解者可加入临床研究或行异基因造血干细胞移植。

5. 疗效评价和监测

(1)诱导阶段评估:ATRA 的诱导分化作用可以持续较长时间,在诱导治疗后较早行骨髓评价可能不能反映实际情况。因此,骨髓形态学评价一般在第 4～6 周、血细胞计数恢复后进行。此时,细胞遗传学一般正常,而 PML-RARα 或发病时相应异常基因转录本在多数患者中仍为阳性。CR 标准同其他 AML。

(2)微小残留病(MRD)监测:建议采用定量 PCR 监测骨髓 PML-RARα 转录本水平,治疗期间建议每 2～3 个月进行 1 次分子学反应评估,持续监测 2 年。上述融合基因持续阴性者继续维持治疗,融合基因阳性者 4 周内复查。复查阴性者继续维持治疗,确诊阳性者按复发处理。流式细胞术因对 APL 的 MRD 敏感性显著小于定量 PCR,因此不建议采用单纯流式细胞术对 APL 进行 MRD 监测。

6. 支持治疗

(1)临床凝血功能障碍和出血症状严重者:首选为原发病的治疗。支持治疗:输注单采血小板以维持 PLT≥30×10⁹/L;输注冷沉淀、纤维蛋白原、凝血酶原复合物和冰冻血浆维持纤维蛋白原＞1500 mg/L 及凝血酶原时间和活化部分凝血活酶时间接近正常。每日监测 DIC 相关指标直至凝血功能正常。如有纤溶异常,应快速给予 ATRA。如有器官大出血,可应用重组人凝血因子Ⅶa。

(2)高白细胞 APL:不推荐白细胞分离术。可给予水化及化疗药物。

(3)APL 分化综合征:临床表现有 7 个:不明原因发热、呼吸困难、胸腔或心包积液、肺部浸润、肾脏衰竭、低血压、体重增加 5 kg。符合 2～3 个者属于轻度分化综合征,符合 4 个或更多个者属于重度分化综合征。APL 分化综合征通常发生于初诊或复发患者,WBC＞10×10⁹/L 并持续增长者,应考虑停用 ATRA 或亚砷酸,或者减量,并密切关注体液容量负荷和肺功能状态,尽早使用地塞米松(10 mg,静脉注射,每日 2 次)直至低氧血症解除。

(4)砷剂不良反应监测:治疗前进行心电图(评估有无 QT 间期延长)检查,外周血的肝功能和肾功能相关检查;同时要注意口服砷剂患者的消化道反应。

(5)CNSL 的预防和治疗:低中危 APL 患者,ATRA 联合砷剂作为一线治疗方案,建议行预防性鞘内治疗;高危 APL 或复发患者,因发生 CNSL 的风险增加,对这些患者应进行至少 2 次预防性鞘内治疗。对于已诊断为 CNSL 的患者,按照 CNSL 常规鞘内注射方案执行。

(6)APL 诱导治疗期间不主张应用 G-CSF。

(7)对于有高凝及血栓形成的患者,可应用抗凝药物进行治疗。

(8)肺功能损害:治疗中应注意肺功能情况。

(9)肾功能损害:间断复查肾功能,防止肾功能损害的出现。

五、ALL 诊断与治疗

患者一经确诊 ALL,应尽快开始治疗,应根据疾病分型采用合适的治疗方案、策略。ALL 的治疗分为诱导治疗(部分病例需要预治疗)、缓解后的巩固强化治疗、维持治疗等几个阶段的预防和治疗。

1. Ph-ALL 的诱导治疗

(1)治疗原则。

①患者<40 岁:a. 入组临床试验;b. 专为儿童设计的联合化疗方案(优先选择);c. 多药联合化疗方案。

②患者≥40 岁:a.<60 岁的患者,可以入组临床试验,或采用多药联合化疗;b.≥60 岁者,可以入组临床试验,或采用多药化疗,或长春碱类、糖皮质激素方案诱导治疗。

临床试验:如常规、前瞻性系统治疗方案;CD20 阳性的 B-ALL(B 淋巴母细胞白血病)患者可以采用化疗联合抗 CD20 单克隆抗体的治疗方案;其他有科学依据的探索性研究方案等。

(2)治疗方案:一般以 4 周方案为基础。年轻成人和非老年 ALL 至少应给予以长春新碱(VCR)或长春地辛、蒽环/蒽醌类药物(如柔红霉素(DNR)、去甲氧柔红霉素

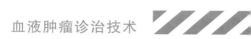

(IDA)、阿霉素、米托蒽醌等)、糖皮质激素(如泼尼松、地塞米松等)为基础的方案(如VDP、VIP)进行诱导治疗。推荐采用 VDP 联合门冬酰胺酶(或培门冬酰胺酶),可再联合环磷酰胺(CTX)组成的 VD(C)LP 方案,鼓励开展临床研究。也可以采用 Hyper-CVAD 方案。蒽环/蒽醌类药物:可以连续应用(连续 2～3 天,第 1、3 周;或仅第 1 周用药);也可以每周用药 1 次(每周的第 1 天)。用药参考剂量:DNR 30～45 mg/(m² · d)、IDA 6～10 mg/(m² · d)、米托蒽醌 6～10 mg/(m² · d)。

(3)注意事项:WBC≥30×10⁹/L,或肝、脾、淋巴结肿大明显,或有发生肿瘤溶解特征(生化检查等结果)的患者进行预治疗,以防止肿瘤溶解综合征的发生。预治疗方案:糖皮质激素(如泼尼松或地塞米松等,按泼尼松 1 mg/(kg · d)口服或静脉应用,连续 3～5 天)。可以联合应用CTX(200 mg/(m² · d),静脉滴注,连续 3～5 天)。单次应用 CTX 剂量较大(超过 1 g)时可以予美司钠解救。诱导治疗第 14 天复查骨髓,根据骨髓情况(增生程度、原始细胞比例等)、血常规及并发症情况调整第 3 周的治疗(是否需要继续用 DNR 和 CTX)。一般于诱导治疗第 28(+7)天评估疗效,包括 MRD 水平,未能达 CR/血细胞未完全恢复的 CR(CRi)患者进入挽救治疗。尽早开始腰椎穿刺(腰穿)、鞘内注射(鞘注),预防 CNSL(可在血小板计数达安全水平、外周血没有原始细胞时进行)。60 岁以上的患者根据体能状态可以采用长春碱类、糖皮质激素,或长春碱类、糖皮质激素联合巯嘌呤(6-MP)、甲氨蝶呤(MTX)的低强度治疗方案;也可以应用长春碱类、蒽环类药物、CTX、门冬酰胺酶、糖皮质激素等药物的多药化疗方案(中高强度治疗),酌情调整药物剂量。体能状态较差、伴严重感染(不适合常规治疗)的非老年患者也可以采用低强度治疗方案,情况好转后再调整治疗。

2. Ph-ALL 诱导治疗 CR 后的治疗

(1)治疗原则。

①年轻成人和青少年患者:a.继续多药联合化疗(尤其是 MRD 阴性者);b.异基因造血干细胞移植(allo-HSCT,用于高白细胞计数、伴预后不良、遗传学异常的 B-ALL、T-ALL 患者)。

②成年患者:a.＜60 岁的患者继续多药联合化疗(尤其是 MRD 阴性者);或考虑allo-HSCT(尤其适用于高白细胞计数、伴预后不良、遗传学异常的 B-ALL、T-ALL 患

者）。b.≥60岁、体能状态好的患者可采用多药联合化疗,伴预后不良因素者可考虑减低剂量预处理的 allo-HSCT;不适合强烈治疗者(高龄、体能状态较差、严重脏器并发症等)可考虑低强度化疗。各年龄组诱导缓解后 MRD 阳性的 B-ALL 患者可以采用 CD19/CD3 双抗清除残留病细胞后行 allo-HSCT,或直接行 allo-HSCT;也可以进行探索性研究。

（2）治疗方案:缓解后高强度的巩固治疗可清除残存的白血病细胞,提高疗效,但是巩固治疗方案在不同的研究组、不同的人群中并不相同。一般应给予多疗程的治疗,药物组合包括诱导治疗使用的药物(如长春碱类药物、蒽环类药物、糖皮质激素等)、MTX、Ara-C、6-MP、门冬酰胺酶等。缓解后治疗可以包括1～2个疗程再诱导方案(如 VDLP 方案),以 MTX 和 Ara-C 为基础的方案各2～4个疗程。在整个治疗过程中应强调参考儿童 ALL 方案的设计,强调非骨髓抑制性药物(包括糖皮质激素、长春碱类、门冬酰胺酶)的应用。

（3）注意事项。

①含有 MTX 的方案:主要为大剂量 MTX(HD-MTX)1～5 g/m²(T-ALL 可以使用5 g/m²)。应用 HD-MTX 时应进行血清 MTX 浓度监测,甲酰四氢叶酸钙的解救治疗,至血清 MTX<0.1 μmol/L(或根据本单位的界值决定)时结合临床症状停止解救(不能及时获取 MTX 浓度时,应关注血清肌酐的变化和黏膜损伤情况)。

②以 Ara-C 为基础的方案:Ara-C 可以为标准剂量、分段应用(如 CTX、Ara-C、6-MP 为基础的 CAM 方案)或以中大剂量 Ara-C 为基础的方案。

③继续应用门冬酰胺酶,与其他药物(如 MTX、Ara-C 等)组成联合方案。缓解后6个月左右参考诱导治疗方案(VDLP)予再诱导强化一次。老年患者可以适当调整治疗强度(如减少 Ara-C、MTX、门冬酰胺酶等的用量)。

（4）造血干细胞移植:考虑 allo-HSCT 的患者应在一定的巩固强化治疗后尽快移植。无合适供者的预后不良组患者(尤其是 MRD 持续阴性者)、预后良好组患者(MRD 阴性者)可以考虑在充分的巩固强化治疗后进行自体造血干细胞移植(auto-HSCT),auto-HSCT 后应继续予一定的维持治疗。无移植条件的患者、持续属于预后良好组的患者可以按计划巩固强化治疗。

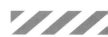

3. Ph-ALL 维持治疗

对于 ALL 患者应强调维持治疗。基本方案：6-MP 60～75 mg/m²、每日 1 次，MTX 15～20 mg/m²、每周 1 次。注意事项：①6-MP 晚上应用效果较好。可以用硫鸟嘌呤(6-TG)替代 6-MP。维持治疗期间应注意监测血常规和肝功能，调整用药剂量。②维持治疗既可以在完成巩固强化治疗之后单独连续使用，也可与巩固强化方案交替序贯进行。③自取得 CR 后总的治疗周期至少 2 年。

4. 特殊类型 ALL 的治疗

(1) ETP-ALL 的治疗：目前的经验证明采用 ALL 的传统诱导治疗方案(如 VDCLP 等)治疗 ETP-ALL 的 CR 率低、缓解质量差(MRD 偏高)；单纯化疗的长期生存率低。诱导治疗效果不理想的患者应及时调整含 Ara-C 的方案(或其他试验性研究方案)治疗，取得 CR 后尽快行 allo-HSCT。

(2)BCR-ABL1 样 ALL 的治疗：BCR-ABL1 样 ALL 的重要特点是存在涉及 BCR-ABL1 外的其他酪氨酸激酶的易位(形成多种融合基因)、CRLF2 易位和(或)JAK-STAT 信号通路基因突变。可以根据不同的分子学特点联合相应的靶向药物治疗，如涉及 ABL 系列融合基因的患者可以联合达沙替尼等酪氨酸激酶抑制剂(TKI)治疗；涉及 JAK2 家族或 JAK-STAT 通路异常的患者可以联合 JAK2 抑制剂芦可替尼(ruxolitinib)治疗。用药方法可以参考 Ph＋ALL 中 TKI 的使用方法。BCR-ABL1 样 ALL 预后较差，应及早行 allo-HSCT。

5. Ph＋ALL 的治疗

(1)治疗原则：①临床试验。②多药化疗＋TKI 治疗。③TKI＋糖皮质激素±长春碱类。

(2)治疗方案：诱导化疗和 Ph-ALL 一样，建议予 VCR 或以长春地辛、蒽环/蒽醌类药物、糖皮质激素为基础的方案(如 VDP)诱导治疗，可以联合 CTX(组成 VDCP 方案)；鼓励进行临床研究。一旦融合基因筛查(PCR 方法)或染色体核型/FISH 证实为 Ph/BCR-ABL1 阳性 ALL(应明确转录本类型—P210、P190 或少见类型转录本)，则进入 Ph+ALL 治疗流程,不再应用门冬酰胺酶。自确诊之日起即加用(或根据方案设计尽早开始)TKI,推荐药物及剂量:达沙替尼 100~140 mg/d、伊马替尼 400~800 mg/d 等;优先推荐 TKI 持续应用的用药方式。对粒细胞缺乏(尤其是中性粒细胞绝对值<$0.2×10^9$/L)持续时间较长(超过 1 周)、出现感染发热等并发症时,可以临时停用 TKI,以减少患者感染风险。

(3)注意事项:在诱导治疗的第 14 天复查骨髓,根据骨髓(造血恢复情况和原始细胞比例)和血常规调整第 3 周的治疗。在诱导治疗的第 28(+7)天评估疗效,复查骨髓形态学、细胞遗传学(诊断时有异常者)、BCR-ABL1 融合基因定量及流式细胞术检测的 MRD。有干细胞移植条件者,行 HLA 配型,积极寻找供者。诱导治疗也可以在保证 TKI 用药的前提下适当降低化疗强度(如采用长春碱类药物、糖皮质激素联合 TKI 的方案),以保证患者安全。尽早开始腰穿、鞘注。

(4)CR 后的治疗:对于 Ph+ALL 缓解后的治疗,原则上参考一般 Ph-ALL 的治疗(但可以不再使用门冬酰胺酶),应保证 TKI 的用药(TKI 优先推荐持续应用,至维持治疗结束);无条件应用 TKI 或多种 TKI 不耐受的患者按一般 Ph-ALL 的方案治疗。对于非老年 Ph+ALL 缓解后的化疗,应保证一定的强度(基本同 Ph-ALL)。

(5)造血干细胞移植治疗:有合适供者的患者建议选择 allo-HSCT,合并其他预后不良因素者优先选择 allo-HSCT(如出现 ABL1 激酶突变、流式细胞术检测的 MRD 持续阳性或融合基因定量持续达不到主要分子学缓解、MRD 指标呈上升趋势)。移植后继续用 TKI 维持治疗(使用时间为 1~2 年)。MRD 阳性的 Ph+ALL 患者可以采用 CD19/CD3 双抗(贝林妥欧单抗)±TKI 清除残留病细胞后行 allo-HSCT,或直接行 allo-HSCT;也可以进行探索性研究。无合适供者的患者,按计划继续多药化疗+TKI 治疗。BCR-ABL1 融合基因转阴性者(尤其是 3~6 个月转阴性者),可以考虑 auto-HSCT,移植后予 TKI 维持治疗。治疗过程中应定期监测 BCR-ABL1 融合基因水平(推荐定量检测)和 MRD(流式细胞术),MRD 出现波动者应及时进行 allo-HSCT。

(6)维持治疗:可以应用 TKI 治疗者,采用以 TKI 为基础的维持治疗(可以联合 VCR、糖皮质激素,或 6-MP 和 MTX,或干扰素),至 CR 后至少 2 年。不能坚持 TKI 治疗者,采用干扰素(可以联合 VCR、糖皮质激素)维持治疗,每次 300 万 U,隔日 1 次,缓解后至少治疗 2 年。或参考 Ph-ALL 进行维持治疗。

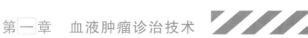

6. 老年 Ph＋ALL 治疗

对于老年 Ph＋ALL 的治疗,原则上以 TKI 为基础,化疗参考老年 Ph-ALL。优先推荐持续应用 TKI,至维持治疗结束。

(1)诱导治疗:①临床试验。②低强度治疗:TKI＋糖皮质激素±长春碱类。③中等强度治疗:TKI＋多药化疗(如 EWALL 方案、CALGB10701 方案)。④高强度治疗:TKI＋Hyper-CVAD 方案(Ara-C 剂量减为 1 g/m^2)。

(2)CR 后的治疗:继续 TKI＋糖皮质激素,或 TKI＋化疗巩固(可以参考上述方案的缓解后治疗)。有移植意愿、合适供者的患者(尤其是伴有其他预后不良因素者)可以选择 allo-HSCT。

(3)维持治疗:基本和年轻患者相同,采用以 TKI 为基础的维持治疗。

7. ALL CNSL 诊断与治疗

CNSL 是 ALL 复发的主要根源之一,严重影响 ALL 的疗效。诊断时,有神经系统症状者应先进行头颅影像学检查(CT 或 MRI 检查),排除出血或占位性病变后再考虑腰穿,无神经系统症状者按计划进行 CNSL 的预防。有条件的医疗机构应尽可能采用流式细胞术进行脑脊液检测。

(1)CNSL 状态分类:CNSL-1:白细胞分类中无原淋巴细胞(不考虑脑脊液白细胞计数)。CNSL-2:脑脊液白细胞计数＜5/mL,可见原淋巴细胞。CNSL-3:脑脊液白细胞计数≥5/mL,可见原淋巴细胞。

(2)CNSL 诊断标准:目前对于 CNSL 尚无统一的诊断标准。1985 年研究人员在罗马讨论关于 ALL 预后差的危险因素时,提出了针对 CNSL 的诊断标准:脑脊液白细胞计数≥0.005×10^9/L(5/mL),离心标本证明细胞为原始细胞者,即可诊断 CNSL。通过流式细胞术检测脑脊液对 CNSL 的诊断意义尚无一致意见,但出现阳性时应按 CNSL 对待。

(3)CNSL 的预防:对于任何类型的成人 ALL,均应强调 CNSL 的早期预防。预防措施:①鞘内化疗;②放疗;③大剂量全身化疗;④多种措施联合应用。

(4)CNSL 的治疗:确诊 CNSL 的 ALL 患者,尤其是症状和体征明显者,建议先行腰穿、鞘注,每周 2 次,直至脑脊液白细胞计数正常;以后每周 1 次,连续 4~6 周。也可以在鞘注化疗药物至脑脊液白细胞计数正常、症状及体征好转后再行放疗(头颅＋脊髓放疗)。进行过预防性头颅放疗的患者原则上不进行二次放疗。

8. 难治复发 ALL 的治疗

对于难治复发 ALL 的治疗,目前无统一意见,可以选择的方案如下。

(1)临床试验:如新药临床试验,各种靶点的 CAR-T 细胞治疗(如靶向 CD19、CD22、CD20 的单靶点或双靶点 CAR-T 细胞治疗 B-ALL,靶向 CD7 的 CAR-T 细胞治疗 T-ALL 等)及研究者发起的临床研究(如 CD38 单抗治疗 CD38 阳性的 ALL,以西达本胺为基础的 T-ALL 方案,BCL2 抑制剂的应用等)等。

(2)对于难治复发 B-ALL,可以考虑以 CD19/CD3 双抗(贝林妥欧单抗)、CD22 抗体偶联药物(IO)为基础的挽救治疗。

(3)CD20 阳性 B-ALL 患者可以联合 CD20 单抗(利妥昔单抗)治疗(如 MopAD 方案)。

(4)强化的 Hyper-CVAD 方案。

(5)以中大剂量 Ara-C 为主的联合化疗方案:如氟达拉滨联合 Ara-C 方案。

(6)其他联合化疗方案:如 Vp16、异环磷酰胺、米托蒽醌方案。

(7)T-ALL:可以采用奈拉滨单药或以奈拉滨为基础的治疗。

9. MRD 监测

在 ALL 整个治疗期间应强调规范的 MRD 监测,并根据监测结果进行动态的危险度分层和治疗方案调整。诱导治疗结束时、治疗的第 12~16 周、治疗的第 18~22 周,流式细胞术检测的 MRD 阴性或 $<10^{-4}$ 可认为治疗结果满意。MRD 检测可用于预后评估和危险度分层、治疗策略的调整;缓解后 MRD 水平持续较高或治疗过程中 MRD 由阴性转为阳性的患者具有较高的复发风险(危险度应上调),缓解后治疗应进行调整(如 allo-HSCT)。

MRD 的监测方法如下。

(1)经典的 MRD 检测技术:①IgH、TCR 定量 PCR 检测(DNA 水平);②4~6 色流

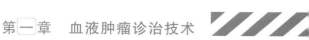

式细胞术检测 MRD;③融合基因转录本的实时定量 PCR(如 BCR-ABL1)检测。

(2)新的高通量 MRD 检测技术:①基于 EuroFlow ≥8 色二代流式细胞术检测 MRD;②IgH、TCR 高通量测序。Ph＋ALL 反复时应注意进行 ABL1 激酶区突变的分析。

六、慢性髓细胞性白血病

慢性髓细胞性白血病(CML)是骨髓造血干细胞克隆性增殖形成的恶性肿瘤,占成人白血病的 15％,全球年发病率为 1.6/10 万～2/10 万。中国 CML 患者较西方更为年轻化,国内几个地区的流行病学调查显示 CML 中位发病年龄为 45～50 岁,而西方国家 CML 的中位发病年龄为 67 岁。一代酪氨酸激酶抑制剂(TKI)伊马替尼作为一线治疗药物使 CML 患者的 10 年生存率达 85％～90％,尼洛替尼、达沙替尼等二代 TKI 用于一线治疗 CML 时能够获得更快的分子学反应,逐步成为 CML 患者的一线治疗方案之一。目前越来越多的临床研究数据表明,通过 TKI 治疗获得持续的深度分子学反应(DMR)超过 2 年的患者,部分能够获得长期的无治疗缓解(treatment free remission,TFR),即功能性治愈。尽快获得完全细胞遗传学反应(CCyR)以及更深度的分子学反应是 CML 治疗的近期目标,改善生活质量和功能性治愈是 CML 治疗的长期目标。功能性治愈成为越来越多 CML 患者追求的治疗目标。需要注意的是,停药对 DMR 水平、停药后监测以及随访具有严格的要求,停药的长期安全性尚不明确,建议在临床研究中进行。异基因造血干细胞移植(allo-HSCT)曾经是 CML 的一线治疗方案,但有无供者、患者年龄、移植相关风险等多种因素限制其应用。目前以伊马替尼为代表的 TKI 已取代造血干细胞移植成为 CML 患者首选的一线治疗方案。在 CML 的治疗中应该详细评估患者的全面情况后,向其推荐优势治疗选择,参考患者的治疗意愿,进行下一步治疗。

1.诊断分期及预后分组

(1)诊断标准:典型的临床表现,合并 Ph 染色体和(或)BCR-ABL 融合基因阳性即可确定诊断。

（2）CML的分期。

①慢性期：a.外周血或骨髓中原始细胞<10%；b.没有达到加速期或急变期的诊断标准。

②加速期：a.外周血或骨髓中原始细胞占10%～19%；b.外周血中嗜碱性粒细胞≥20%；c.对治疗无反应或存在非治疗引起的持续血小板减少（<100×10⁹/L）或增多（>1000×10⁹/L）；d.治疗过程中出现Ph染色体基础上的克隆演变；e.进行性脾大或WBC增多。

③急变期：a.外周血或骨髓中原始细胞≥20%；b.骨髓活检示原始细胞集聚；c.髓外原始细胞浸润。

（3）预后评估：许多因素影响着CML的慢性期及生存期。慢性期患者目前常用的评分系统包括Sokal、Euro以及EUTOS，均以临床特点以及血液学指标作为预后评分因素。目前无明确数据判断三种预后积分系统的优劣，无论采取何种预后评估方式，建议对高危的患者采用更为积极的治疗和监测手段。

2. CML慢性期初始治疗

慢性期患者首选TKI治疗，推荐一线治疗药物：伊马替尼400 mg，每日1次；尼洛替尼300 mg，每日2次；氟马替尼600 mg，每日1次；达沙替尼100 mg，每日1次。CML基本治疗目标是阻止疾病进展，延长生存期。中高危患者疾病进展风险高于低危组患者。相对于标准伊马替尼一线治疗，二代TKI一线治疗可减缓疾病进展，尤其是中高危患者无进展生存得以改善。不同预后分组的患者接受二代TKI一线治疗时，早期治疗反应以及DMR均具有显著优势。因此应当在明确治疗目标基础上，依据患者初诊预后分层、个体状况、基础疾病、合并用药选择恰当的一线TKI治疗药物。目前伊马替尼、尼洛替尼及氟马替尼均获得国家药品监督管理局（NMPA）批准用于慢性期患者的一线治疗。由于缺乏中国新诊断CML慢性期患者达沙替尼、博苏替尼一线治疗相关数据，NMPA未批准达沙替尼及博苏替尼用于CML慢性期患者的一线治疗。不推荐高剂量伊马替尼用于新诊断慢性期患者的一线治疗。相对于标准剂量伊马替尼，高剂量伊马替尼早期治疗反应具有一定优势，但长期随访生存无获益，长期的DMR无显著优势，且出现更多的治疗相关不良事件，导致治疗中断。在TKI治疗期间

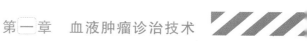

应定期监测血液学、细胞遗传学及分子学反应,定期评估患者 TKI 治疗耐受性,结合患者耐受性,随时调整治疗方案。

早期的分子学反应至关重要,特别是 TKI 治疗 3 个月的 BCR-ABL 水平。临床治疗反应包括最佳反应、治疗失败以及警告。对治疗失败以及警告的患者,在评价治疗依从性、患者的药物耐受性、合并用药的基础上及时行 BCR-ABL 激酶区突变检测,适时更换其他 TKI。对于伊马替尼一线治疗耐药或不耐受的患者,推荐及时更换二代 TKI 治疗,二代 TKI 针对 T315I 以外的多数伊马替尼耐药的 ABL 激酶区突变有效。高剂量伊马替尼能够克服部分标准剂量伊马替尼耐药,但是往往疗效短暂。与高剂量伊马替尼相比,更换尼洛替尼或达沙替尼可获得更佳的细胞遗传学和分子学反应。尽管缺乏长期生存获益的相关数据,二代 TKI 一线治疗反应不佳的患者可依照突变情况更换其他二代 TKI 或进入临床试验。三代 TKI 普纳替尼获得美国食品药品监督管理局(FDA)批准用于既往 TKI 治疗耐药或不耐受患者的治疗,尤其是合并 T315I 突变的患者。奥雷巴替尼是首个由中国本土研发的三代 TKI,是国内首个获批用于伴有 T315I 突变的慢性髓细胞性白血病的药品。二线 TKI 治疗失败的患者可考虑行 allo-HSCT。频繁、长期的 TKI 治疗中断以及患者服药依从性差可能导致不良临床结果,一线 TKI 耐受不佳的患者应及时更换 TKI。良好的服药依从性以及严密监测对于获得最佳临床疗效非常重要。

因各种原因无法使用 TKI 治疗的患者可考虑以下治疗方案。

(1)以干扰素(IFN)为基础的方案:在 CML 的 TKI 治疗时代,造血干细胞移植以外的最佳治疗选择——以干扰素为基础的治疗方案,依然是少部分患者的治疗选择。结合中国的实际情况,以下患者可考虑以干扰素为基础的方案:①TKI 耐药、不耐受且不适合造血干细胞移植的 CML 慢性期患者。②各种原因暂时无法应用 TKI 治疗或无法坚持长期使用 TKI 的慢性期患者。

(2)allo-HSCT:在 TKI 治疗时代,allo-HSCT 作为二线 TKI 治疗失败后的三线治疗选择。应当严格掌握适应证。

3. CML 进展期治疗

(1)加速期治疗:参照患者既往治疗史、基础疾病以及 BCR-ABL 激酶突变情况选择适合的 TKI,病情发展至慢性期者,可继续 TKI 治疗,如果患者有合适的造血干细胞供者来源,可考虑行 allo-HSCT。存在 T315I 突变或二代 TKI 不敏感突变的患者应尽早行 allo-HSCT。有条件者可进行新药临床试验。

(2)急变期治疗:参照患者既往治疗史、基础疾病以及突变情况选择 TKI 单药或联合化疗提高诱导缓解率,缓解后应尽快行 allo-HSCT。有条件者可进行新药临床试验。

4. 二线二代 TKI 的选择

目前国内可供选择的二代 TKI 为尼洛替尼和达沙替尼,二者对不同分期 CML 患者治疗效果相似,但二者具有显著不同的药代动力学、药物相互作用以及毒性。二者的选择可参照如下原则。

(1)应综合考虑患者病史、合并症、合并用药、药物不良反应以及药物说明书,并结合 BCR-ABL 激酶突变类型选择。

(2)参照 BCR-ABL 激酶突变类型:目前以下 7 种类型突变对于达沙替尼或尼洛替尼的选择具有较为明确的指导意义。①T315I:二者均耐药,有条件者可进入临床试验,或选择恰当的治疗方案。②F317L/V/I/C、V299L、T315A:采用尼洛替尼治疗更易获得临床疗效。③Y253H、E255K/V、F359C/V/I:采用达沙替尼治疗更易获得临床疗效。

5. 停止 TKI 治疗

以伊马替尼为代表的 TKI 治疗显著改善了 CML 患者的预后,是药物靶向治疗人类恶性肿瘤的成功典范。随着患者生存期的显著延长,越来越多的研究者开始关注长期 TKI 治疗不良反应对患者生活质量的影响。近年来一系列的临床研究证实部分获得持续 DMR 的患者能够实现相对持久的安全停药。目前全球范围进行的前瞻或回顾性停药试验的数据显示,通过伊马替尼或二代 TKI 治疗获得 DMR 2 年以上的患者停止 TKI 治疗维持分子学反应的比例为 40%～60%。

(1)停药标准:目前的停药试验数据显示获得持续 MR4/MR4.5 以上分子学反应,并且持续超过 2 年是目前停药试验的前提条件,仅仅获得 CCyR 或主要分子学反应的

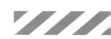

患者停药后均迅速出现分子学复发。更多研究结果显示 TKI 服药时间与成功停药呈正相关。

（2）复发并启动再次治疗标准：停药试验数据显示，以主要分子学反应丧失作为再治疗的标准在临床操作中安全、可行。

（3）复发后再治疗效果：多项研究结果均显示，TKI 治疗获得持续 DMR 后停药后复发的患者，对停药前 TKI 再治疗敏感，能够再次获得良好的分子学反应，包括主要分子学反应和 DMR。不同停药研究显示，86%～100%患者能够再次获得主要分子学反应，80%以上患者再次获得 DMR。

（4）停药患者筛选：除建议临床试验外，满足下列条件者尝试停药：>18 岁、慢性期患者并且 TKI 治疗 3 年以上；可进行国际标准化定量的 BCR-ABL（P210）转录本；稳定 DMR 超过 2 年；既往无 TKI 耐药；有条件接受严格规范的国际标准化的分子学监测，分子学结果解读正确迅速；在有经验的临床医师的指导下尝试 TFR；能够获得及时再治疗以及正确的再治疗后分子学监测。

（5）停药后长期随访显示，尽管复发患者绝大多数于停药后 6 个月内复发，但仍有部分患者晚期复发。

从目前停药的临床试验和实践数据看，长期 TKI 治疗获得稳定 DMR 是停药基础，及时准确的分子学检测是及早发现分子学复发患者的保证，因此停药操作中分子学监测需要及时、准确、稳定。建议有条件的中心开展停药研究。

6. allo-HSCT 在 CML 中的应用

allo-HSCT 依然是 CML 治疗的重要手段，尤其对于 TKI 耐药以及进展期患者。在 TKI 治疗时代，移植不再是 CML 慢性期患者的一线治疗选择，原则上至少二线 TKI 治疗（两种以上 TKI）不耐受或耐药的患者才考虑 allo-HSCT。因此 allo-HSCT 作为二线 TKI 治疗失败后的三线治疗选择，目标人群包括：①二线 TKI 治疗失败的慢性期患者。②在治疗的任何时间出现 ABL 基因 T315I 突变的患者。③对多种 TKI 治疗不耐受的患者。④加速期或急变期患者，尤其是 TKI 治疗期间疾病进展的患者。

第二节　淋巴瘤诊治技术

一、概述

淋巴瘤是原发于淋巴结及其他淋巴组织的血液系统恶性肿瘤，通常以实体瘤形式生长，其特征性的临床表现是无痛性进行性的淋巴结肿大，可伴发热、消瘦、盗汗等全身症状。淋巴结、扁桃体、脾及骨髓是最易受到累及的部位，因淋巴瘤累及部位不同而有各种临床表现。累及血液和骨髓时可形成淋巴细胞白血病，累及皮肤时可表现为蕈样肉芽肿或红皮病。晚期因全身组织器官受到浸润，可见到各系统受损害的临床表现，最后出现恶病质。

组织病理学上淋巴瘤分成霍奇金淋巴瘤（Hodgkin lymphoma，HL）和非霍奇金淋巴瘤（non-Hodgkin lymphoma，NHL）两大类，其中以 NHL 较为常见而且危害更大。淋巴瘤的病因和发病机制不完全清楚，病毒学说颇受重视，如 EB 病毒是伯基特淋巴瘤的病因，人类 T 细胞病毒 1 型（HTLV-1）被证明是这类 T 细胞淋巴瘤的病因，另一逆转录病毒 HTLV-2 近年来被认为与 T 细胞皮肤淋巴瘤的发病有关。胃黏膜低度淋巴瘤是一种与 B 细胞黏膜相关的淋巴样组织淋巴瘤，幽门螺杆菌的存在与其发病有密切的关系，现考虑幽门螺杆菌是该淋巴瘤的病因。患者的免疫功能也与淋巴瘤的发病有关。近年来发现，遗传性或获得性免疫缺陷患者中伴发淋巴瘤者较正常人多，器官移植后长期应用免疫抑制剂亦容易继发淋巴瘤。近年来，淋巴瘤的诊治取得了显著的进展，随着 PD-1 单抗、新型靶向药物、CAR-T 细胞（嵌合抗原受体 T 细胞）免疫治疗技术等新药及新技术的出现，患者的长期存活率得到明显提高。

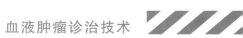

二、霍奇金淋巴瘤

霍奇金淋巴瘤(Hodgkin lymphoma,HL)是一种累及淋巴结及淋巴系统的恶性肿瘤,分为以结节性淋巴细胞为主型 HL(NLPHL)和经典型 HL,其中经典型 HL 约占 90%,特征为里德-斯特恩伯格细胞(Reed-Sternberg cell,R-S 细胞)与异质性非肿瘤炎症细胞混合存在,R-S 细胞 CD30 高水平表达且下游 NF-κB(核因子 κB)通路持续性激活,是青年人中常见的恶性肿瘤之一。经典型 HL 可分为 4 种组织学亚型,即结节硬化型、富于淋巴细胞型、混合细胞型和淋巴细胞消减型。

1.临床特征及诊断

(1)90%的 HL 以淋巴结肿大为首发症状,以颈部淋巴结和锁骨上淋巴结常见,然后扩散至其他淋巴结,晚期可侵犯血管,累及脾、肝、骨髓和消化道等。HL 常有轻或中度贫血,少数白细胞轻度或明显增加,伴中性粒细胞增多,约 20% 患者出现嗜酸性粒细胞增加。HL 患者疾病活动期血沉(ESR)增快,血清乳酸脱氢酶(LDH)水平增高。血清碱性磷酸酶活力增高或血钙增加提示骨骼可能受累。

(2)HL 独特的病理特征:在炎症细胞和反应性细胞所构成的微环境中散在分布少量 R-S 细胞及变异型 R-S 细胞。典型 R-S 细胞为体积大、胞质丰富、双核或多核巨细胞,核仁嗜酸性,大而明显;细胞表现为对称的双核时称为镜影细胞。NLPHL 中典型 R-S 细胞少见,肿瘤细胞因细胞核大、折叠,似爆米花样,又称为爆米花细胞或淋巴细胞性和(或)组织细胞性 R-S 细胞变型细胞。

(3)诊断 HL 应常规进行免疫组织化学(简称组化)评估。经典型 HL 的免疫组化常表现为 CD30+、CD15(+/-)、PAX5(弱+)、MUM1+、CD45-、CD20(-/弱+)、CD3-、BOB1-、OCT2(-/+),部分患者 EBV-EBER(+)。结节性淋巴细胞为主型 HL 的免疫组化常表现为 CD20+、CD79a+、BCL6+、CD45+、CD3-、CD15-、CD30-、BOB1+、OCT2+、EBV-EBER-。在进行鉴别诊断时,需增加相应的标志物。

2. 分期与预后分层

(1)目前采用的是 2014 版 Lugano 分期标准。依据疾病侵犯部位具体分期如下：Ⅰ期病变仅限于一个淋巴结区（Ⅰ）或单个结外器官局限受累（ⅠE）。Ⅱ期病变累及横膈同侧两个或更多的淋巴结区（Ⅱ），或病变局限侵犯淋巴结以外器官及横膈同侧一个以上淋巴结区（ⅡE）。Ⅲ期横膈上下均有淋巴结病变（Ⅲ），可伴脾受累（ⅢS），结外器官局限受累（ⅢE），或脾与局限性结外器官受累（ⅢSE）。Ⅳ期病变广泛地侵犯淋巴结外组织，如骨髓、肝、肺、胸膜、骨骼、皮肤、肾、胃肠道等器官伴有或不伴有淋巴结肿大。各期按全身症状有无分为 A、B 两组，无症状者为 A 组，有症状者为 B 组，B 组症状包括三个方面：①发热；②6 个月内体重减轻 10％以上；③盗汗。

(2)淋巴瘤预后评分系统参考国际预后指数（IPI），分为以下 5 项指标：①≤60 岁、>60 岁；②行为状态评分 0～1 分、2～4 分；③Ann Arbor 分期Ⅰ～Ⅱ期、Ⅲ～Ⅳ期；④LDH 正常、高于正常；⑤结外病变受侵部位数<2 个、≥2 个。对于上述 5 项指标，每项预后不良因素计 1 分。上述 5 项指标评分的总和即为 IPI，根据 IPI 进行危险度分型分组，0～1 分为低危，2 分为中低危，3 分为中高危，4～5 分为高危。

3. 治疗

对于 HL，应采用综合治疗及个体化治疗的原则，依据分期及有无预后不良因素进行分层治疗，Ⅰ～Ⅱ期患者采用以化疗联合放疗为主的综合治疗，单纯化疗适用于部分放疗长期毒性风险超过疾病短期控制获益的患者。Ⅲ～Ⅳ期经典型 HL 的治疗原则通常为化疗，局部放疗仅限于化疗后残存病灶直径超过 2.5 cm 者。

(1)初治经典型 HL 的一线治疗：①Ⅰ～ⅡA 期：2～4 个周期 ABVD 方案（阿霉素＋博来霉素＋长春花碱＋达卡巴嗪）化疗联合放疗。对于一部分不伴危险因素、预后良好的患者，可行 ABVD×2 个周期＋放疗（20 Gy）。②Ⅰ～ⅡB 期：2 个周期 ABVD 方案后行 PET/CT 评估，评分 1～3 分的患者考虑 2 个周期 ABVD 方案化疗联合 30 Gy 放疗或 4 个周期 AVD 方案；评分 4～5 分的患者推荐 2 个周期增强剂量 BEACOPP 方案后再行 PET/CT 评估。③Ⅲ～Ⅳ期：ABVD 方案×6 个周期±放疗，局部放疗仅限于化疗后残存病灶直径 2.5 cm 以上者，其间行 PET/CT 评估，评分 4～5 分的患者

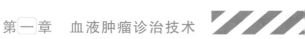

更换高强度方案化疗。对于≤60岁的患者,4～6个周期增强剂量BEACOPP方案可提高无进展生存率,但骨髓抑制、生殖系统不良反应和第二原发肿瘤累积发生率增加。另外,基于2021年公布的ECHELON-1研究结果,BV(维布妥昔单抗)联合AVD组和ABVD组5年改良无进展生存率分别为82.2%和75.3%,同时肺毒性得到改善,推荐BV+AVD方案×6个周期用于初始Ⅲ～Ⅳ期经典型HL成年患者。

(2)复发或难治性经典型HL的二线治疗:首选二线挽救方案化疗后进行大剂量化疗联合auto-HSCT,二线化疗尽可能达到完全缓解(CR)。BV联合化疗方案如ICE方案(CR率88%)、ESHAP方案(CR率70%)、DHAP方案(CR率81%),使更高比例的患者获得了CR,增高了auto-HSCT的成功率。维布妥昔单抗联合苯达莫司汀(CR率73.6%)及BV联合PD-1单抗(CR率61%)是NCCN(2022年版)指南的推荐联合用药方案。PD-1单抗联合GVD方案(CR率85.2%)、PD-1单抗联合ICE方案(CR率86.5%)、PD-1单抗联合GeMox方案(CR率90%),在复发/难治性HL中获得了较好疗效。对于不符合auto-HSCT条件的患者,可选择化疗、BV±化疗、PD-1单抗(如信迪利单抗、替雷利珠单抗、卡瑞利珠单抗、帕博利珠单抗和赛帕利珠单抗)±化疗和(或)放疗。

(3)NLPHL的治疗:①无预后不良因素的Ⅰ～ⅡA期:首选单纯放疗(30 Gy)。②ⅠB～ⅡB期或有预后不良因素的Ⅰ～ⅡA期:采用化疗±利妥昔单抗±放疗。③Ⅲ～Ⅳ期:根据临床判断才可选择ABVD、CHOP、CVP方案。④复发难治性NLPHL:对疑似复发者推荐重复PET/CT或诊断性CT评估,再次活检以排除转化为侵袭性B细胞淋巴瘤的可能。复发时病变局限者可应用利妥昔单抗单药治疗,病灶广泛者可选择利妥昔单抗联合二线挽救方案治疗。

(4)老年HL的治疗:老年经典型HL常伴有预后不良因素。老年患者相关研究数据较少,因此在标准和替代一线治疗之间的选择应基于临床判断,以取得最佳疗效且尽量降低毒性为目标。

①Ⅰ～Ⅱ期预后良好型:首选A(B)VD方案×2个周期±AVD方案×2个周期+受累部位放疗(ISRT)(20～30 Gy)。

②Ⅰ～Ⅱ期伴预后不良因素、Ⅲ～Ⅳ期:A(B)VD方案×2个周期+AVD方案×4个周期,ABVD方案2个周期治疗后PET/CT阳性患者需要个体化治疗。对于治疗

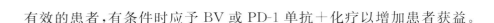

有效的患者,有条件时应予 BV 或 PD-1 单抗＋化疗以增加患者获益。

4.疗效评估

HL 的疗效评价主要参考 2014 年 Lugano 疗效评价标准,推荐应用 PET/CT 或全身增强 CT 检查评估。PET/CT 采用 Deauville 评分系统进行评估(病灶的^{18}F-FDG 摄取不超过背景放射性分布为 1 分;病灶的^{18}F-FDG 摄取≤纵隔血池为 2 分;纵隔血池＜病灶的^{18}F-FDG 摄取≤肝血池为 3 分;任何部位病灶的^{18}F-FDG 摄取相对于肝血池有轻度或中度增高为 4 分;任何部位病灶的^{18}F-FDG 摄取相对于肝血池有显著增高(SUV_{max}＞2 倍肝血池)或出现新发病灶为 5 分;其中 Deauville 评分 1～3 分为阴性,4～5 分为阳性)。推荐使用 LYRIC 标准评估肿瘤免疫治疗(尤其是免疫检查点抑制剂治疗)的疗效。

三、弥漫大 B 细胞淋巴瘤

弥漫大 B 细胞淋巴瘤(diffuse large B cell lymphoma,DLBCL)是一种来源于成熟 B 细胞的侵袭性肿瘤,是 NHL 中最常见的类型,占全部 NHL 的 25％～50％。DLBCL 临床异质性大,根据 B 细胞标志分为生发中心型(GCB 型)和非生发中心型(non-GCB 型)。

1.临床特征及预后评估

(1)淋巴结(累及淋巴结)或结外(累及淋巴系统外的器官或组织)症状:任何淋巴结外部位都可能受累。患者通常出现进行性肿大的无痛性肿物,多见于颈部或腹部。累及淋巴结外者根据累及部位出现相应症状,常见的受累部位有胃肠道、中枢神经系统、骨骼,也可以在肝脏、肺脏、肾脏或膀胱等罕见部位发生。可以出现与疾病或治疗相关的肿瘤溶解综合征,即肿瘤细胞内容物自发释放或由于化疗反应而释放到血液中,引起电解质和代谢失衡,伴有进行性系统性毒性症状,严重时可导致心律失常、多器官衰竭、癫痫发作和死亡。

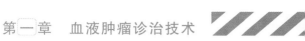

（2）DLBCL 的疗效评价参照 2014 年 Lugano 疗效评价标准，推荐应用 PET/CT 或全身增强 CT 检查评估。PET/CT 采用 Deauville 评分系统进行评估。

2. 诊断

确诊 DLBCL 需要对病灶部位进行病理活检，可以通过手术切除或粗针穿刺淋巴结或结外组织获得标本；并对肿瘤进行显微镜下形态学和免疫组化分析，进行分类。

（1）组织病理形态学：肿瘤性大 B 细胞的弥漫性增殖，正常组织结构完全或部分破坏。

（2）免疫组化：进行免疫表型分析以明确诊断，并区分生发中心 B 细胞来源（GCB）和非生发中心 B 细胞来源（non-GCB）。免疫组化检查项目包括 CD20、PAX5、CD3、CD5、CD10、CD45、BCL2、BCL6、Ki-67、RF4/MUM-1、P53 和 MYC。其他有助于确定淋巴瘤亚型及便于选择靶向治疗的免疫组化检查项目或指标有 CD79a、Cyclin D1、SOX11、CD19、CD30、CD138、EB 病毒原位杂交（EBER-ISH）、ALK、HHV-8、P53、PD-1 和 PD-L1 等。

（3）骨髓检查：骨髓细胞学检查、流式细胞检查、染色体分析、骨髓活检及免疫组化（标本直径需大于 1.6 cm），同时做骨髓穿刺抽吸骨髓液、检查骨髓细胞学及进行免疫分型，从而排除 DLBCL 受累。

（4）荧光原位杂交（FISH）检查：应对所有 DLBCL 患者进行 MYC、BCL2、BCL6 重排的 FISH 检查，排除双/三重打击淋巴瘤。出于节约医疗资源的目的，临床针对 C-MYC 表达水平≥40% 的患者完善双/三重打击淋巴瘤排查。

（5）有中枢神经系统淋巴瘤高危因素的患者需要进行腰椎穿刺，完成脑脊液检查、颅脑增强磁共振检查，有条件的单位建议采用流式细胞术检测脑脊液中的淋巴瘤细胞。

3. 治疗

治疗 DLBCL 时，根据患者年龄、Ann Arbor 分期和 IPI 以及肿瘤的免疫和分子表型特征选择适当的方案。

（1）局限期 Ⅰ 期和 Ⅱ 期，且非大肿块（<7.5 cm）的一线治疗：R-CHOP 方案化疗 3

个疗程,并对受累部位进行放疗;或 R-CHOP 方案化疗 4 个疗程加 2 个疗程利妥昔单抗治疗;或 R-CHOP 方案化疗 6 个疗程±受累野放疗。

(2)局限期Ⅰ期和Ⅱ期,且伴有大肿块(≥7.5 cm)的一线治疗:R-CHOP 方案化疗 6 个疗程加初始大肿块(≥7.5 cm)部位放疗。

(3)Ⅲ～Ⅳ期的一线治疗:使用 R-CHOP 方案或 R-DA-EPOCH 方案进行化疗;初始大肿块(≥7.5 cm)部位放疗。

(4)高龄患者或不耐受标准化疗患者的治疗:可以考虑 R-GemOx、R-miniCHOP、R-CDOP、R-CEPP、R-GCVP 等或以靶向治疗为主的方案。

(5)双/三重打击淋巴瘤的治疗:倾向于高剂量方案（R-DA-EPOCH、R-hyperCVAD/MA 或者 R-CODOX/MA 方案）,获得完全缓解的患者可考虑进行自体造血干细胞移植。

(6)维持治疗:老年患者(≥60 岁)诱导治疗结束后可以考虑使用来那度胺维持治疗。

(7)部分高危患者,需要进行三联鞘内注射以预防中枢神经系统淋巴瘤。

①IPI 评分中的 5 个危险因素和肾上腺/肾脏受累组成 CNS-IPI,积分 4～6 分的高危患者。

②累及睾丸、乳腺、鼻窦或硬脑膜等器官。

③人类免疫缺陷病毒相关淋巴瘤。

④双重打击及双表达淋巴瘤。

⑤原发性皮肤 DLBCL,腿型。

4. 复发/难治性 DLBCL

DLBCL 患者的 5 年总体生存率为 60%～70%。50%～60%的患者在一线治疗后可以获得并维持完全缓解;30%～40%的患者复发,通常在治疗结束后 2 年内复发;10%的患者为难治性疾病。治疗结束后 6 个月内复发,或治疗期间无明显疗效即可定义为难治性 DLBCL。难治性 DLBCL 最佳挽救方案尚未明确,推荐患者参加临床研究。可以应用 R-ICE、R-DHAP、R-GDP、R-MINE、BR 或 R-Gemox 等方案,化疗敏感且符合移植标准的患者可以进行自体造血干细胞移植巩固。60～80 岁的患者可采用

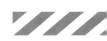

来那度胺维持治疗。此外,有条件的复发/难治性患者亦可以考虑 CD19-CAR-T 细胞治疗或异基因造血干细胞移植。对于特定患者考虑联合维布妥昔单抗(BV)、布鲁顿酪氨酸激酶(Bruton's tyrosine kinase,BTK)抑制剂、来那度胺、维奈托克等新药。

四、滤泡性淋巴瘤

滤泡性淋巴瘤(follicular lymphoma,FL)是非霍奇金淋巴瘤的常见类型之一。FL来源于生发中心的 B 细胞,形态学表现为肿瘤部分保留了滤泡生长的模式,是一组包含滤泡中心细胞(小裂细胞)、滤泡中心母细胞(大无裂细胞)的恶性淋巴细胞增生性疾病。在镜下,FL 有时可合并弥漫性成分出现,根据滤泡成分和弥漫成分所占的比例可以将 FL 分为:①滤泡为主型(滤泡比例＞75％);②滤泡和弥漫混合型(滤泡比例25％～75％);③局灶滤泡型(滤泡比例＜25％)。

1. 诊断

FL 的诊断主要基于包括形态学和免疫组化检查在内的组织病理学检查,必要时参考流式细胞术以及细胞遗传学检查结果。

根据世界卫生组织(WHO)淋巴瘤分类方法,FL 分为 3 级。1 级:每个高倍镜视野内中心母细胞 0～5 个。2 级:每个高倍镜视野内中心母细胞 6～15 个。3 级:每个高倍镜视野内中心母细胞 15 个以上,其中,仍保留少数中心细胞者为 3A 级,成片中心母细胞浸润,不见中心细胞者为 3B 级。1、2 级和大部分 3A 级 FL 患者临床表现为惰性。对于 3B 级 FL 患者,按 DLBCL 的治疗策略进行治疗。低级别 FL(1 级和 2 级)治疗若干年后可能转化为侵袭性淋巴瘤,主要为 DLBCL,预后较差。

FL 具有特征性的免疫表型,细胞表面表达泛 B 细胞的标志。典型的免疫组化标志为 CD20＋、CD23＋/－、CD10＋、CD43－、BCL2＋、BCL6＋、CD5－、Cyclin D1－,部分患者可以出现 BCL2－或 CD10－。分子遗传学检测可见 BCL2 基因重排,细胞遗传学或荧光原位杂交(FISH)检测 t(14;18)或 t(8;14)可以协助诊断,发生率为 70％～95％。另外,还可以选择 1p36 及 IRF4/MUM-1 重排检测以协助诊断。

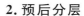

2. 预后分层

对 FL 患者预后的预测，通常采用 FL 国际预后指数（follicular lymphoma international prognostic index，FLIPI）标准，FLIPI-1 包括年龄≥60 岁、Ann Arbor 分期Ⅲ～Ⅳ期、HGB＜120 g/L、血清 LDH＞正常范围上限、受累淋巴结区域≥5 个。每个指征对应 1 分，根据得分，将 FL 患者分为低危、中危、高危 3 个危险组，0～1 分为低危组，2 分为中危组，3～5 分为高危组。

应用抗 CD20 单抗治疗 FL 日益普遍，新的临床预后评分系统 FLIPI-2 优于 FLIPI-1。FLIPI-2 包括以下指征：β_2-微球蛋白＞正常范围上限、淋巴结最大径＞6 cm、骨髓受侵犯、HGB＜120 g/L、年龄＞60 岁。FLIPI-2 对治疗结局具有高度预测作用。

3. 治疗

（1）Ⅰ～Ⅱ期 FL 患者的一线治疗选择：单用放疗能取得较好的长期生存。放疗是否联合全身免疫化疗目前仍有争议。对于伴大肿块（肿块直径≥7 cm）的Ⅰ～Ⅱ期 FL 患者，采用抗 CD20 单抗±化疗±放疗及局部切除。

（2）Ⅲ～Ⅳ期 FL 患者的一线治疗：6～8 个周期利妥昔单抗（R）联合化疗的治疗方案已成为初治 FL 患者的首选标准方案。无论是 CHOP（环磷酰胺＋多柔比星＋长春新碱＋泼尼松）方案、CVP（环磷酰胺＋长春新碱＋泼尼松）方案，还是以氟达拉滨为基础的方案联合利妥昔单抗均可改善患者的近期和远期疗效。利妥昔单抗联合苯达莫司汀或联合来那度胺亦可作为 FL 患者的一线治疗方案之一。因Ⅲ～Ⅳ期 FL 属于不可治愈性疾病，大多数患者多次复发进展，因此任何治疗方案的选择应以保护患者骨髓功能、保障后续治疗的长期可行性为前提。

（3）年老体弱 FL 患者的治疗：对于年老虚弱而不能耐受联合化疗的患者，一线治疗方案可选用利妥昔单抗化疗、单药化疗、利妥昔单抗联合单药化疗，并加强支持治疗。RELEVANCE 研究提示，老年患者也可从 R2 方案中获益。

（4）复发 FL 患者的治疗：①对于一线治疗后长期缓解且病理类型无转化的复发患者，可重新使用原治疗方案或选用其他一线治疗方案。②对于治疗开始后 12 个月内复发的患者，可选用非交叉耐药的方案治疗。③挽救化疗方案可选择既往未采用或应

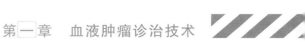

用后无复发、间隔时间长的方案,包括 CHOP 方案、以氟达拉滨为基础的方案、CVP 方案、BR 方案、R2 方案、放射免疫治疗等,也可考虑新药、新联合方案。④对于利妥昔单抗免疫化疗失败的患者,奥妥珠单抗联合化疗可延长无进展生存期(PFS)和总生存期(OS)。

(5)Ⅲ~Ⅳ期及复发 FL 患者的维持治疗:对于高危初治患者,在达到 CR 或部分缓解(PR)后,建议每 8 周使用利妥昔单抗(375 mg/m²)或奥妥珠单抗(1000 mg)维持治疗 1 次,共持续 2 年,共 12 次。若患者初始治疗采用利妥昔单抗,建议每 8 周采用利妥昔单抗(375 mg/m²)维持治疗 1 次,共维持治疗 4 次。对于复发难治患者,建议每 12 周使用利妥昔单抗(375 mg/m²)维持治疗 1 次,共维持 2 年。对于利妥昔单抗免疫化疗失败的患者,可采用奥妥珠单抗(1000 mg),每 8 周维持治疗 1 次,共维持治疗 12 次。

(6)转化性 FL 患者的治疗:目前对于转化性 FL 患者尚无标准的治疗措施,可采用转化后的侵袭性淋巴瘤的治疗方案。既往只接受过温和化疗或未接受过化疗的患者可选择以蒽环类为基础的联合化疗±放疗或化疗±利妥昔单抗,患者转归较好。如果患者既往已接受多种化疗方案反复治疗,则考虑受累野放疗或选择其他化疗方案。这类患者预后很差,亦建议参加新药临床试验;如果化疗敏感,再次缓解后应积极考虑给予造血干细胞移植,特别是 auto-HSCT,少数年轻、体能状态好、有合适供者等的患者可尝试异基因造血干细胞移植(allo-HSCT)。

(7)造血干细胞移植:对于Ⅲ~Ⅳ期多次复发后化疗仍然敏感的 FL 患者,如果患者年轻或体能状态好,重要器官功能正常,可以尝试 allo-HSCT。此外,随着 allo-HSCT 技术的不断进步,清髓性或非清髓性 allo-HSCT 对部分患者也已初步显示出长期的生存获益。

五、套细胞淋巴瘤

套细胞淋巴瘤(mantle cell lymphoma,MCL)是一种起源于成熟 B 细胞的非霍奇金淋巴瘤(NHL)亚类,占非霍奇金淋巴瘤的 6%~8%。MCL 是一种具有特定免疫表型和重现性遗传学异常的小至中等大小、单形性成熟 B 细胞肿瘤,通常表达 CD5 和

SOX11,95％以上伴有 CCND1 基因重排并导致 Cyclin D1 蛋白细胞核内高表达。患者以老年男性为主,常侵犯结外部位,兼具侵袭性淋巴瘤疾病进展迅速和惰性淋巴瘤不可治愈的特点。

1. 诊断

诊断时 80％以上 MCL 患者处于疾病晚期(Ann Arbor Ⅲ～Ⅳ期),表现为淋巴结肿大、脾大及骨髓或外周血受累,其他常见的结外受累部位为胃肠道和韦氏环。

(1)组织形态学特点:MCL 多呈弥漫性、结节状或套区型生长。典型的 MCL 常由形态单一、小到中等大小淋巴细胞构成,核轻度不规则,染色质浓聚,核仁不明显,细胞质较少。部分病例可出现单核样 B 细胞或浆细胞性分化。病灶微环境中多有滤泡树突状细胞增生及 T 细胞浸润,玻璃样变性小血管增生和上皮样组织细胞增生也很常见。不同病例的核分裂数差异较大。10％～15％的 MCL 细胞形态呈“侵袭性变型”,侵袭性变型又可分为母细胞变型和多形性变型,瘤细胞体积大,且通常具有较高的增殖活性。这些肿瘤临床侵袭性较高,预后差。

(2)免疫表型特点:典型的免疫表型为 CD5、CD19、CD20 阳性,CD23 和 CD200 阴性或弱阳性,BCL2、CD43 常阳性,强表达 sIgM 或 IgD,CD10 和 BCL6 偶有阳性。免疫组化 Cyclin D1 核内强阳性是 MCL 相对特异性的免疫标志,经典型 MCL 常伴有 SOX11 阳性。

(3)细胞分子遗传学特点:染色体 t(11;14)(q13;q32)导致 CCND1 基因与免疫球蛋白重链(IGH)基因易位是 MCL 的遗传学基础,见于 95％以上的 MCL 患者。约 5％的 MCL 患者可无 t(11;14),这些患者中约 55％可伴有 CCND2 基因重排,主要与免疫球蛋白轻链基因发生易位有关。90％以上的 MCL 继发其他遗传学异常,包括染色体拷贝数异常和基因突变。

2. 分型

诊断 MCL 后应进行分型。
(1)经典型 MCL:占 MCL 的绝大部分,生物学行为多样。
(2)白血病性非淋巴结型 MCL:多数临床患者呈惰性表现,评判可参考如下标准。

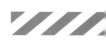

①临床上惰性起病,呈白血病性表现,脾大而无淋巴结明显肿大。②生物学特点:不伴有复杂核型,免疫球蛋白重链可变区(IGHV)基因突变型,不表达或低表达 SOX11,Ki-67 通常小于 10%。需要注意,少数白血病性非淋巴结型 MCL 侵袭性较高,容易出现迅速进展。

(3)原位套细胞肿瘤(in situ mantle cell neoplasm,ISMCN):Cyclin D1 阳性(常伴CCND1 基因重排)的 B 细胞局限分布于淋巴滤泡套区,但未破坏淋巴结结构,并未达到 MCL 诊断标准。ISMCN 常偶然被发现,很少出现进展,有时与其他淋巴瘤共存,可呈播散性表现。

3. 分期与预后分层

目前采用的是 2014 版 Lugano 分期标准。参考简易套细胞淋巴瘤国际预后评分系统(MIPI),结合 Ki-67 指数,联合 MIPI 预后评分系统(MIPI-c)进行预后分层。MIPI 评分系统依据年龄、ECOG 评分、LDH 值/正常值、白细胞计数共 4 个指标进行评分,将 MCL 患者分为低危组(0~3 分)、中危组(4~5 分)、高危组(6~11 分)。MIPI-c 评分系统依据 MIPI 评分及 Ki-67 指数进行评分,将 MCL 患者分为低危组、中低危组、高中危组和高危组。其他生物学预后指标还有细胞遗传学异常(如 del(17p)或 TP53 突变)、MYC 扩增/易位、CDKN2A(9p)缺失、母细胞变型等。

4. 治疗

局限的 ISMCN 多不需要治疗,临床定期随诊即可。白血病性非淋巴结型 MCL 临床多表现为惰性病程,治疗指征可参考 CLL,无症状且无治疗指征的患者可以先采取观察等待的策略,但应密切随访,中位治疗时间为 2~3 年。经典型 MCL 患者中仅极少早期局限型患者可观察等待,绝大多数应在诊断后即开始治疗。

(1)Ⅰ~Ⅱ期的一线治疗:①对于少部分不伴高危因素的Ⅰ或连续型Ⅱ期(可放一个靶区放疗)患者,可采取类似于滤泡性淋巴瘤的治疗策略,即单纯受累野放疗(IRST)、免疫化疗联合或不联合 IRST,放疗剂量 30~36 Gy。②对于非连续型Ⅱ期且不伴高危因素患者,推荐进行常规免疫化疗(非强化方案)。③对于伴有高危因素的Ⅰ~Ⅱ期患者,建议按照晚期(Ⅲ~Ⅳ期)进行治疗。高危因素包括大肿块病变(≥5

cm)、Ki-67>30%、TP53 突变/缺失、细胞形态为侵袭性变型等。

（2）Ⅲ～Ⅳ期的一线治疗：①对于年龄≤65 岁且一般状况较好、适合 auto-HSCT 的患者，应选择利妥昔单抗联合含中大剂量阿糖胞苷的方案诱导治疗，缓解后进行 auto-HSCT 巩固。R-CHOP/R-DHAP 序贯 auto-HSCT 治疗方案是近年来临床研究采用较多的方案。②对于年龄>65 岁或一般状况较差、不适合 auto-HSCT 的患者，则应选择不良反应较小、耐受性较好的方案进行联合化疗，联合利妥昔单抗化疗可提高患者的长期生存率。其中 BR、VR-CAP、R-CHOP 和 R2 是优选方案。伊布替尼联合利妥昔单抗方案治疗初治老年非高增殖（Ki-67<50%）、肿瘤最大直径<10 cm 和非母细胞变型 MCL 的有效率为 96%、完全缓解率为 71%、3 年 PFS 率为 87%，OS 率为 94%。

（3）高危组的治疗：高危组包括 TP53 突变患者、TP53 和 CDNK2A 缺失患者、侵袭性变型患者、MIPI-c 高危组。高危组患者常规治疗疗效差，目前没有标准治疗方案，利妥昔单抗联合中大剂量阿糖胞苷方案序贯 auto-HSCT 虽然可在一定程度上延长患者的生存期，但总体预后较差，可积极探索以新药（如 BTK 抑制剂、BCL2 抑制剂、来那度胺）为基础的联合治疗、CAR-T 细胞治疗和（或）异基因造血干细胞移植等。

（4）维持治疗：①对于年轻患者，auto-HSCT 后予利妥昔单抗维持治疗（375 mg/m²，每 2～3 个月 1 次，共治疗 2～3 年）可显著延长 PFS 和 OS。auto-HSCT 后予来那度胺 10～15 mg/d，每周期 28 d，维持治疗 24 个月，较不维持治疗者可显著延长 PFS。②对于年龄≥65 岁的患者，R-CHOP 或 BR 方案治疗缓解后推荐予利妥昔单抗维持治疗（375 mg/m²，每 2～3 个月 1 次，维持 2 年或至疾病进展），可进一步延长 OS。

（5）挽救治疗：一线治疗后复发患者首选参加设计良好的临床试验。无临床试验时依据患者是否具有高危因素选择挽救治疗方案。非高危患者首选 BTK 抑制剂或来那度胺＋利妥昔单抗治疗，特别是 24 个月内复发患者。24 个月后复发患者可首选以苯达莫司汀为主的联合化疗，如 R-BAC 或 BR 方案，或其他既往未使用的方案。诱导缓解后年轻、有条件的患者行减低剂量预处理的异基因造血干细胞移植。auto-HSCT 在复发/难治性 MCL 患者中疗效欠佳，初诊治疗未应用 auto-HSCT 且二线治疗获得 CR 的患者可考虑。对于前期未应用利妥昔单抗维持治疗的患者，可在利妥昔单抗联合治疗有效后予利妥昔单抗维持治疗。BTK 抑制剂治疗后复发的患者，R-BAC 方案

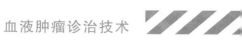

有效率高达 83%(CR 率 60%),是优选方案。一线治疗后复发伴高危因素或二线治疗未达 CR 或 BTK 抑制剂治疗失败患者应尽早考虑靶向 CD19 的 CAR-T 细胞治疗或异基因造血干细胞移植。其他在 MCL 中有效的新药包括新一代非共价结合的 BTK 抑制剂,如 LOXO-305、PI3K 抑制剂、BCL2 抑制剂、ROR1 偶联单克隆抗体、抗 CD20/CD3 双克隆抗体等,均处于临床研究阶段。

六、慢性淋巴细胞白血病/小淋巴细胞淋巴瘤

慢性淋巴细胞白血病/小淋巴细胞淋巴瘤(chronic lymphocytic leukemia/small lymphocytic lymphoma,CLL/SLL)是一种成熟 B 细胞克隆增殖性肿瘤,临床表现为外周血淋巴细胞增多,肝、脾及淋巴结肿大,并累及淋巴系统以外其他器官,晚期可表现为骨髓衰竭。慢性淋巴细胞白血病与小淋巴细胞淋巴瘤具有同样的病理和免疫表型特点。不同的是,CLL 疾病主要集中在外周血中,而 SLL 疾病主要集中在淋巴结。CLL/SLL 早期可无症状,患者常因体检偶然发现血常规的淋巴细胞增多而被确诊。部分患者可因为偶然发现淋巴结无痛性肿大就诊,颈部多见,有时候可以自行回退缩小,但很少完全消失。晚期可出现疲乏、盗汗、食欲减退、低热、体重减轻等症状。患者可能出现获得性免疫缺陷,反复感染;或发生免疫性疾病,如自身免疫性溶血性贫血、免疫性血小板减少、纯红细胞再生障碍性贫血等。虫咬性皮炎多见。

1. 诊断

(1)血常规:外周血单克隆 B 细胞绝对值≥5×10⁹/L。单克隆 B 细胞绝对值<5×10⁹/L,存在淋巴细胞浸润骨髓所致的血细胞减少,也可诊断。

(2)细胞形态:外周血白血病细胞为正常成熟小淋巴细胞,幼淋巴细胞<55%。

(3)骨髓和淋巴结形态:骨髓细胞学检查示有核细胞增生明显或极度活跃,淋巴细胞≥40%,以成熟淋巴细胞为主;红系、粒系及巨核系细胞减少;溶血时幼红细胞可代偿性增生。骨髓活检示 CLL 细胞浸润呈间质型、结节型、混合型和弥漫型,其中混合型最常见,结节型少见,而弥漫型预后最差。CLL 细胞对淋巴结的浸润多呈弥漫型。

(4)典型的免疫表型：淋巴细胞源于 B 系，CD20＋、CD5＋、CD19＋、CD23＋。表面免疫球蛋白(surface immunoglobulin，sIg)、CD20、CD22、CD79b 弱阳性。白血病细胞限制性表达 κ 或 λ 轻链(κ：λ＞3：1 或 κ：λ＜0.3：1)，或 25％以上的 B 细胞不表达 sIg。需进行 Cyclin D1、SOX11、LEF-1 的免疫组化染色和(或)利用荧光原位杂交(FISH)检测 t(11；14)，与 MCL 相鉴别。

(5)细胞遗传学：初诊患者需检测 t(11；14)、t(11q；v)、＋12、11q－、13q－、17p－等染色体异常。染色体异常对于 CLL 的诊断、鉴别诊断、治疗方案的选择和预后具有重要意义。单纯 13q－的 CLL 患者最常见，且预后较好。染色体正常伴＋12 预后中等，而伴 11q－或 17p－的患者预后差，特别是 17p－患者预后最差。

(6)分子生物学：50％～60％的患者存在免疫球蛋白重链可变区(IgHV)基因突变，此类患者进展较慢；不伴 IgHV 基因突变的 CLL 患者进展快、更容易对免疫化疗反应不佳，预后差。

IgHV 片段使用也具有预后意义。IgHV3-21 应用的患者不论 IgHV 基因突变状态如何，均提示高危。TP53 突变与 17p－常伴随发生，但是也有二者单独存在的情况。由于预后同样不良，容易对治疗耐药，因此在新一线治疗开始前需要同时进行 FISH 以及基因学检查。另外，ATM、NOTCH1、BIRC3、SF3B1 等基因突变患者经免疫化疗后预后不良。

2. 分期与预后分层

(1)对于 CLL/SLL，目前使用 Binet 分期和 Rai 分期。

①Binet 分期分为 A 期、B 期、C 期共 3 期。

a. A 期：淋巴细胞≥$5×10^9$/L，3 个以下区域淋巴结组织肿大。

b. B 期：淋巴细胞增多，3 个及 3 个以上区域淋巴结组织肿大。

c. C 期：血红蛋白＜100 g/L 和(或)血小板＜$100×10^9$/L。

②Rai 分期分为 0 期、Ⅰ期、Ⅱ期、Ⅲ期、Ⅳ期共 5 期。

a. 0 期：仅有淋巴细胞增多。

b. Ⅰ期：淋巴细胞增多伴淋巴结肿大。

c. Ⅱ期：淋巴细胞增多伴肝大或脾大±淋巴结肿大。

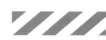

d. Ⅲ期:血红蛋白<100 g/L。

e. Ⅳ期:血小板<100×10⁹/L。

(2)对于CLL/SLL,目前使用慢性淋巴细胞白血病国际预后评分系统(CLL-IPI)进行预后分层,具体如下。

①年龄>65岁得1分。

②Rai分期Ⅰ～Ⅳ期或Binet分期B～C期得1分。

③β-微球蛋白>3.5 mg/L得2分。

④IgHV基因未突变得2分。

⑤有TP53异常缺失或突变得4分。

上述5项指标评分的总和即为CLL-IPI。根据CLL-IPI进行危险度分型分组,0～1分为低危组,2～3分为中危组,4～6分为高危组,7～10分为极高危组。

3.治疗指征

部分初治的CLL/SLL患者无需治疗。治疗指征如下。

(1)进行性骨髓衰竭的证据:表现为血红蛋白和(或)血小板进行性减少,并且血红蛋白<100 g/L,血小板<100×10⁹/L。

(2)巨脾(如左肋缘下>6 cm)或进行性脾大或有症状的脾大。

(3)巨块型淋巴结肿大(如最大径>10 cm)或进行性淋巴结肿大或有症状的淋巴结肿大。

(4)初始淋巴细胞≥30×10⁹/L,发生进行性淋巴细胞增加,如2个月内增多50%,或淋巴细胞倍增时间<6个月。

(5)自身免疫性溶血性贫血和(或)血小板减少对皮质类固醇或其他标准治疗反应不佳。

(6)有症状或影响功能的结外病灶(如皮肤、肾脏、肺脏、脊柱等),尤其对症治疗不能缓解时。

(7)至少存在下列1种疾病相关症状:①在前6个月内无明显原因的体重下降≥10%。②严重疲乏(如ECOG体能状态≥2;不能进行常规活动)。③无感染证据,体温>38.0 ℃,持续2周以上。④无感染证据,夜间盗汗1个月以上。

符合上述任何 1 项即可开始治疗。不符合治疗指征的患者,每 2～6 个月随访 1 次,随访内容包括血常规、临床症状和肝、脾、淋巴结有无肿大等。

4. 治疗

由于 CLL/SLL 仍是不可治愈的疾病,因此首先推荐患者进入临床试验。

1)无 del(17p)患者的一线治疗

(1)＜65 岁且无严重伴发疾病的患者:推荐方案如下。①伊布替尼,也可以考虑泽布替尼、奥布替尼;②氟达拉滨＋环磷酰胺＋利妥昔单抗(用于 IgHV 基因突变且年龄小于 65 岁患者)、苯达莫司汀＋利妥昔单抗(用于 IgHV 基因突变且 65 岁及以上患者)。其他治疗选择:维奈克拉＋奥妥珠单抗、氟达拉滨＋利妥昔单抗、氟达拉滨＋环磷酰胺;或者苯达莫斯汀、氟达拉滨、苯丁酸氮芥±利妥昔单抗。

(2)≥65 岁或＜65 岁且有严重伴发疾病的患者:推荐方案如下。①伊布替尼,也可以考虑泽布替尼、奥布替尼、维奈克拉＋奥妥珠单抗;②苯丁酸氮芥＋利妥昔单抗、苯达莫斯汀＋利妥昔单抗。其他治疗选择:利妥昔单抗、奥妥珠单抗、苯达莫斯汀、氟达拉滨、苯丁酸氮芥。

(3)衰弱患者(不能耐受嘌呤类似物):①伊布替尼,也可以考虑泽布替尼、奥布替尼;②苯丁酸氮芥＋利妥昔单抗。其他治疗选择:维奈克拉＋利妥昔单抗/奥妥珠单抗、利妥昔单抗、奥妥珠单抗、苯丁酸氮芥。

2)伴 del(17p)患者的一线治疗　推荐伊布替尼,也可以考虑泽布替尼、奥布替尼,参加临床试验。其他治疗选择:大剂量甲泼尼龙±利妥昔单抗/奥妥珠单抗。

3)复发、难治患者的治疗　①临床试验;②伊布替尼、泽布替尼、奥布替尼、维奈克拉＋利妥昔单抗;③既往治疗缓解时间≥3 年者可以考虑重复原方案。其他推荐:可以根据患者一般状况选择一线治疗中提及的任何方案,如氟达拉滨＋环磷酰胺＋利妥昔单抗±伊布替尼(用于有 IgHV 基因突变且年龄小于 65 岁患者)、苯达莫司汀＋利妥昔单抗±伊布替尼(用于有 IgHV 基因突变且 65 岁及以上患者)、大剂量甲泼尼龙＋利妥昔单抗、奥妥珠单抗、来那度胺±利妥昔单抗或参加临床试验。

4)造血干细胞移植　不推荐自体造血干细胞移植。异基因造血干细胞移植是 CLL 的治愈性手段,无移植禁忌的年轻患者,具备如下适应证时可以考虑异基因造血

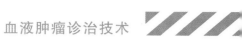

干细胞移植：①二线及以上治疗（包括一线 BTK 抑制剂或者 BCL2 抑制剂治疗）失败患者；②Richter 综合征患者。

5）组织学转化　向 DLBCL 转化的 CLL 患者，且应用 IgHV 基因测序鉴定细胞起源具有一致性时，预后差，中位生存期大多不超过 1 年，治疗时建议参照侵袭性淋巴瘤的治疗方案，获得部分缓解以上疗效时进行异基因造血干细胞移植根治。与 CLL 不同起源的 DLBCL 参照 DLBCL 治疗。霍奇金淋巴瘤转化的 CLL 患者参照霍奇金淋巴瘤治疗。

七、黏膜相关淋巴组织淋巴瘤

黏膜相关淋巴组织（mucosal-associated lymphoid tissue，MALT）淋巴瘤是起源于生发中心后边缘区记忆 B 细胞的惰性淋巴瘤，常发生于黏膜获得性淋巴组织，占 B 细胞性非霍奇金淋巴瘤的 7%～8%。按照起源部位的不同，分为 3 种亚型，即结外 MZL（边缘区淋巴瘤）、淋巴结 MZL 和脾边缘区 MZL。其中 MALT 淋巴瘤最常见，也是我国最常见的惰性淋巴瘤。MALT 淋巴瘤的预后优于淋巴结 MZL 和脾边缘区 MZL。MALT 淋巴瘤多发生在缺乏淋巴组织的结外部位，经慢性炎症或自身免疫病等易感因素刺激局部淋巴组织获得性增生，进而恶性转化发生瘤变。大量研究证实，幽门螺杆菌（Hp）、伯氏疏螺旋体、鹦鹉热衣原体、空肠弯曲菌等病原体感染分别与胃、皮肤、眼附属器 MALT 淋巴瘤及免疫增生性小肠疾病有关；慢性淋巴细胞性甲状腺炎、干燥综合征等自身免疫病分别与甲状腺、唾液腺的 MALT 淋巴瘤相关。MALT 淋巴瘤可发生于任何结外部位，但以胃、肺、皮肤、眼附属器、唾液腺、甲状腺较常见，其中以胃 MALT 淋巴瘤发病率较高，约占 MALT 淋巴瘤的 30%。胸腺、胰腺、软组织、食管、乳腺、舌、扁桃体、胆囊、肝、泌尿生殖道、硬脑膜等部位较罕见。MALT 淋巴瘤的临床表现缺乏特征性，主要与受累部位有关。

1. 诊断

MZL 的病理诊断很多情况下使用的是排除法。淋巴结和脾脏的生发中心缩小、边缘区的增宽及免疫标志物无特点,在排除其他类型的小 B 细胞淋巴瘤后可诊断。早期肿瘤细胞围绕滤泡边缘区生长,但随着肿瘤进展,肿瘤细胞可向反应性滤泡中心浸润,形成滤泡植入或向滤泡间区浸润扩散,肿瘤细胞浸润上皮可形成典型的淋巴上皮病变。

MZL 与其他小 B 细胞淋巴瘤的鉴别主要依靠组织学形态和免疫表型,如 CD5 阴性有利于排除多数套细胞淋巴瘤和小淋巴细胞淋巴瘤;Cyclin D1 阴性有利于排除套细胞淋巴瘤;CD10、BCL6 均阴性有利于排除多数滤泡性淋巴瘤。CD43 通常作为 T 细胞谱系的标志,其在粒细胞/单核细胞、自然杀伤细胞、浆细胞和活化 B 细胞的亚型中也可以正常表达,但静止期的成熟 B 细胞通常不表达 CD43,在某些情况下共表达 CD43 可以作为 B 细胞恶性肿瘤的诊断标志。应用免疫组化检测免疫球蛋白轻链限制性表达对于鉴别 MALT 淋巴瘤与反应性淋巴组织增生有一定的价值。

不同解剖学部位的 MALT 淋巴瘤具有一定的形态学差异:甲状腺 MALT 淋巴瘤中,浆细胞分化明显,但常为混合性的浆细胞,单克隆浆细胞常常出现在乳腺、上消化道、皮肤和唾液腺;破坏性的淋巴上皮病变常见于唾液腺和甲状腺,而乳腺、皮肤和眼附属器常缺失或少见;涎腺 MALT 淋巴瘤中淋巴上皮病变周围可出现宽大的透明细胞环;眼眶附属器浆细胞数量少,包涵体(Dutcher 小体)罕见。对不同部位形态学特点的认识,有利于不同部位 MALT 淋巴瘤的诊断。

2. 治疗

Hp 阳性患者的胃 MALT 淋巴瘤 I 和 II 期首选抗 Hp 治疗,对于抗 Hp 治疗无效或 Hp 阴性患者首选局部放疗,不适合接受放疗的患者可考虑利妥昔单抗治疗。III 和 IV 期无治疗指征者可选择观察等待,有治疗指征的患者可参考晚期 FL 的治疗原则,手术治疗仅限于大出血和穿孔等特殊情况。非胃原发 MALT 淋巴瘤 I 和 II 期首选局部放疗或手术,因治疗可能产生严重并发症者也可观察等待或使用利妥昔单抗治疗,III 和 IV 期参考晚期 FL 的治疗。淋巴结 MZL 患者参考 FL 的治疗原则,脾边缘区 MZL 患者无症状、无进行性血细胞减少、无脾大时可先观察等待,对伴有脾大且丙型肝炎病毒阳性的患者,如不存在丙肝治疗禁忌证,可给予抗丙肝治疗。对伴有脾大、丙型肝炎病毒阴性患者,如无症状,也可先观察等待,对有症状的患者,首选单纯脾切除或利妥昔单抗治疗。对于以上治疗后进展的患者,可参考晚期 FL 的治疗方案。

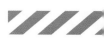

八、外周 T 细胞淋巴瘤

外周 T 细胞淋巴瘤(PTCL)是一组起源于成熟 T 细胞的恶性增殖性疾病,占非霍奇金淋巴瘤的 10％～15％。其生物学行为和临床表现呈现高度异质性和侵袭性,缺乏高效、特异的治疗手段,预后不良。根据 2016 年 WHO 分型,PTCL 包含至少 29 种亚型,常见的是外周 T 细胞淋巴瘤-非特指型(PTCL-NOS)、血管免疫母细胞性 T 细胞淋巴瘤(AITL)、间变性大细胞淋巴瘤(ALCL)、NK/T 细胞淋巴瘤(NKTCL)和成人 T 细胞淋巴瘤/白血病(ATLL)。不同 PTCL 亚型具有不同的临床特征、遗传学改变及治疗反应。本小节对常见的 PTCL 亚型(PTCL-NOS、AITL 和 ALCL)的诊治进行简述。

1.外周 T 细胞淋巴瘤-非特指型

外周 T 细胞淋巴瘤-非特指型(PTCL-NOS)是 PTCL 中最常见的亚型(占 30％～50％),在形态学上呈现弥漫性生长,常见多形性细胞形态,免疫表型表达泛 T 细胞抗原,伴一个或多个表达水平下调或缺失(常见 CD5 或 CD7),缺乏其他 PTCL 亚型免疫表型特点,是异质性极强的一组疾病。基因表达谱分析发现 PTCL-NOS 包含两个不同预后的重要亚组,TBX21 过表达者生存期较长,GATA3 过表达则与不良预后显著相关。PTCL-NOS 常见的细胞生物学改变包括 t(5;9)(q33;q22)、ITK-SYK 融合基因、CTLA-4-CD28 融合基因和 VAV1 融合基因等。PTCL-NOS 中常见的突变基因包括 TET2(20％)、VAV1(15％)、DNMT3A(12％)、RHOA 等。

2.血管免疫母细胞性 T 细胞淋巴瘤

血管免疫母细胞性 T 细胞淋巴瘤(AITL)是第二常见 PTCL 亚型,组织形态上常见淋巴结结构破坏,淋巴结外浸润但不破坏淋巴窦,肿瘤呈现多形性细胞形态浸润,微环境中含有反应性小淋巴细胞、嗜酸性细胞、浆细胞、免疫母细胞、滤泡树突状细胞(FDC)等。FDC 和分枝样高内皮小静脉(HEV)增生是 AITL 的主要特点。免疫组化可见 CD4$^+$T 细胞,并伴随至少 2 项 TFH 细胞标志(如 CD10、BCL6、PD-1、CXCL13、

CXCR5、ICOS、SAP、FDC（CD21＋）和 HEV（MECA79＋）增生（PTCL-TFH 无此特点））阳性，可见 EBV$^+$CD20$^+$B 原始细胞。ITK-SYK 融合基因或 CTLA-4-CD28 融合基因均可见于 AITL 和伴 TFH 细胞表型的 PTCL-NOS。AITL 中常见的重现性突变基因包括 TET2（66％）、RHOAG17V（45％）、DNMT3A（33％）、IDH2（25％）、CD28（15％）、PLCγ1（14％）、PI3K（7％）、CTNNB1（6％）、GTF21（6％）等。TCR 通路相关基因突变与早期疾病进展相关。

3. 间变性大细胞淋巴瘤

间变性大细胞淋巴瘤（ALCL）组织病理上可见淋巴结结构完全破坏，肿瘤细胞形态学变化较大，核仁呈马蹄样（ALCL 特征性改变），肿瘤细胞呈窦样生长。CD30 阳性在 ALCL 中具有重要的诊断意义，ALK 是重要的肿瘤细胞表面标志并决定了其不同预后。研究发现，ALK$^+$ALCL 患者预后优于 ALK$^-$ALCL 患者（5 年 OS 率分别为70％～85％、30％～49％）。ALK$^+$ALCL 以 t(2；5)(p23；q35)易位为特征，产生 NPM-ALK 融合基因。ALK$^-$ALCL 中常见的重现性基因突变包括 PTPN6（50％）、DUSP22（30％）、JAK1（21％）和 STAT3（10％）突变等。分子研究进一步为预后分层提供新的价值依据，如 DUSP22 重排见于约 30％的 ALK$^-$ALCL 患者，此类患者对 CHOP 方案敏感，预后与 ALK$^+$ALCL 患者接近，5 年 OS 率可达 90％。TP63 重排编码 p63 融合蛋白可见于 8％的 ALK$^-$ALCL 患者，提示预后不良，5 年 OS 率仅 17％。

4. 治疗

ALK$^+$ALCL 患者采用 CHOP 或 CHOEP 方案治疗有良好的预后，但这些方案在其他 PTCL 组织学类型中并无类似的良好疗效。对于年龄≥75 岁的患者，可选用 miniCHOP 方案联合依托泊苷或 ALK 抑制剂克唑替尼等治疗方案。

除 ALK$^+$ALCL 外，PTCL 目前尚无标准的治疗方案，一线治疗推荐采用多药联合方案化疗 6 个周期±放疗。多药联合化疗方案包括 CHOEP、CHOP 继以 ICE 或 IVE、剂量调整的 EPOCH 或 Hyper-CVAD；对于不能耐受蒽环类药物治疗的患者，也可考虑含吉西他滨的方案。CHOP 方案是目前最常用的一线治疗方案。考虑到 PTCL 中期 PET/CT 阴性的患者更易获得长期生存，对于中期 PET/CT 评估未达到 CR 的

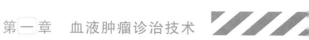

PTCL 患者,可将西达本胺加入后续治疗。中高危 PTCL 患者可应用西达本胺联合治疗方案以改善预后。由于 PTCL 患者缓解期短、复发率高,对于一线化疗效果好(至少达到 PR)的患者应推荐自体造血干细胞移植(auto-HSCT)作为巩固治疗。可供选择的二线治疗方案包括 DHAP 方案、ESHAP 方案、剂量调整的 EPOCH 方案、GDP 方案、GEMOX 方案、ICE 方案、MINE 方案和西达苯胺等。

近年来,新的靶向治疗药物不断涌现,包括罗米地辛、贝林司他、普拉曲沙、维布妥昔单抗(BV)、来那度胺、度维利塞。对于复发/难治性 PTCL,靶向药联合化疗可有效改善预后。对于中高危的 PTCL 患者,细胞和分子学标志有助于靶向药物的选择,可通过一线应用靶向药联合化疗提高初治患者的反应率。

九、淋巴浆细胞性淋巴瘤/瓦尔登斯特伦巨球蛋白血症

淋巴浆细胞性淋巴瘤/瓦尔登斯特伦巨球蛋白血症(lymphoplasmacytic lymphoma/Waldenström macroglobulinemia,LPL/WM)是一种少见的惰性成熟 B 细胞淋巴瘤,在非霍奇金淋巴瘤中所占比例<2%。LPL 是由小 B 细胞、浆细胞样淋巴细胞和浆细胞组成的淋巴瘤,常常侵犯骨髓,也可侵犯淋巴结和脾脏,并且不符合其他可能伴浆细胞分化的小 B 细胞淋巴瘤诊断标准。LPL 侵犯骨髓的同时伴有血清单克隆性 IgM 丙种球蛋白可诊断为 WM。90%～95%的 LPL 为 WM,仅小部分 LPL 患者分泌单克隆性 IgA、IgG 成分或不分泌单克隆性免疫球蛋白,诊断为非 WM 型 LPL。

1.诊断

LPL/WM 的诊断标准:①血清中检测到单克隆性 IgM(不论数量);②骨髓中浆细胞样或浆细胞分化的小淋巴细胞呈小梁间隙侵犯(不论数量);③免疫表型:CD19＋,CD20＋,sIgM＋,CD5－,CD10－,CD22＋,CD23－,CD25＋,CD27＋,FMC7＋,通常 CD38＋和(或)CD138＋,而 CD103－。10%～20%的患者也可表达 CD5、CD10 或 CD23;④除外其他已知类型的淋巴瘤。5.90%以上 WM 发生 MYD88 L265P 突变,但 MYD88 L265P 突变不是 WM 特异性突变,也可见于其他小 B 细胞淋巴瘤、DLBCL 等。

2. 分期与预后分层

LPL/WM 有 2 个预后分层系统：WM 的国际预后指数（IPSSWM）和最新修订的国际 WM 预后积分系统（rIPSSWM）。IPSSWM 依据年龄和血红蛋白、血小板、β_2-微球蛋白、血清 IgM 水平进行评分，年龄＞65 岁、HGB≤115 g/L、PLT≤100×10^9/L、β_2-微球蛋白＞3 mg/L、血清 IgM＞70 g/L 时各得 1 分；总分 0 或 1 分且年龄≤65 岁为低危组，2 分或年龄＞65 岁为中危组，＞2 分为高危组。rIPSSWM 依据年龄、β_2-微球蛋白、乳酸脱氢酶、白蛋白进行评分，分为极低危组、低危组、中危组、高危组、极高危组。伴有 MYD88 突变阴性的 WM 患者通常预后更差，DNA 损伤修复基因（TP53/ATM/TRRAP）突变特别是 TP53 缺失/突变是 WM 重要的预后不良因素。

3. 治疗指征

无症状的 WM 患者不需要治疗。WM 治疗指征：明显乏力、B 症状、症状性高黏滞血症；WM 相关的周围神经病变；淀粉样变性；冷凝集素病；冷球蛋白血症；疾病相关的血细胞减少（HGB≤100 g/L、PLT＜100×10^9/L）；髓外病变，特别是中枢神经系统病变（Bing-Neel 综合征）；器官肿大；有症状的淋巴结肿大或淋巴结最大径≥5 cm；或有证据表明疾病转化时。单纯血清 IgM 水平升高不是本病的治疗指征。若血细胞减少考虑是自身免疫性因素所致，首选糖皮质激素治疗，若糖皮质激素治疗无效，则针对原发病进行治疗。

4. 治疗

(1)对于有治疗指征的患者，首先推荐纳入设计良好的临床试验。无合适临床试验时，主要依据患者年龄、主要症状、合并疾病、治疗意愿、MYD88/CXCR4 突变状况等选择治疗方案。选择方案时注意以下几点：①伴有症状性高黏滞血症的患者，建议先行血浆置换 2～3 次，后续以系统治疗。避免直接应用利妥昔单抗单药治疗，特别是 IgM＞40 g/L 时。②主要症状为与免疫相关的血细胞减少或器官肿大者，首选含利妥昔单抗为基础的方案化疗，如 BR 方案或 RCD 方案，可以较快减轻肿瘤负荷。③伴有 IgM 相关的神经性病变患者，应避免使用有潜在神经毒性的药物，如硼替佐米等，建议

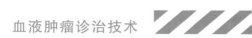

使用含利妥昔单抗或以 BTK 抑制剂为主的方案治疗。④选择 BTK 抑制剂时需要结合 MYD88 L265P/CXCR4 突变状态：MYD88 L265P 基因突变/CXCR4 野生型患者疗效最好，推荐应用 BTK 抑制剂单药治疗；MYD88 L265P/CXCR4 突变会降低 BTK 抑制剂疗效，建议联合利妥昔单抗以提高疗效；对于 MYD88 野生型患者，不推荐 BTK 抑制剂治疗，尤其是 BTK 抑制剂单药治疗。

（2）维持治疗：回顾性研究表明，利妥昔单抗联合治疗有效的患者可从利妥昔单抗维持治疗中获益。利妥昔单抗维持治疗：375 mg/m²，每 3 个月 1 次，连用 2 年。

（3）复发难治患者的治疗选择：复发患者常规化疗前仍然需要考虑是否具有治疗指征，无治疗指征的复发患者选择观察随访。对于一线治疗 3 年后复发的患者，可继续应用原一线方案，而 3 年内复发的患者，应选择其他治疗方案。BCL2 抑制剂治疗复发难治患者的有效率为 81％，是 BTK 抑制剂治疗失败患者的重要选择。auto-HSCT 也是 WM 挽救治疗选择之一。发生转化的患者，应在大剂量化疗缓解后进行 auto-HSCT。

（4）中枢神经系统侵犯（Bing-Neel 综合征）的治疗：中枢神经系统侵犯是 WM 的一种罕见并发症，中位发生时间为诊断 WM 后 3～9 年，表现多样，常见的症状包括四肢运动神经功能障碍、意识状态改变和颅神经麻痹，可侵犯脑实质或软脑膜。可选药物包括氟达拉滨、苯达莫司汀、大剂量甲氨蝶呤、阿糖胞苷等，联合化疗，鞘内或脑室内注射甲氨蝶呤、阿糖胞苷和地塞米松也是一种有效治疗方式。报道显示伊布替尼、泽布替尼均可有效治疗 Bing-Neel 综合征。治疗有效者可考虑行 auto-HSCT 巩固。

（5）利妥昔单抗治疗的燃瘤反应（flare 现象）：利妥昔单抗单药治疗 WM 时可能出现燃瘤反应（发生率高达 60％），即出现短暂的血 IgM 水平升高，加重高黏滞血症、冷球蛋白血症及其他 IgM 相关并发症。对于高 IgM 患者，特别是高于 40 g/L 的患者，可考虑血浆置换，待 IgM 水平降低至 40 g/L 以下后应用利妥昔单抗。利妥昔单抗与其他药物联合，特别是与硼替佐米联合后燃瘤反应明显下降。

5.疗效评估

目前治疗方案下大多数 WM 患者不能达到完全缓解。症状缓解是 WM 的首要目标（而不是缓解深度）。WM 患者治疗时起效相对缓慢，且通常临床症状如贫血的改善早于肿瘤负荷的减轻,如无确切疾病进展证据,不宜为追求缓解深度而频繁更换治疗方案。由于血 IgM 定量受治疗的影响,如利妥昔单抗单药或联合化疗可能导致 IgM 水平升高并可能持续数月,而硼替佐米可能会在较短时间内抑制 IgM 分泌但不杀伤肿瘤细胞,此时不能仅凭 IgM 定量来评价疗效,应该依据临床表现、血常规变化及影像学变化等进行综合评估,必要时通过骨髓活检等进行评判。

十、NK/T 细胞淋巴瘤

NK/T 细胞淋巴瘤(NKTCL)起源于 NK 细胞和 T 细胞,是常见的结外淋巴瘤类型之一,最常侵犯患者鼻腔。NKTCL 多见于青年患者,分为鼻型和非鼻型。NKTCL 呈高度侵袭性,临床上缺乏高效、特异的治疗手段,预后差。EB 病毒感染是 NKTCL 的主要致病因素,但发病机制仍不清楚。

1. 诊断

NKTCL 病理形态学特点包括肿瘤细胞呈小到中等淋巴样细胞,胞质浅染,见嗜苯胺蓝颗粒,伴多型小淋巴细胞、浆细胞、嗜酸性粒细胞和组织细胞,呈现"多型网状"结构。肿瘤向血管生长,伴大量凝固性坏死。免疫表型示 CD3、CD56、颗粒酶 B、穿孔素和 TIA-1 阳性,EBER 阳性。NKTCL 最常见的细胞遗传学异常是 6 号染色体长臂(6q)缺失,涉及的抑癌基因包括 PRDM1、ATG5、AIM1、FOXO3 和 HACE1。在分子遗传学方面,NKTCL 重现性体细胞突变基因主要包括 RNA 解螺旋基因(DDX3X 等)、抑癌基因(TP53 和 MGA 等)、JAK-STAT 通路基因、表观遗传修饰基因和 Ras 通路基因。此外,HLA-DPB1、HLA-DRB1 和 IL18RAP 多态性与 NKTCL 易感性具有显著相关性。

2. 分期与预后分层

(1)影像学分期:Ⅰ期:病灶侵犯鼻腔或鼻咽,不伴肿瘤局部侵犯(皮肤、骨、鼻旁窦)。Ⅱ期:非鼻型病变或病灶侵犯鼻腔或鼻咽,伴局部侵犯(皮肤、骨、鼻旁窦)。Ⅲ

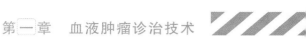

期:病灶伴区域淋巴结侵犯。Ⅳ期:非区域淋巴结侵犯或横膈上、下淋巴结侵犯或广泛播散性病灶。

（2）在基于非蒽环类药物方案时代,常用新型预后指数包括 NK/T 细胞淋巴瘤预后指数(PINK)(年龄、分期、非鼻型和远处淋巴结受累)和包含 EBV DNA 的 PINK(PINK-E)。结合治疗后 PET/CT 的 Deauville 评分和 EBV DNA 可将患者分为 3 组,即低危组(治疗后 EBV DNA 阴性且 Deauville 评分 1～2 分)、高危组(治疗后 EBV DNA 阴性且 Deauville 评分 3～4 分,或 EBV DNA 阳性且 Deauville 评分 1～2 分)和治疗失败组(Deauville 评分 5 分,或治疗后 EBV DNA 阳性且 Deauville 评分 3～4 分)。

3. 治疗

由于 NKTCL 对以蒽环类药物为基础的方案耐受,目前基于非蒽环类药物的抗代谢方案和最优放疗相结合的标准治疗显著改善了患者预后。对于局限期 NKTCL,一线治疗是以左旋门冬酰胺酶为基础的方案(例如 LVP 方案、GELOX 方案、MESA 方案、CCRT＋VIPD 方案)联合放疗。对于进展期 NKTCL,左旋门冬酰胺酶联合甲氨蝶呤、左旋门冬酰胺酶联合含铂抗肿瘤药物(SMILE 方案)治疗后建议将造血干细胞移植(HSCT)作为一线巩固治疗。有研究显示,在进展期 NKTCL 中,DDGP 方案(地塞米松、顺铂、吉西他滨、培门冬酰胺酶)相比 SMILE 方案有更好的耐受性。allo-HSCT 在进展期一线巩固治疗或化疗敏感复发患者的挽救性治疗中可使患者获益。然而,考虑到复发和非疾病相关死亡率风险,应选择性进行 allo-HSCT。对于复发/难治性 NKTCL 患者,PD-1 单抗、PD-L1 单抗联合化疗或西达本胺、JAK3 抑制剂等新型靶向药联合化疗也是改善预后的有效治疗方案。

十一、原发中枢神经系统淋巴瘤

原发中枢神经系统淋巴瘤(PCNSL)是一种少见的结外淋巴瘤类型,约占原发脑肿瘤的 4％,占结外非霍奇金淋巴瘤(NHL)的 4％～6％。PCNSL 起病时病灶局限于脑-脊髓轴(包括脑实质、脊髓、眼、颅神经及脑膜)。PCNSL 主要为 DLBCL,占 95％。

PCNSL具有独特的临床及生物学表现,预后差于淋巴结起病的淋巴瘤及其他部位起病的结外淋巴瘤。

1.诊断与预后分层

PCNSL最常见的症状为神经系统受损表现,头颅MRI的典型表现为颅内异常信号,T1低信号,T2低至同等信号,异常信号影的周围可见水肿带。一旦患者临床表现及头颅影像学检查提示淋巴瘤的可能,首选颅内占位立体定向活检。经颅内病灶病理学检查结果确诊淋巴瘤后,应尽快完成分期检查,包括头颅增强MRI、脑脊液细胞形态学、眼科裂隙灯、胸腹盆腔CT检查。对于PCNSL,不推荐PET/CT。60岁以上的男性患者应行睾丸B超检查。通过上述检查以明确疾病侵犯范围,并鉴别淋巴瘤继发中枢神经系统侵犯。PCNSL的预后判断依据国际结外淋巴瘤协作组(IELSG)和美国纪念斯隆-凯特琳癌症中心(MSKCC)预后评分系统。

2.治疗

目前认为对PCNSL患者的治疗应包括诱导化疗和巩固治疗两个阶段。诱导化疗方案为以HD-MTX和利妥昔单抗为基础的联合化疗,巩固治疗则为大剂量化疗/auto-HSCT或减量的全脑放疗。

(1)65岁以下患者的治疗选择:年轻患者的总治疗策略为联合化疗诱导后联合auto-HSCT巩固,尽量避免全脑放疗。诱导化疗可选择HD-MTX和利妥昔单抗再联合其他药物,包括能透过血脑屏障的静脉化疗药物或口服烷化剂。联合化疗方案有R-MA(利妥昔单抗、HD-MTX、阿糖胞苷),R-MT(利妥昔单抗、HD-MTX、替莫唑胺),MATrix(HD-MTX、阿糖胞苷、噻替哌、利妥昔单抗),R-MPV(利妥昔单抗、HD-MTX、甲基苄肼、长春新碱)等。全脑放疗有注意力和大脑执行功能受损等不良后果,因此对于年轻的PCNSL患者,不推荐全脑放疗。

(2)65~75岁患者的治疗选择:这部分患者治疗耐受性较差,且不能常规选择auto-HSCT,故治疗策略为适当强度诱导化疗联合减量全脑放疗,或维持治疗。

(3)75岁以上患者的治疗选择:75岁以上患者起病时常伴意识障碍、卧床、合并症多、重要脏器功能差,治疗耐受性差,总体预后极差,因而该部分患者的治疗目标为适

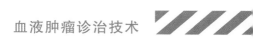

当延长生存期,并兼顾改善生活质量。可选择不良反应较小的利妥昔单抗、口服化疗药物,并可早期进行全脑放疗。

(4)鞘内注药:由于 $3.0\ \mathrm{g/m^2}$ 及以上的 HD-MTX 已经可在脑脊液中达到有效浓度,同时也无有效证据显示鞘内注药能改善患者的生活质量,因此接受 HD-MTX 的患者是否还需要进行鞘内注药尚有争议。笔者建议,如患者治疗前同时存在脑膜受累,可行脑脊液检查和鞘内注药;不能接受 HD-MTX 或复发难治性患者,可行鞘内注药。

(5)复发难治性患者的治疗选择:10%~15%的 PCNSL 患者对诱导化疗耐受,即使初期治疗有效,复发率也高达 50%。PCNSL 复发后约 90%仍局限于中枢神经系统。如复发时间距末次治疗超过 1 年,挽救化疗中仍可选择 HD-MTX,其他可选药物包括培美曲塞、一线化疗未用过的能透过血脑屏障的静脉或口服药物,以及能透过血脑屏障的口服靶向药物,如伊布替尼、来那度胺、替西罗莫司。既往未放疗的患者可选择全脑放疗。年轻患者挽救治疗有效后可行 auto-HSCT。

3.疗效评估与随访

PCNSL 疗效评价采用国际 PCNSL 协作组(International PCNSL Collaborative Group,IPCG)标准,结合头颅影像学、脑脊液细胞学、眼科检查结果及是否应用激素等进行判定。临床实践中,由于手术等因素影响,判定颅内病灶是否 CR 常有困难,此时需要进一步随访观察。

十二、伯基特淋巴瘤

经典型伯基特淋巴瘤(BL)在细胞形态上表现为弥漫浸润的、较单一的、中等大小的肿瘤性 B 细胞,细胞核分裂象及凋亡都很明显,常见星空现象。BL 肿瘤细胞起源于生发中心,免疫组化显示 sIgM+、单一轻链+、CD19+、CD20+、CD22+、CD10+、BCL6+、BCL2-、CD5-、CD23-和 TdT-。BL 增殖指数非常高,Ki-67+近 100%。即使形态学、免疫表型都是典型的 BL,也要采用 FISH 方法检测 MYC 易位。其中

t(8;14)占约80％,t(2;8)和t(8;22)占15％。EBV-EBER检测是必需的,但国内更多的是散发性的,EBV-EBER—多见。散发型、成人、分期晚、LDH高、骨髓受侵和HIV阳性为BL的预后不良因素。

BL的治疗方案为以CHOP方案为主的化疗,但疗效不理想,高剂量强化治疗可提高疗效,联合利妥昔单抗可以提高患者长期生存率,特别是60岁以上的患者,获益更大。对于BL,应进行中枢神经系统预防性治疗,并充分预防肿瘤溶解综合征的发生。BL患者可选择的化疗方案还包括R-CODOX-M/IVAC方案、剂量调整的EPOCH或Hyper-CVAD方案。

十三、淋巴母细胞淋巴瘤

淋巴母细胞淋巴瘤(LBL)可以分为T细胞LBL(T-LBL)和B细胞LBL(B-LBL),其中T-LBL占LBL的80％以上。LBL与ALL是属于不同临床表现及不同发展阶段的同一种疾病,骨髓中原淋巴细胞和幼淋巴细胞比率＜25％定义为LBL,≥25％定义为ALL。LBL在细胞形态上主要表现为中等大小的肿瘤细胞呈弥漫性生长,细胞核圆形、不规则或扭曲,核仁不明显,细胞质少,染色质细,核分裂象易见。LBL免疫表型以TdT＋为特点,也可以增加CD99、CD10检测协助母细胞分化的判定。其中B-LBL的免疫表型为sIg－、cIg＋、CD10＋、CD19＋、CD20－或＋、PAX5＋;T-LBL的免疫表型为CD3ε＋或－、CD2＋、CD4＋、CD8＋、CD1A＋或－和CD7＋。儿童LBL预后明显优于成人。其他预后不良因素包括白细胞计数高、中枢神经系统受累、获得完全缓解的时间长和诱导化疗结束后有残存病变等。t(12;21)易位患者预后较好,t(9;22)、t(4;11)、t(8;14)、复杂核型、亚二倍体或近三倍体等染色体核型提示预后不良。无论是Ⅰ期还是Ⅳ期患者均应按全身性疾病治疗,采用ALL的治疗方案,儿童ALL治疗方案的疗效优于成人方案。初治高危和复发难治的患者可以选择异基因造血干细胞移植,无骨髓受侵的患者可以考虑自体造血干细胞移植。

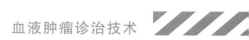

十四、灰区淋巴瘤

灰区淋巴瘤是指伴有介于 DLBCL 和经典 HL 之间特征的 B 细胞淋巴瘤,也称为伴 HL 特征的大 B 细胞淋巴瘤,或霍奇金样间变大 B 细胞淋巴瘤,通常表现为巨大前纵隔肿物。因形态学特征介于 HL 和原发纵隔大 B 细胞淋巴瘤之间,本病诊断较为困难,通常依靠免疫组化做出诊断,常表达 CD45,也表达 CD30、CD15、CD20、CD79a、PAX-5、BOB1 和 OCT2。通常 EB 病毒阴性,一般不表达 CD10 和 ALK。灰区淋巴瘤的预后较经典 HL 及原发纵隔大 B 细胞淋巴瘤差。

第三节　多发性骨髓瘤诊治技术

一、概况

多发性骨髓瘤(multiple myeloma,MM)是一种克隆浆细胞异常增生的恶性疾病,在很多国家是血液系统排行第 2 位的恶性肿瘤,多发于老年人,目前仍无法治愈。随着新药不断问世及检测手段的提高,MM 的诊断和治疗得以不断改进和完善。MM 特征为骨髓浆细胞异常增生伴有单克隆免疫球蛋白或轻链过度生成,极少数患者可以是不产生 M 蛋白的未分泌型 MM。由于正常免疫球蛋白的生成受抑,容易出现各种细菌性感染。MM 常伴有多发性溶骨性损害、高钙血症、贫血、肾脏损害。MM 病因尚不明确,遗传、环境因素、化学物质、电离辐射、病毒感染等可能都与 MM 发病有关。

二、临床表现

（1）MM 常见的症状包括骨髓瘤相关器官功能损伤的表现，即 CRAB 症状：血钙水平增高（calcium elevation）、肾功能损害（renal insufficiency）、贫血（anemia）、骨病（bone disease）以及继发淀粉样变性等相关表现。诊断时约 60% 的患者有贫血，15% 有白细胞、血小板减少，外周血中见有核红细胞和幼稚白细胞。贫血的主要原因是骨髓中大量生长的肿瘤细胞抑制了红细胞系的生长，其他因素如肾功能异常、促红细胞生成素减少、出血以及血液中超量的异常免疫球蛋白的稀释作用加重了贫血，患者有头昏眼花、乏力等全身症状，少数有出血倾向。

（2）瘤细胞浸润表现：骨髓瘤细胞在骨髓腔内大量增生可引起骨骼疼痛、骨骼肿块和病理性骨折。骨痛常为早期主要症状，随病情发展而加重。疼痛部位多在骶部，其次是胸廓和肢体。活动或扭伤后骤然剧痛者有自发性骨折可能，多发生在肋骨、锁骨。下胸椎和上腰椎可出现压缩性骨折。多处肋骨或脊柱骨折可引起胸廓或脊柱畸形。骨髓瘤细胞浸润骨骼时，可引起局部肿块，多见于肋骨、锁骨、胸骨及颅骨。

（3）髓外浸润症状：约 70% 的患者有髓外骨髓瘤细胞浸润，肝、脾、淋巴结及肾脏等受累器官肿大。临床发现肝大者约 40%，半数有脾大，神经浸润并不少见，以胸腰椎破坏压缩，压迫脊髓而导致截瘫多见，其次为神经根损害。

（4）血浆蛋白异常临床表现：①感染：正常多克隆免疫球蛋白减少及中性粒细胞减少者容易发生细菌性肺炎，甚至败血症。病毒感染以带状疱疹多见。②高黏滞综合征：血清中 M 蛋白增多，尤其 IgA 易聚合成多聚体，可使血液黏滞性过高，引起血流缓慢，组织淤血和缺氧，在视网膜、中枢神经和心血管系统尤为显著。症状有头昏、眩晕、眼花、耳鸣，并可突然发生意识障碍、手指麻木、冠状动脉供血不足、慢性心力衰竭等症状。③出血倾向：以鼻出血和牙龈出血为多见，皮肤紫癜也可发生。出血原因：a. 血小板减少：M 蛋白包在血小板表面，影响血小板功能。b. 凝血障碍：M 蛋白与纤维蛋白单体结合，影响纤维蛋白多聚化，M 蛋白尚可直接影响凝血因子Ⅷ活性。c. 血管壁因素：高球蛋白血症和淀粉样变性对血管壁也有损伤。d. 神经系统病变：约 15% 患者因硬

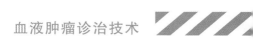

膜外的 MM 引起脊髓和神经根压迫症状。椎体压缩性骨折可导致脊髓压迫、截瘫或脊髓神经根压迫而产生根性症状。颅内和脑膜的 MM 很少见。e.淀粉样变性：发生率为 10％～15％，轻链蛋白质和多糖复合物广泛沉积在各器官组织，累及舌、腮腺、心脏、肾、神经系统、皮肤，引起心衰、肾病、巨舌等症状。

（5）肾功能损害表现：本病重要表现之一，临床表现有蛋白尿、管型尿甚至急性肾衰竭，为仅次于感染的致死原因，发病机制有以下几个方面。①游离轻链（本周蛋白）被近曲小管吸收后沉积在上皮细胞胞质内，使肾小管细胞变性，功能受损。②高血钙引起多尿以及少尿。高血钙早期表现有多尿、夜尿症、烦渴、厌食、疲劳、虚弱，晚期症状有表情淡漠、易怒、沮丧、注意力不集中，长期卧床可加重高钙血症。高钙血症是 MM 患者肾衰竭的主要原因，也是肿瘤急症，应及时发现，及早处理。③尿酸过多，沉积在肾小管，导致尿酸性肾病。

（6）其他少见表现：孤立性骨髓瘤占全部 MM 的 2％～3％，病程短则数月，长则数年，可发展为典型的 MM。髓外浆细胞瘤占全部 MM 的 2％～4％，是发生在骨以外其他器官（上呼吸道和口腔是常见部位，也见于肺、淋巴结、纵隔、皮肤、胃肠道及脾等处）的浆细胞瘤。手术切除或局部放疗后可复发或在其他部位再出现髓外浆细胞瘤，十年或十余年后可发展为典型的 MM。少数冷球蛋白血症患者出现继发雷诺现象。

三、实验室检查

（1）血象：贫血可为首见征象，多属正常细胞、正常色素性。红细胞在血片上排列成缗钱状，可伴有少数幼粒、幼红细胞。血沉显著增快。浆细胞白血病时，浆细胞占血细胞总数的 20％以上，或浆细胞绝对数高于 20×10^9/L。

（2）单克隆蛋白：血清异常球蛋白增多，正常免疫球蛋白减少，80％患者的血清蛋白电泳可见在 β 和 γ 之间有一狭窄的高峰，为 M 蛋白或 M 成分，约 75％的患者血清蛋白电泳可见一染色浓而密集、单峰突起的 M 蛋白。按 M 蛋白性质不同，可把 MM 分为不同类型。

①IgG 型：有典型的 MM 表现，正常免疫球蛋白可聚合存在，常发生感染。

②IgA 型：具有浆细胞胞质经瑞氏染色后呈火焰状、高脂血症及髓外浆细胞瘤等特点，也常见出血、高血钙及淀粉样变性。

③IgD 型：绝大部分有肾功能损害，在血清蛋白电泳上也不一定出现明显的单株高峰，髓外侵袭多见（表现为肝、脾、淋巴结髓外肿块），常见高血钙、肾衰竭及淀粉样变性。

④极少数患者血清或尿中不能分离出 M 蛋白，称为不分泌型骨髓瘤。

⑤如有 2 种单株球蛋白，则称为双克隆骨髓瘤。

(3)骨髓象：骨髓象主要为浆细胞系异常增生，至少占有核细胞数的 10%，并伴有质的改变。骨髓瘤细胞大小、形态不一，成堆出现，细胞质呈灰蓝色，有时可见多核（2～3 个核），核内有核仁 1～4 个，核旁淡染区消失，胞质内可有少数嗜苯胺蓝颗粒，偶见嗜酸球状包涵体或大小不等空泡。

(4)细胞遗传学：荧光原位杂交（建议用 CD138 磁珠分选骨髓瘤细胞或行胞质免疫球蛋白染色以区别浆细胞），推荐检测位点包括 IgH 易位、17p－(p53 缺失)、13q14 缺失、1q21 扩增。若 FISH 检测 IgH 易位阳性，则进一步检测 t(4;14)、t(11;14)、t(14;16)、t(14;20)等。

(5)血液生化：①尿和肾功能检查：90% 以上患者有蛋白尿，血尿素氮和肌酐水平增高，约半数患者尿中出现本周蛋白，尿蛋白电泳可见在 β 区或 β 区与 γ 区之间出现浓集区带。本周蛋白系多余轻链所构成，分子量小，可在尿中大量排出，故血清中常不能发现。②血钙、磷测定：因骨质广泛破坏，出现高钙血症。晚期肾功能减退，血磷水平也增高。③血清 β_2-微球蛋白及血清乳酸脱氢酶活力高于正常。β_2-微球蛋白是由浆细胞分泌的，与全身瘤细胞总数有显著相关性，血清乳酸脱氢酶也可反映肿瘤负荷，所以都可用于提示预后。

(6)影像学检查：局部或全身低剂量 CT 或全身或局部 MRI（包括颈椎、胸椎、腰骶椎、头颅）、PET/CT。

四、诊断标准及分型

对于临床疑似 MM 的患者，针对 MM 要完成必需项目的检测，有条件者可进行对

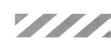

诊断病情及判断预后具有重要价值的项目检测。参考《中国多发性骨髓瘤诊治指南（2022 年修订）》，意义未明单克隆免疫球蛋白增多症（monoclonal gammopathy of undetermined significance，MGUS）诊断标准：血清 M 蛋白＜30 g/L 或 24 h 尿轻链＜0.5 g 或骨髓单克隆浆细胞比例＜10％且无 SLiM CRAB；冒烟型骨髓瘤（smoldering multiple myeloma，SMM）诊断标准：血清 M 蛋白≥30 g/L 或 24 h 尿轻链≥0.5 g 或骨髓单克隆浆细胞比例≥10％和（或）组织活检证明为浆细胞瘤且无 SLiM CRAB；活动性 MM（active multiple myeloma，aMM）诊断标准：骨髓单克隆浆细胞比例≥10％ 和（或）组织活检证明为浆细胞瘤且有 SLiM CRAB 特征之一。

依照 M 蛋白类型，MM 可分为 IgG 型、IgA 型、IgD 型、IgM 型、IgE 型、轻链型、双克隆型、不分泌型以及寡分泌型。其中部分罕见类型临床特点如下。

（1）IgD 型 MM：1％～8％，我国患者发病率略高于国外报道，具有发病年龄小、起病重，合并髓外浸润、肾功能不全、淀粉样变性等临床特征。95％ 为 IgD λ 型。常规免疫固定电泳鉴定为轻链型时需警惕 IgD 型，疗效评估需要依赖 IgD 定量检测及血清游离轻链。

（2）IgM 型 MM：占 MM 的 0.5％以下，中位年龄为 65 岁。临床症状与非 IgM 骨髓瘤类似，常伴高黏滞血症、获得性血管性血友病。需与 WM 及其他可分泌 IgM 的淋巴瘤鉴别。常见的染色体细胞遗传学表现为 t（11；14），常有 Cyclin D1 的表达，无 MYD88 L265P 基因突变。

（3）IgE 型 MM：极罕见类型。IgE κ 型多见，常伴 t（11；14），常转化为浆细胞白血病，预后较差。

（4）双克隆型 MM：较为罕见，仅占 1％以下，表达两种不同的单克隆蛋白，包括不同的重链、不同的轻链等表现。

（5）不分泌型 MM：血清和尿液免疫固定电泳单克隆免疫球蛋白呈阴性，但骨髓单克隆浆细胞比例不低于 10％。常以骨破坏起病。

（6）寡分泌型 MM：血、尿中 M 蛋白阳性，但是 M 蛋白量小于可测量范围（血清 M 蛋白量＜10 g/L、尿轻链＜200 mg/24 h、受累血清游离轻链（FLC）＜100 mg/L）。

五、分期

（一）传统的 Durie-Salmon(DS)分期体系

Ⅰ期　满足以下所有条件。

(1)血红蛋白＞100 g/L。

(2)血清钙≤2.65 mmol/L。

(3)骨骼 X 线片:骨骼结构正常或孤立性骨浆细胞瘤。

(4)血清或尿骨髓瘤蛋白含量低。

Ⅱ期　不符合Ⅰ和Ⅲ期的所有患者。依据肾功能分为两个亚型:A 型,肾功能正常;B 型,肾功能不全。

Ⅲ期　满足以下 1 个或多个条件。

(1)血红蛋白＜85 g/L。

(2)血清钙＞2.65 mmol/L。

(3)骨骼检查中溶骨病变大于 3 处。

(4)血清或尿骨髓瘤蛋白含量高。

（二）修订的国际分期体系(R-ISS)分期

Ⅰ期　β_2-微球蛋白(β_2-MG)＜3.5 mg/L、白蛋白≥35 g/L、非细胞遗传学高危患者同时 LDH 正常水平。

Ⅱ期　不符合Ⅰ和Ⅲ期的所有患者。

细胞遗传学高危指间期荧光原位杂交检出 del (17p),t (4;14),t (14;16)。

Ⅲ期　β_2-MG≥5.5 mg/L 同时细胞遗传学高危患者或者 LDH 高于正常水平。

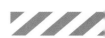

六、鉴别诊断

MM 需与可出现 M 蛋白的下列疾病鉴别：MGUS、WM、免疫球蛋白轻链淀粉样变性、孤立性浆细胞瘤（骨或骨外）、POEMS 综合征。此外，还需与反应性浆细胞增多症、转移性癌的溶骨性病变、浆母细胞淋巴瘤、单克隆免疫球蛋白相关肾损害等鉴别，其中单克隆免疫球蛋白相关肾损害是由于单克隆免疫球蛋白或其片段导致的肾脏损害，其血液学改变更接近 MGUS，但出现肾功能损害，需要肾脏活检证明是 M 蛋白或其片段通过直接或间接作用所致。

七、MM 预后评估与危险分层

MM 是一组生物学行为和临床表现呈显著异质性的疾病，精确的预后评估与危险分层对于 MM 的精准治疗至关重要。MM 患者可供评估的预后因素包括宿主因素、MM 的生物学特征、治疗反应等，单一因素常并不足以准确评估预后。宿主因素中，年龄、体能状态和老年人身心健康评估评分可用于评估预后。针对肿瘤因素，Durie-Salmon 分期主要反映肿瘤负荷与临床进程；ISS、R-ISS 是主要用于预后判断。细胞遗传学特点是决定 MM 预后的关键因素之一。存在下列细胞遗传学异常之一为高危：t(4;14)、t(14;16)、t(14;20)、del(17p)、p53 突变、1q 扩增。Mayo 骨髓瘤分层及风险调整治疗（Mayo stratification of myeloma and risk-adapted therapy，mSMART）分层系统也较为常用，以此提出基于危险分层的治疗。治疗反应的深度和微小残留病（MRD）水平对 MM 预后有明显影响。此外，伴有髓外软组织浸润、外周血浆细胞比例≥2%、缓解时间短、多种染色体异常均会导致预后变差。存在任意 2 个高危细胞遗传学异常为双打击 MM，存在任意 3 个及以上高危细胞遗传学异常为三打击 MM，判断所有的危险分层都基于一定的治疗模式。

八、MM 疗效评估

MM 疗效标准参考国际骨髓瘤工作组(IMWG)疗效标准,分为传统的疗效标准和 MRD 疗效标准,在治疗中先进行传统的疗效评估,在临床研究中,当患者完全缓解(CR)后再进行 MRD 疗效评估。其中微小缓解(MR)、疾病稳定(SD)仅用于难治复发或临床试验患者的疗效评估。MRD 检测在完全缓解的基础上进行。"连续 2 次检测"是指在开始新的治疗方案之前的任意时间点进行的 2 次检测。

(1)严格意义的完全缓解(sCR):满足 CR 标准的基础上加上血清 FLC 比值正常以及经免疫组化证实骨髓中无单克隆浆细胞。骨髓单克隆浆细胞的定义为应用免疫组化方法连续 2 次检测,$\kappa/\lambda > 4:1$ 或 $< 1:2$(分别针对 κ 型和 λ 型患者,浆细胞计数 $\geqslant 100$ 个)。无骨髓病变时,可以用敏感性达到 10^{-4} 的多色流式细胞术监测骨髓标本有无单克隆浆细胞代替。

(2)完全缓解(CR):血清和尿免疫固定电泳阴性,软组织浆细胞瘤消失,骨髓中浆细胞 $< 5\%$;仅依靠血清 FLC 作为可测量病变的患者,除了满足以上 CR 的标准外,还要求血清 FLC 比值在连续 2 次检测中均正常。注意达雷妥尤单抗的使用可能会干扰 IgG κ 型 CR 的判定。

(3)非常好的部分缓解(VGPR):血清蛋白电泳检测不到 M 蛋白,但血清和尿免疫固定电泳仍阳性;或 M 蛋白减少 $\geqslant 90\%$ 且尿 M 蛋白 < 100 mg/24 h;仅依靠血清 FLC 作为可测量病变的患者,除了满足以上 VGPR 的标准外,还要求连续 2 次检测受累和未受累血清 FLC 之间的差值缩小 $> 90\%$。

(4)部分缓解(PR):①血清 M 蛋白减少 $\geqslant 50\%$,24 h 尿 M 蛋白减少 $\geqslant 90\%$ 或降至 200 mg/24 h 以下;②如果血清和尿中 M 蛋白无法检测,要求受累与未受累血清 FLC 之间的差值缩小 $\geqslant 50\%$;③如果血清和尿中 M 蛋白以及血清 FLC 都不可测定,且基线骨髓内浆细胞比例 $\geqslant 30\%$,则要求骨髓内浆细胞数目减少 $\geqslant 50\%$;④除了上述标准外,如果基线存在软组织浆细胞瘤,则要求可测量病变最大垂直径乘积之和缩小 $\geqslant 50\%$。以上血清和尿中 M 蛋白指标均需连续 2 次检测,同时应无新的骨质病变发生或原有

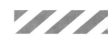

骨质病变进展的证据。

（5）微小缓解（MR）（仅用于难治/复发 MM 的评价）：血清 M 蛋白减少 25%～49%并且 24 h 尿轻链减少 50%～89%。如果基线存在软组织浆细胞瘤，则要求可测量病变最大垂直径乘积之和缩小 25%～49%。溶骨性病变的数量和大小没有增加（可允许压缩性骨折的发生）。

（6）疾病进展（PD）：符合以下一项即可（以下所有数据均与获得的最低数值相比）：①血清 M 蛋白升高≥25%（升高绝对值≥5 g/L）或 M 蛋白增加≥10 g/L（基线血清 M 蛋白≥50 g/L）；②尿 M 蛋白升高≥25%（升高绝对值≥200 mg/24 h）；③如果血清和尿中 M 蛋白无法检出，则要求受累与非受累血清 FLC 之间的差值增加≥25%，且绝对值增加>100 mg/L；④如果血清和尿中 M 蛋白以及血清 FLC 都不可测定，则要求骨髓内浆细胞比例升高≥25% 且绝对值增加≥10%；⑤出现新的软组织浆细胞瘤病变：原有一个以上的可测量病变最大垂直径乘积之和从最低点增加≥50%，或原有的 1 cm 及以上的病变长轴增加≥50%；⑥循环浆细胞增加≥50%（在仅有循环中浆细胞作为可测量病变时应用，绝对值要求≥200/μL）。

（7）疾病稳定（SD）：不符合 CR、VGPR、PR、MR 及 PD 标准，同时无新的骨质病变或原有骨质病变进展的证据。

（8）临床复发：符合以下一项或多项。①出现新的骨质病变或者软组织浆细胞瘤（骨质疏松性骨折除外）；②明确的（可测量病变最大垂直径乘积之和增加 50% 且绝对值≥1 cm）已有的浆细胞瘤或骨质病变增加；③高钙血症（>2.75 mmol/L）；④HB 下降≥20 g/L（与治疗或非 MM 因素无关）；⑤从 MM 治疗开始血肌酐上升≥176.8 μmol/L（2 mg/dL）并且与 MM 相关；⑥血清 M 蛋白相关的高黏滞血症。

（9）CR 后复发：符合以下一项。①免疫固定电泳证实血清或尿中 M 蛋白再次出现；②骨髓浆细胞比例≥5%；③出现 PD 的评估标准之一。

九、IMWG MRD 疗效标准

（1）持续 MRD 阴性：二代流式（NGF）或二代测序（NGS）检测骨髓 MRD 阴性并且

影像学检测阴性,至少间隔 1 年的 2 次检测均为阴性。以后评估时描述 MRD 阴性的持续时间(如 5 年的 MRD 阴性)。

(2)NGF MRD 阴性:应用 NGF 检测骨髓无表型异常的单克隆浆细胞,采用 EuroFlow 标准操作规程(或者应用经过验证的等效方法),最低检测敏感度为 10^5 个有核细胞中可检测出 1 个克隆性浆细胞。八色流式抗原组合为 cyκ、cyλ、CD19、CD27、CD138、CD45、CD56、CD38,最低敏感度为 10^{-5}。

(3)NGS MRD 阴性:采用巢式 PCR 扩增结合 NGS 深度测序方法(LymphoSIGHT 平台或经过验证的等效方法)检测患者全骨髓细胞中肿瘤浆细胞 IGH(VDJH)、IGH(DJH)或 IGK 克隆性重排为阴性。最低检测敏感度为 10^5 个有核细胞中可检测出 1 个克隆性浆细胞。

(4)原有影像学阳性的 MRD 阴性:要求 NGF 或 NGS 检测 MRD 阴性,并且原有 PET/CT 上所有高代谢病灶消失,或者病灶 SUV(标准摄取)低于纵隔血池,或者低于周围正常组织的 SUV。

(5)MRD 阴性后复发:连续监测失去 MRD 阴性状态(NGF 或者 NGS 证实存在单克隆浆细胞或影像学提示 MM 复发);固定电泳或蛋白电泳检测时血清或尿中 M 蛋白再现;骨髓中单克隆浆细胞≥5%;出现任何其他疾病进展的情况(例如新的浆细胞瘤、溶骨性破坏或者高钙血症)。

十、新诊断 MM 的治疗

(1)SMM:暂不推荐治疗,可根据高危冒烟性骨髓瘤患者意愿进行综合考虑或进入临床试验。

(2)MM 如有 CRAB 或 SLiM 表现,需要启动治疗。如年龄≤70 岁,体能状况好,或虽 70 岁以上,但全身体能状态评分良好的患者,经有效的诱导治疗后应将 auto-HSCT 作为首选。对于 65～70 岁的患者,应在经验丰富的治疗团队进行仔细的体能状态评估后再进行 auto-HSCT。拟行 auto-HSCT 的患者,在选择诱导治疗方案时需避免选择对造血干细胞有毒性的药物,含来那度胺的疗程应少于 4 个,尽可能避免使

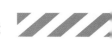

用烷化剂,以免随后的干细胞采集失败和(或)造血重建延迟。目前诱导多以蛋白酶体抑制剂联合免疫调节剂及地塞米松的三药联合方案为主,三药联合优于二药联合方案,为取得更好的诱导后疗效(尤其是 MRD 转阴率),可考虑加入达雷妥尤单抗的四药联合方案,但目前在中国,此方案尚未被批准为初诊适合移植 MM 患者的一线治疗。皮下使用硼替佐米可降低周围神经病变发生率。

(3)诱导后主张早期序贯 auto-HSCT,对中高危的患者早期序贯 auto-HSCT 意义更为重要。auto-HSCT 前需进行干细胞的动员,可用大剂量 CTX 联合 G-CSF 或 CXCR4 的拮抗剂。每次 auto-HSCT 所需 CD34$^+$ 细胞数$\geqslant 2\times 10^6$/kg,理想细胞数是 5×10^6/kg。建议采集的细胞数可供 2 次或挽救性第 2 次移植所需。预处理常用马法兰 $140\sim 200$ mg/m^2。对于高危的 MM 患者,可考虑在第 1 次移植后 6 个月内行第 2 次移植。移植后是否需巩固治疗尚存争议,建议在 auto-HSCT 后进行再分层,对于高危患者使用巩固治疗。巩固治疗时一般再用有效的诱导方案 $2\sim 4$ 个疗程,随后进入维持治疗。对于不行巩固治疗的患者,良好造血重建后需进行维持治疗。对于年轻的具有高危预后因素且有合适供者的患者,可考虑异基因造血干细胞移植。

(4)不适合接受 auto-HSCT 的患者如诱导方案有效,建议继续使用有效方案至最大疗效,随后进入维持治疗阶段。适合移植患者的诱导方案均适用于不适合移植的患者。三药联合方案的疗效优于两药,但也需注意,不适合 auto-HSCT 的患者中有很大一部分为老年衰弱的患者,选择治疗时可先予两药,待一般情况改善后可考虑给予三药联合。

(5)维持治疗可选择来那度胺、硼替佐米、伊沙佐米、沙利度胺等,对于有高危因素的患者,主张用联合蛋白酶体抑制剂的方案进行维持治疗 2 年或以上。高危患者不可单独使用沙利度胺。来那度胺的维持治疗使细胞遗传学标危及中危患者获益更多。

(6)适于移植患者的诱导治疗方案:硼替佐米/地塞米松(Vd)、来那度胺/地塞米松(Rd)、来那度胺/硼替佐米/地塞米松(RVd)、硼替佐米/阿霉素/地塞米松(VAd)、硼替佐米/环磷酰胺/地塞米松(VCd)、硼替佐米/沙利度胺/地塞米松(VTd)、沙利度胺/阿霉素/地塞米松(TAd)、沙利度胺/环磷酰胺/地塞米松(TCd)、来那度胺/环磷酰胺/地塞米松(RCd)。

(7)不适合移植患者的初始诱导方案:除以上方案外尚可选用以下方案:马法兰/醋

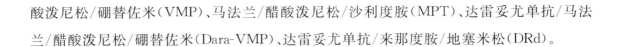

酸泼尼松/硼替佐米(VMP)、马法兰/醋酸泼尼松/沙利度胺(MPT)、达雷妥尤单抗/马法兰/醋酸泼尼松/硼替佐米(Dara-VMP)、达雷妥尤单抗/来那度胺/地塞米松(DRd)。

十一、复发多发性骨髓瘤的治疗

(1)首次复发:治疗目标是获得最大限度的缓解,延长无进展生存期(PFS)。尽可能选用含蛋白酶体抑制剂(卡非佐米、伊沙佐米、硼替佐米)、免疫调节剂(泊马度胺、来那度胺)、达雷妥尤单抗以及核输出蛋白抑制剂(塞利尼索)等的三药或四药联合化疗。再次获得 PR 及以上疗效且有冻存自体干细胞者,可进行挽救性 auto-HSCT。

(2)多线复发:以提高患者的生活质量为主要治疗目标,在此基础上尽可能获得最大限度缓解。应考虑使用含蛋白酶体抑制剂、免疫调节剂、达雷妥尤单抗以及核输出蛋白抑制剂、细胞毒药物等的 2~4 种药物联合化疗。

(3)侵袭/症状性复发与生化复发:侵袭性复发及症状性复发的患者应该启动治疗。对于无症状的生化复发患者,受累球蛋白数量上升速度缓慢,仅需观察,建议每 3个月随访 1 次。这些患者如果出现单克隆球蛋白增速加快(如 3 个月内增加 1 倍),应该开始治疗。

复发后再诱导治疗时建议换用不同作用机制的药物或者新一代药物联合化疗。临床上应根据患者对来那度胺或硼替佐米的耐药性选择合适的联合化疗方案。对于伴有浆细胞瘤的复发患者,使用含细胞毒药物的多药联合方案。选择含达雷妥尤单抗治疗方案的患者,用药前应完成血型检测,与输血科充分沟通;输血科应备案患者信息,如患者输血,需使用专用试剂配血。

再诱导治疗后,如果有效,建议持续治疗直至疾病进展或出现不可耐受的毒副作用。

复发患者可使用的方案:首先推荐适合的临床试验,还可选用以下方案:嵌合抗原受体 T 细胞;地塞米松/环磷酰胺/依托泊苷/顺铂±硼替佐米(dCEP±V);地塞米松/沙利度胺/顺铂/阿霉素/环磷酰胺/依托泊苷±硼替佐米(dT-PACE±V);条件合适者进行 auto-HSCT 或 allo-HSCT。

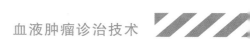

十二、原发耐药 MM 的治疗

对于原发耐药 MM，换用未使用过的新的多药联合方案治疗。如能获得 PR 及更好疗效，条件合适者应尽快行 auto-HSCT 或者 allo-HSCT；符合临床试验条件者，进入临床试验。

十三、支持治疗

(1)骨病的治疗：经静脉使用双膦酸盐（包括帕米膦酸二钠、唑米膦酸等）或皮下注射地舒单抗。双膦酸盐适用于所有需要治疗的有症状 MM 患者。不建议无症状 MM 患者使用双膦酸盐，除非进行临床试验。静脉制剂使用时应严格掌握输注速度。使用前后注意监测肾功能，并根据肾功能调整药物剂量。如果在原发病治疗有效的基础上出现肾功能恶化，应停用双膦酸盐，直至肌酐清除率恢复到基线值±10%。对于肾功能不全患者，优先推荐使用地舒单抗。骨靶向治疗药物建议在 MM 诊断后前 2 年每月 1 次、2 年之后每 3 个月 1 次持续使用。若出现了新的骨相关病变，则重新开始至少 2 年的治疗。帕米膦酸二钠、唑来膦酸和地舒单抗均有引起下颌骨坏死的报道，尤以唑来膦酸为多。使用双膦酸盐和地舒单抗前应该进行口腔检查，使用中避免口腔侵袭性操作。如需进行口腔侵袭性操作，需在操作前后停用双膦酸盐或地舒单抗 3 个月，并加强抗感染治疗。使用地舒单抗后可能发生严重而持久的低钙血症，使用后注意监测血钙水平。即将发生或已有长骨病理性骨折、脊椎骨折压迫脊髓或脊柱不稳者可行外科手术治疗。低剂量的放疗（10～30 Gy）可以作为姑息治疗，用于缓解药物不能控制的骨痛，也可用于预防即将发生的病理性骨折或脊髓压迫。以受累部位的局部放疗为主，减轻放疗对干细胞采集和化疗的影响。

(2)高钙血症：地舒单抗和双膦酸盐是治疗 MM 高钙血症的理想选择，同时需要水化、利尿、补液 2000～3000 mL。

（3）肾功能不全：水化、碱化、利尿，以避免肾功能不全；减少尿酸形成和促进尿酸排泄；必要时透析；避免使用非甾体抗炎药（NSAIDs）等肾毒性药物；避免使用静脉造影剂；长期接受双膦酸盐治疗的患者需监测肾功能。

（4）贫血：持续存在症状性贫血的患者可考虑使用促红细胞生成素治疗；酌情补充铁剂、叶酸、维生素 B_{12} 等造血原料。达雷妥尤单抗与红细胞表面 CD38 结合，干扰输血相容性检测，在开始使用达雷妥尤单抗之前应对患者进行血型鉴定和抗体筛查。

（5）感染：如反复发生感染或出现威胁生命的感染，可考虑经静脉使用免疫球蛋白；若使用大剂量地塞米松，应考虑预防卡氏肺孢子菌肺炎和真菌感染；使用蛋白酶体抑制剂、达雷妥尤单抗的患者应该预防性使用抗病毒药物，推荐使用阿昔洛韦预防带状疱疹病毒感染。对于 HBV，注意监测病毒载量，特别是联合达雷妥尤单抗治疗的患者。

（6）静脉血栓栓塞症：MM 的主要并发症之一，患者相关因素、疾病相关因素和治疗相关因素都可能引起静脉血栓形成。对接受以沙利度胺、来那度胺或泊马度胺等免疫调节剂为基础方案的患者，应进行静脉血栓栓塞风险评估，并根据发生静脉血栓栓塞的危险因素给予分层预防性抗凝或抗血栓治疗。建议低危患者使用阿司匹林，高危患者根据危险程度使用预防或治疗剂量的华法林、低分子肝素或口服抗凝剂。

（7）高黏滞血症：血浆置换可作为症状性高黏滞血症患者的辅助治疗。

十四、随访监测

（1）无症状 MM：每 3 个月复查相关指标（包括血肌酐、白蛋白、乳酸脱氢酶、血清钙、β_2-微球蛋白、血清免疫球蛋白定量、血清蛋白电泳及血免疫固定电泳、24 h 尿总蛋白、尿蛋白电泳及尿免疫固定电泳）。血清游离轻链有助于判断疾病进展。每年进行 1 次骨骼检查或在有临床症状时进行。

（2）有症状 MM：诱导治疗期间每 2～3 个疗程进行 1 次疗效评估；评估不分泌型骨髓瘤的疗效时需进行骨髓检查；血清游离轻链有助于评估疗效，尤其是不分泌型骨髓瘤的疗效评估；每 6 个月进行 1 次骨骼检查，或根据临床症状进行。

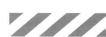

参考文献

［1］　Döhner H，Estey E，Grimwade D，et al. Diagnosis and management of AML in adults：2017 ELN recommendations from an international expert panel［J］. Blood，2017，129（4）：424-447.

［2］　Wei H，Zhou C，Lin D，et al. Benefit of intermediate-dose cytarabine containing induction in molecular subgroups of acute myeloid leukemia［J］. Haematologica，2020，106（5）：1491-1495.

［3］　Wei H，Wang Y，Gale R P，et al. Randomized trial of intermediate-dose cytarabine in induction and consolidation therapy in adults with acute myeloid leukemia［J］. Clin Cancer Res，2020，26（13）：3154-3161.

［4］　Burchert A，Bug G，Fritz L V，et al. Sorafenib maintenance after allogeneic hematopoietic stem cell transplantation for acute myeloid leukemia with FLT3-internal tandem duplication mutation（SORMAIN）［J］. J Clin Oncol，2020，38（26）：2993-3002.

［5］　Gao L，Zhang Y，Wang S，et al. Effect of rhG-CSF combined with decitabine prophylaxis on relapse of patients with high-risk MRD-negative AML after HSCT：an open-label，multicenter，randomized controlled trial［J］. J Clin Oncol，2020，38（36）：4249-4259.

［6］　DiNardo C D，Pratz K W，Letai A，et al. Safety and preliminary efficacy of venetoclax with decitabine or azacitidine in elderly patients with previously untreated acute myeloid leukaemia：a non-randomised，open-label，phase 1b study［J］. Lancet Oncol，2018，19（2）：216-228.

［7］　DiNardo C D，Jonas B A，Pullarkat V，et al. Azacitidine and venetoclax in previously untreated acute myeloid leukemia［J］. N Engl J Med，2020，383（7）：617-629.

［8］　中华医学会血液学分会白血病淋巴瘤学组. 中国成人急性髓系白血病（非急性早幼粒细胞白血病）诊疗指南（2021 年版）［J］. 中华血液学杂志，2021，42（8）：617-623.

［9］ 中华医学会血液学分会,中国医师协会血液科医师分会.中国急性早幼粒细胞白血病诊疗指南(2018 年版)［J］.中华血液学杂志,2018,39(3):179-183.

［10］ 中国抗癌协会血液肿瘤专业委员会,中华医学会血液学分会,中国霍奇金淋巴瘤工作组.中国霍奇金淋巴瘤的诊断与治疗指南(2022 年版)［J］.中华血液学杂志,2022,43(9):705-715.

［11］ 中国抗癌协会淋巴瘤专业委员会,中国医师协会肿瘤医师分会,中国医疗保健国际交流促进会肿瘤内科分会.中国淋巴瘤治疗指南(2021 年版)［J］.中华肿瘤杂志,2021,43(7):707-735.

［12］ 中国抗癌协会淋巴瘤专业委员会,中华医学会血液学分会.中国滤泡性淋巴瘤诊断与治疗指南(2020 年版)［J］.中华血液学杂志,2020,41(7):537-544.

［13］ 中国抗癌协会血液肿瘤专业委员会,中华医学会血液学分会,中国临床肿瘤学会淋巴瘤专家委员会.套细胞淋巴瘤诊断与治疗中国指南(2022 年版)［J］.中华血液学杂志,2022,43(7):529-536.

［14］ 中国抗癌协会血液肿瘤专业委员会,中华医学会血液学分会,中国慢性淋巴细胞白血病工作组.中国慢性淋巴细胞白血病/小淋巴细胞淋巴瘤的诊断与治疗指南(2022 年版)［J］.中华血液学杂志,2022,43(5):353-358.

［15］ 中国抗癌协会血液肿瘤专业委员会,中华医学会血液学分会,中国华氏巨球蛋白血症工作组.淋巴浆细胞淋巴瘤/华氏巨球蛋白血症诊断与治疗中国指南(2022 年版)［J］.中华血液学杂志,2022,43(8):624-630.

［16］ Treon S P,Xu L,Guerrera M L,et al. Genomic landscape of Waldenström macroglobulinemia and its impact on treatment strategies［J］. J Clin Oncol,2020,38(11):1198-1208.

［17］ Cao X X,Yi S H,Jiang Z X,et al. Treatment and outcome patterns of patients with Waldenström's macroglobulinemia:a large,multicenter retrospective review in China［J］. Leuk Lymphoma,2021,62(11):2657-2664.

［18］ Kastritis E,Morel P,Duhamel A,et al. A revised international prognostic score system for Waldenström's macroglobulinemia［J］. Leukemia,2019,33(11):2654-2661.

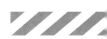

［19］ 中国医师协会血液科医师分会,中华医学会血液学分会.中国多发性骨髓瘤诊治指南(2022 年修订)［J］.中华内科杂志,2022,61(5):480-487.

［20］ Wang S,Xu L,Feng J,et al. Prevalence and incidence of multiple myeloma in urban area in China：a national population-based analysis［J］. Front Oncol，2020,9:1513.

［21］ Lakshman A,Rajkumar S V,Buadi F K,et al. Risk stratification of smoldering multiple myeloma incorporating revised IMWG diagnostic criteria［J］. Blood Cancer J,2018,8(6):59.

［22］ Kumar S,Paiva B,Anderson K C,et al. International myeloma working group consensus criteria for response and minimal residual disease assessment in multiple myeloma［J］. Lancet Oncol,2016,17(8):e328-e346.

［23］ 中华医学会血液学分会浆细胞疾病学组,中国医师协会多发性骨髓瘤专业委员会.中国多发性骨髓瘤自体造血干细胞移植指南(2021 年版)［J］.中华血液学杂志,2021,42(5):353-357.

［24］ Yan Z,Cao J,Cheng H,et al. A combination of humanised anti-CD19 and anti-BCMA CAR T cells in patients with relapsed or refractory multiple myeloma：a single-arm,phase 2 trial［J］. Lancet Haematol,2019,6(10):e521-e529.

［25］ Arber D A， Orazi A， Hasserjian R P， et al. International consensus classification of myeloid neoplasms and acute leukemias： integrating morphologic，clinical，and genomic data［J］. Blood,2022,140(11):1200-1228.

［26］ Khoury J D， Solary E， Abla O， et al. The 5th edition of the World Health Organization Classification of Haematolymphoid Tumours： myeloid and histiocytic/dendritic neoplasms［J］. Leukemia， 2022 ,36(7):1703-1719.

［27］ Alaggio R，Amador C，Anagnostopoulos I，et al. The 5th edition of the World Health Organization Classification of Haematolymphoid Tumours： lymphoid neoplasms［J］. Leukemia，2022 ,36(7):1720-1748.

（钟楠　叶苑　郭智）

第二章
血液肿瘤实验检测技术

第一节　细胞形态学

一、简介

　　骨髓细胞形态学检验是外周血细胞形态学检验的延续或深化,当外周血细胞计数或血涂片观察结果有异常或临床疑为造血系统与淋巴组织疾病及与之相关的疾病时,常需进行骨髓细胞形态学检验。当发现骨髓细胞的质与量出现与疾病相关或特异的形态学异常变化时,即可结合临床做出明确诊断。然而,正确的骨髓标本采集、涂片、染色是形态学检验得到正确结果的前提。只有采集到骨髓成分,推制一张 2～3 cm 长,头、体尾分明,厚薄适宜,而且染色良好的骨髓涂片,才能通过显微镜的低倍镜、高倍镜或油镜观察到各种骨髓细胞形态的细微结构变化,从而发现异常细胞和病理变化。在低倍镜下可以判断取材、涂片和染色是否满意,骨髓有核细胞增生程度,发现体

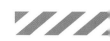

积较大的细胞,如巨核细胞、巨噬细胞、转移瘤细胞等。在油镜下分类计数至少 200 个(血液肿瘤时取 500 个)有核细胞,并观察有无特殊细胞或寄生虫等,计算粒红比值,粒系细胞百分比与幼红细胞百分比的比值和各系各阶段细胞的百分比。最终,根据所观察骨髓细胞形态学特点,提出形态学检验诊断的意见或建议。骨髓细胞形态学检验一般是指骨髓涂片细胞形态学检验,骨髓活检(骨髓切片病理学检验)、骨髓抹片(又称滚片)、超微结构检验也属于形态学检验。若能结合这几种检验手段,将有助于提高形态学诊断水平。骨髓细胞染色体核型分析和荧光原位杂交(FISH)是形态学检验的重要补充。至今,骨髓细胞形态学检验仍在临床广泛应用,在血液病 MICM 分型中,仍具有重要地位。

二、显微镜介绍及质控把握

显微镜是人类伟大的发明之一。在它被发明出来之前,人类观察周围世界局限于用肉眼或者靠手持透镜帮助肉眼观察。最早的显微镜是 16 世纪末期在荷兰被制造出来的。发明者是亚斯·詹森(荷兰眼镜商)和另一位荷兰科学家汉斯·利珀希,他们用两片透镜制作了简易的显微镜,但并没有用这些仪器做过任何重要的观察。后来有两个人开始在科学研究中使用显微镜。第一个是意大利科学家伽利略,他通过显微镜观察一种昆虫后,第一次对它的复眼进行了描述。第二个是荷兰亚麻织品商人列文虎克(1632—1723 年),他自己学会了磨制透镜。他第一次描述了许多肉眼看不见的微小植物和动物。以显微原理进行分类时,显微镜可分为偏光显微镜、光学显微镜、电子显微镜、数码显微镜等。目前,骨髓细胞形态学检验常用仪器是光学显微镜。

光学显微镜主要由目镜、物镜、载物台和反光镜组成。目镜和物镜都是凸透镜,焦距不同。物镜的凸透镜焦距小于目镜的凸透镜的焦距。物镜相当于投影仪的镜头,物体通过物镜成倒立、放大的实像。目镜相当于普通的放大镜,该实像又通过目镜成正立、放大的虚像(图 2-1)。经显微镜到人眼的物体都成倒立、放大的虚像。反光镜用来反射,照亮被观察的物体。反光镜一般有两个反射面:一个是平面镜,在光线较强时使用;另一个是凹面镜,在光线较弱时使用,可汇聚光线。

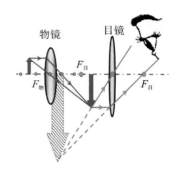

图 2-1　显微镜光路图

三、标本制备及判读

1. 骨髓涂片制备过程

（1）玻片：玻片洁净，手指不能触及玻片面。将玻片一张一张地摆开。准备 5 张以上。

（2）推片：如置于载玻片上的血滴或骨髓滴较小，应推得较慢，且成小于 30°角时涂片较薄；如血滴或骨髓滴较大，应推得较快，且成大于 30°角时涂片较厚。推时要注意用力均匀，动作不快不慢，不可复推。

（3）涂片：一张好的涂片应该薄厚均匀，分头、体、尾三个部分，尾部呈弧形，上下两边对齐。图 2-2(a)组中，上面骨髓涂片太短，下面骨髓涂片太长，不符合要求。图 2-2(b)组中上面的涂片虽然制片尚可，但缺乏骨髓中特有的骨髓小粒。下面的涂片取材较好，有较多的骨髓小粒。抽出骨髓后迅速涂片 5 张，使涂片薄而均匀，同时制血涂片 2～3 张作为对照和进行化学染色。

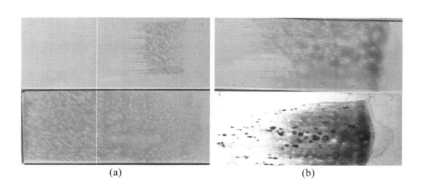

(a)　　　　　　　　(b)

图 2-2　骨髓涂片对比图

（4）染色：待骨髓或血涂片干后，滴数滴瑞氏染液，加盖盖玻片，静置 40 s，加缓冲液等量混匀，染 10～20 min，用水冲洗，干燥后镜检。

图 2-3(a)中，染色偏酸，细胞核、细胞质中的颗粒结构不清楚，红细胞染色偏红，不适于形态学镜检；图 2-3(b)中，染色较好，细胞核结构、颗粒清晰，胞质染色较好，红细

胞染粉红色,适于形态学镜检;图 2-3(c)中,染色偏碱,细胞核、胞质染色偏深蓝,细胞不易辨认,红细胞染蓝色,不适于形态学镜检。

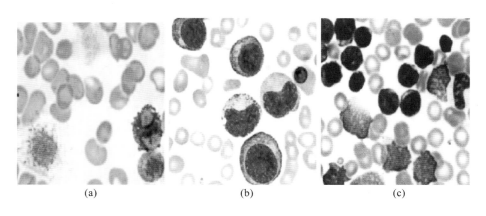

(a)　　　　　　　　(b)　　　　　　　　(c)

图 2-3　骨髓染色对比图

2. 标本判读

(1)涂片观察部位选择:在涂片头部,红细胞成堆、成团,白细胞密集、染色较深、细胞结构模糊,不易识别,在涂片体部,红细胞呈缗钱状排列,白细胞展开较差、结构不清,部分细胞难辨认,在涂片体尾交界部不同视野,可见红细胞基本为单层、分布均匀;白细胞核结构清晰、胞质染色鲜艳,适于细胞形态观察。在涂片尾部,细胞破损、变形,不适合形态观察,但胞体较大的细胞,如巨核细胞、转移的巨大肿瘤细胞等,在尾部易于观察到,可通过低倍镜寻找,在油镜下确认。

(2)观察骨髓有核细胞增生程度:根据成熟红细胞和有核细胞的比例,可大致判断有核细胞增生程度。一般分为五级:①骨髓增生重度减低(图 2-4(a)),成熟红细胞与有核细胞的比例约为 300∶1,可见于急性再生障碍性贫血等。②骨髓增生减低(图 2-4(b)),成熟红细胞与有核细胞的比例约为 50∶1,可见于慢性再生障碍性贫血等。③骨髓增生活跃(图 2-4(c)),成熟红细胞与有核细胞的比例约为 20∶1,可见于健康人或某些贫血患者等。④骨髓增生明显活跃(图 2-4(d)),成熟红细胞与有核细胞的比例约为 10∶1,可见于各类白血病或增生性贫血等。⑤骨髓增生极度活跃(图 2-4(e)),成熟红细胞与有核细胞的比例约为 1∶1,可见于各类急性白血病等。

分类计数骨髓有核细胞(参考范围为 200～500 个)和计算粒红比值(M∶E,参考

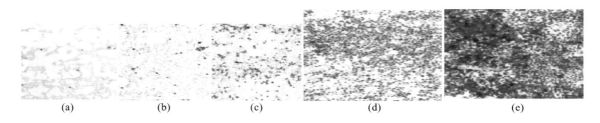

(a)　　　　　　(b)　　　　　　(c)　　　　　　　(d)　　　　　　　(e)

图 2-4　骨髓有核细胞增生程度

范围为(2~4)∶1)对判断骨髓粒、红两系的增生状态有一定意义。粒红比值在参考范围内时,见于正常骨髓象、粒红两系以外的造血系统疾病和粒红两系平行减少或增多类疾病,如红白血病;粒红比值增高,见于粒系细胞增多,如慢性髓细胞性白血病、急性化脓性感染或红系细胞减少。粒红比值减低,见于粒系细胞减少,如增生性贫血和红系细胞增多。

(3)观察骨髓血细胞形态:正常骨髓中主要包括各阶段粒系细胞、红系细胞和巨核系细胞,成熟淋巴细胞、少量单核细胞和浆细胞;而原淋巴细胞、幼淋巴细胞、原单核细胞、幼单核细胞、肥大细胞、巨噬细胞、组织细胞、成骨细胞、破骨细胞、脂肪细胞和内皮细胞等偶见或罕见。生理状况下,成熟红细胞、粒细胞、淋巴细胞、单核细胞和血小板出现在外周血中,幼稚的骨髓细胞一般不出现在外周血中。病理状况下,骨髓血细胞的形态与数量均可发生不同程度异常变化,原始与幼稚的骨髓细胞可出现在外周血中。

四、各类血液肿瘤的形态学表现

1. 正常细胞发育过程

见图 2-5。

2. AML 形态学表现

AML-NOS(急性髓系白血病(未特殊分类))与伴有重现性遗传学异常的 AML、AML 伴骨髓异常增生不同,没有统一标准,一些亚型的临床意义也有待阐明。虽然没

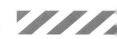

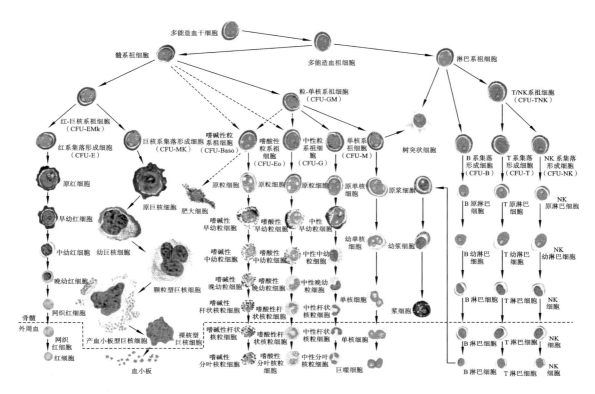

图 2-5　正常细胞发育图

有确定的细胞遗传学或基因异常,但细胞遗传学或基因检测比单纯形态学检验更有助于评估预后。AML 各亚型分类主要依赖白血病细胞的形态学、细胞化学和免疫表型特征,从而确定白血病细胞的主要系列和分化成熟程度。骨髓或血涂片原粒细胞≥20%是诊断的主要标准,当骨髓纤维化导致骨髓穿刺获得的涂片中有核细胞减少时,骨髓活检切片免疫组织化学染色 CD34 阳性细胞占比≥20%也可作为 AML 诊断的主要标准。在具有单核细胞分化的 AML 患者中,幼单核细胞计数可以视为原始细胞计数。WHO 推荐诊断 AML 时应在化疗前采集标本。AML-NOS 包含了一组不同类型的 AML,不同于 FAB 分型(法国、美国和英国的血细胞形态学专家制定的关于急性白血病的分型诊断标准,简称 FAB 分型)的各亚型,但在形态学、细胞化学和免疫表型特征等方面相互联系,为了便于和 FAB 分型对照,在以下各亚型中将涉及 FAB 分型。AML-NOS 所包含的一组 AML 亚型如下。

(1)AML 微分化型:此型类似于 FAB 分型方案中的急性髓系白血病微分化型(AML-M0)。

①血象:血涂片中可见原始细胞增多。

②骨髓象:骨髓有核细胞增生活跃或明显活跃(×100),原始细胞≥20%(占全部有核细胞),可达90%以上。

血液与骨髓涂片中原始细胞形态通常为中等大小,胞质量较少、嗜碱性强、无颗粒;细胞核圆形或轻微不规则,核染色质弥散,有1~2个核仁。也可见类似原淋巴细胞的原始细胞,细胞较小,胞质量较少,核染色质聚集,核仁不明显,易误诊为急性淋巴细胞白血病(ALL)。红系、巨核系有不同程度的增生减低。MPO染色时原始细胞呈阴性或阳性率<3%(图2-6)。

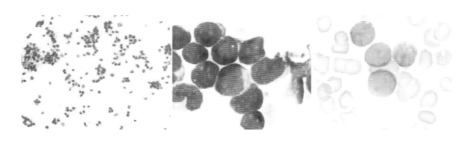

图2-6　AML-M0形态图

(2)AML未成熟型:此型类似于FAB分型方案中的急性髓系白血病未分化型(AML-M1)。

①血象:血涂片中以原粒细胞为主,有时高达90%以上;原粒细胞胞质量少,核质比较大。大多数为无颗粒原粒细胞,部分为有颗粒原粒细胞。白细胞数量减少的病例难见原粒细胞,而呈淋巴细胞相对增多现象。外周血可见幼红细胞。

②骨髓象:骨髓有核细胞增生极度活跃或明显活跃(×100),少数病例可增生活跃甚至减低。骨髓中无颗粒与有颗粒原粒细胞之和≥90%(骨髓原始细胞非红系细胞计数),其形态有明显的原粒细胞特征,胞体中等大小,均匀一致,细胞核大、呈圆形,核染色质呈细沙样,可见1~2个核仁,胞质量少,呈蓝灰色,无或有Auer小体。粒红比值明显增高。多数病例幼红细胞、淋巴细胞及巨核细胞显著减少(图2-7)。

(3)AML成熟型:此型的形态学、细胞化学和免疫表型等特点类似于FAB分型方案中的急性髓系白血病部分分化型(AML-M2),但骨髓或血涂片中原始细胞占全部有核细胞(ANC)的比例≥20%,而且不包括具有染色体t(8;21)(q22;q22)和RUNX1-RUNX1T1融合基因的AML。

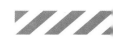

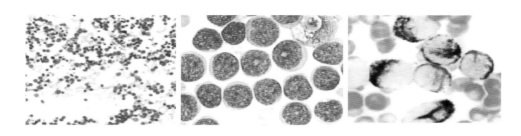

图 2-7　AML-M1 形态图

①血象：外周血中白血病细胞特征表现为细胞大小不一，核呈圆形或畸变，如凹陷、折叠、扭曲、呈肾形、分叶等，核染色质细致疏松，核仁明显，有 1～3 个；胞质淡蓝色或灰蓝色，量少，可含有少数嗜天青颗粒，可见 Auer 小体。

②骨髓象：骨髓有核细胞增生极度活跃（×100）或明显活跃，以粒系细胞增生为主。骨髓中原粒细胞占 20％～89％（骨髓原始细胞非红系细胞计数），并可见到早幼粒及以下各阶段细胞＞10％。

此型白血病细胞的形态特征为细胞胞核与胞质发育极不平衡，表现为细胞大小异常，形态多变，核染色质细致疏松，核仁大而明显，有部分细胞核形畸变，有时胞核凹陷，凹陷处可见淡染区；胞质内可见嗜天青颗粒及空泡。有些病例可见原始细胞易于退化变性，胞体模糊、结构紊乱，胞核固缩或胞膜消失，只留裸核。幼粒细胞和成熟粒细胞有不同程度病态造血，表现为胞质颗粒减少而呈灰蓝色，胞核分叶不良，核染色质异常凝集。红系细胞及巨核系细胞增生显著受抑制，红系细胞常仅见少数晚幼红细胞，巨核系细胞少见，血小板难见（图 2-8）。

（4）急性粒-单核细胞白血病：此型类似于 FAB 分型方案中的 AML-M4。

①血象：原粒细胞多为圆形，体积偏小，核大，染色质为颗粒状，核仁清晰，有 2～5 个，胞质量少，灰蓝色。早幼粒细胞及以下各阶段细胞明显减少。原单核和幼单核细胞可达 30％～40％。原单核细胞体较大，核大，核染色质为细网状，核仁大、1～2 个，胞质灰蓝色。幼单核细胞胞体大，可伴有伪足形成，核明显扭曲或折叠，部分可见隐约的核仁；胞质较原单核细胞丰富，灰蓝色，似毛玻璃样，可有细小散在的嗜天青颗粒，可见空泡变性及吞噬现象。部分原始细胞可见 Auer 小体。

②骨髓象：骨髓增生极度活跃或明显活跃。粒、单核两系同时增生。形态上明显

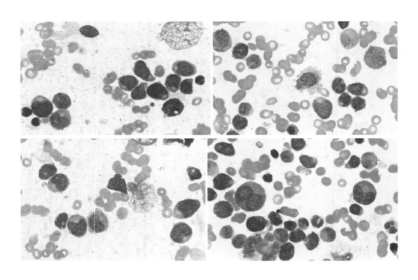

图 2-8　AML-M2 形态图

可见小原始细胞(粒系)和大原始细胞(原单核和(或)幼单核细胞)两群细胞。原粒细胞胞体较小,核染色质较粗,胞质量少,胞质中可见较短的 Auer 小体。原单核细胞胞体较大,其丰富的胞质呈现中至强度嗜碱性并且有伪足形成,可有散在分布的嗜天青颗粒和空泡变性。细胞核通常圆形,染色质细致,有 1 个或多个大而明显的核仁,胞质中可见较长的 Auer 小体。幼单核细胞核形更加不规则,明显扭曲;有时颗粒明显。不同病例的两种原始细胞形态差别较大,核染色质可呈粗糙、浓聚和深染状,也可呈粗颗粒状。单核细胞和幼单核细胞在常规骨髓涂片中往往不易辨别,但外周血中的单核细胞较骨髓中的更成熟、形态学特征更典型。红系、巨核系细胞受抑制,可见残存的少数中幼红细胞、晚幼红细胞。

　　③细胞化学染色:对鉴别粒系和单核系早期细胞有重要意义。a. MPO 染色:原、幼单核细胞呈阴性或弱阳性反应,而原粒细胞呈弱阳性或阳性反应。b. 特异性酯酶(SE)染色:幼稚和成熟粒细胞阳性(红色颗粒),单核系细胞阴性。c. 酯酶双染色:可见胞质中有蓝色特异性酯酶颗粒的为粒系细胞,胞质呈弥漫性棕红色的为单核系细胞,同时有蓝色颗粒和弥漫性棕红色阳性的细胞为粒-单核细胞。d. 非特异性酯酶(NSE)染色:原、幼单核细胞呈阳性反应并可被 NaF 抑制。当 NSE 染色阴性时,如果细胞符合急性粒-单核细胞白血病形态学特点,不排除此型的诊断(图 2-9)。

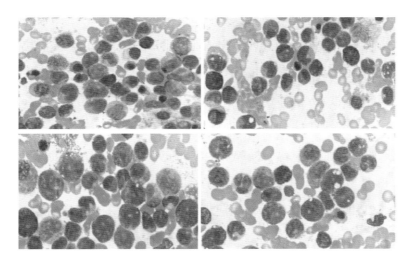

图 2-9　AML-M4 形态图

（5）急性原单核细胞与单核细胞白血病：此型类似于 FAB 分型方案中的急性单核细胞白血病（AML-M5）。

①血象：原单核细胞体积较大，细胞核通常呈圆形，染色质细致，可见 1～2 个大而明显的核仁，胞质丰富，呈灰蓝色，且可有伪足形成，胞质中可有少量嗜天青颗粒；幼单核细胞胞体较原单核细胞大，核形更不规则，明显扭曲，呈笔架形、马蹄形、S 形、肾形或不规则形，核染色质疏松，着色较淡，胞质的嗜碱性较弱，有时颗粒明显，偶尔有大的嗜天青颗粒和空泡变性。以原单核细胞增多为主的是急性原单核细胞白血病，以幼单核细胞增多为主的是急性单核细胞白血病。

②骨髓象：骨髓有核细胞增生明显活跃（×100）或极度活跃。原单核细胞≥80%，幼单核细胞和单核细胞比例相对较少。白血病性原单核细胞体积较大，外形不规则并可见成群分布；细胞核通常呈圆形，染色质细致，有 1～3 个大而明显的畸形核仁；细胞质丰富，呈蓝色或灰蓝色，并且有伪足形成，有嗜天青颗粒和空泡变性。少量的幼单核细胞胞核较小，核形更不规则，明显扭曲折叠，核染色质疏松，胞质的嗜碱性较弱，不透明，似毛玻璃样。在急性原单核细胞白血病患者的原单核细胞中，Auer 小体较少见。若见到吞噬红细胞现象，通常提示与 t(8;16)(p11.2;p13.3) 染色体异常相关，但也可见于 AML 成熟型。

③细胞化学染色：a. MPO 染色：部分原单核细胞呈阴性（无蓝黑色颗粒），部分幼

单核细胞和单核细胞呈弱阳性或阳性反应,含少量或较多蓝黑色颗粒。b. 特异性酯酶染色:原、幼单核细胞呈阴性反应,少数粒细胞呈阳性反应(有蓝色颗粒),在大多数病例中,原、幼单核细胞的 α-丁酸萘酚酯酶(NBE)染色和 α-乙酸萘酚酯酶(αNAE)染色呈强阳性,且阳性反应可被 NaF 抑制,其中 α-NBE 染色诊断价值较大。c. 酯酶双染色:单核系细胞胞质呈弥漫性红棕色,粒系细胞胞质中有蓝色颗粒。在急性原单核细胞白血病和急性单核细胞白血病中,高达 10%～20% 的病例非特异性酯酶染色呈阴性或弱阳性,此时需免疫分型来确定单核细胞分化程度。d. PAS 染色:原单核细胞约半数呈阴性反应,半数呈细粒状或粉红色弱阳性反应,而幼单核细胞多数呈阳性反应(图 2-10)。

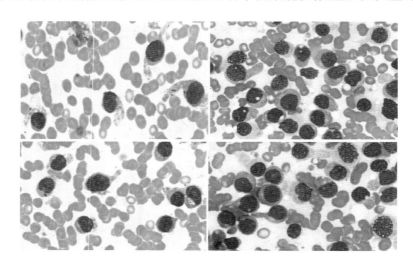

图 2-10 AML-M5 形态图

(6)急性红白血病:特点类似 FAB 分型方案中的 AML-M6,如果骨髓中未成熟的红系前体细胞≥80%,髓系原始细胞很少,则诊断为纯红血病。

①血象:急性红白血病患者外周血中血红蛋白和红细胞数大多为中度到重度减少。血涂片中可见嗜碱点彩、靶形及异形红细胞增多,并可见到各阶段的幼红细胞,以中、晚幼红细胞为主。幼红细胞形态异常显著,呈类巨幼样变,胞体可显著变大;胞核核形不规则,常呈双核、多核、核碎裂、核出芽、核分叶及巨型核等改变;细胞核染色质较粗;幼红细胞胞质中可见空泡变性。网织红细胞计数可轻度增高或正常;红细胞可大小不均、形态不整。

②骨髓象:纯红血病骨髓中异常幼红细胞明显增多,多数病例>50%,粒红比例倒

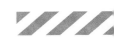

置,以中到大的有核红细胞增多为特征。原红细胞及早幼红细胞多见,常有中幼红细胞阶段缺如的"红血病裂孔"现象或中幼红细胞阶段减少的"红血病亚裂孔"现象。原红细胞和早幼红细胞胞体变大,胞核圆形,可见双核或多核,染色质细致,有一个或多个核仁,胞质呈深蓝色,常含有分界不清的空泡,边缘可见伪足。晚幼红细胞常有形态学异常,如类巨幼样变、核碎裂、双核、多核、巨型核和畸形核等。偶尔可见小原粒细胞、幼粒细胞,形态类似于 ALL 的原淋巴细胞,其 MPO 染色呈阴性,NSE 染色、PAS 染色呈阳性。可见核分裂象,异形幼红细胞超过 10％而骨髓中红系细胞占 30％有诊断意义(图 2-11)。

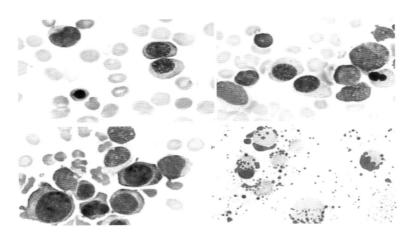

图 2-11　AML-M6 形态图

(7)急性巨核细胞白血病:类似于 FAB 分型方案中的 AML-M7。

①血象:可出现原巨核细胞,一般为中等大小原巨核细胞或小原巨核细胞两类。a.中等大小原巨核细胞形态:胞体外形明显不规则,有多个伪足状突起;细胞核圆形或椭圆形,染色质浓集,可见 1～3 个核仁;细胞质嗜碱性,染成深蓝色,常无颗粒,可有空泡。b.小原巨核细胞形态:仅胞体与大淋巴细胞相近,胞核中核仁清晰可见,其余形态与中等大小原巨核细胞类似。此外,在部分病例中可见类似淋巴细胞大小的小巨核细胞,其胞体较小,核质比高,核圆形,染色质浓集,细胞周围可有血小板。小巨核细胞属于成熟巨核细胞。多数病例有血小板增多,部分病例血小板减少,少数病例正常。血涂片中易见大血小板、巨大血小板、有空泡的巨大血小板和畸形血小板。由于骨髓纤维化常见,血涂片中可见有核红细胞和泪滴形红细胞增多。

②骨髓象：骨髓有核细胞增生活跃（×100）或明显活跃，粒系及红系细胞增生均减低，巨核系细胞异常增生，全片巨核细胞可多达 1000 个以上，以原巨核细胞及幼巨核细胞为主，其中原巨核细胞≥20％（全部有核细胞）。骨髓中巨核细胞比外周血中巨核细胞分化差，细胞体积较小，多数直径为 12～18 μm，胞体呈圆形或不规则形，细胞核染色质粗而浓集，多数核仁不明显，偶见蓝染核仁；胞质蓝色或灰蓝色，不透明，着色不均，边缘不整齐，呈云雾状或毛刺状，可有伪足样突起。幼巨核细胞也增多，体积较原巨核细胞略大。分裂象可见。成熟巨核细胞少见。有学者根据巨核细胞的分化程度将白血病分为两种亚型：a.未成熟型：以原巨核细胞增多为主。b.成熟型：原巨核细胞至成熟巨核细胞同时存在。血小板易见，畸变明显，大小不等。可见大血小板，颗粒较多或无颗粒，成堆或分散分布于涂片上（图 2-12）。

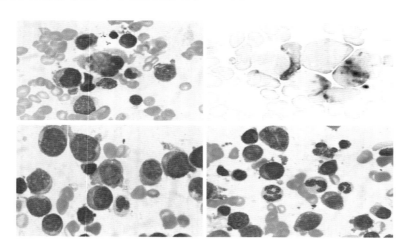

图 2-12　AML-M7 形态图

（8）急性早幼粒细胞白血病：t(15,17)(q22,q12)；P,L-RARα。

①血象：分类以异常早幼粒细胞为主，可高达 90％，可见少数原粒细胞及其他阶段的粒细胞，Auer 小体易见。血小板中度到重度减少，多数为(10～30)×10^9/L。

②骨髓象：骨髓增生常明显活跃到极度活跃，以异常早幼粒细胞增多为主，可见到一定数量的原粒细胞和中幼粒细胞。各阶段幼红细胞和巨核细胞均明显减少。典型的异常早幼粒细胞大小不一，核大小和形状多不规则，常常呈肾形或者双叶形；核染色质致密且有明显的核仁 1～3 个；细胞质丰富，染蓝色或灰色，胞质中充满密集的甚至融合的嗜天青颗粒（粗颗粒型），染成鲜艳的紫红色，多分布于胞质的一端或核周围。

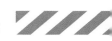

由于细胞质中有大量粗大颗粒,细胞核与细胞质的边界不清,有的胞质可见内外胞质边界,细胞边缘部位的外胞质层颗粒稀少或无颗粒并常见伪足样突起(图 2-13)。

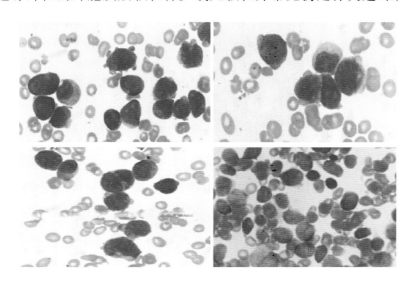

图 2-13 AML-M3 形态图

3. ALL 形态学表现

(1)B 淋巴母细胞白血病/淋巴瘤(B-ALL/LBL)属于前体 B 细胞肿瘤。当肿瘤细胞浸润骨髓和外周血,骨髓中原淋巴细胞>25%时,称为 B 淋巴母细胞白血病(B-ALL);当肿瘤损害仅涉及淋巴结或节外组织,或者骨髓和外周血仅有少量原淋巴细胞时,称为 B 淋巴母细胞淋巴瘤(B-LBL)。

①血象:以原淋巴细胞及幼淋巴细胞增多为主,可达 90%以上。原淋巴细胞形态变化多样,可表现为体积较小,核染色质致密,核仁隐约可见,胞质量少、无颗粒或有细小颗粒;也可见细胞胞体较大,胞质量中等,呈亮蓝色或灰蓝色,有时可见空泡变性,胞核圆形、不规则形或有折叠,核染色质弥散并有不规则聚集,可有多个大小不等的核仁。在大约 10%的病例中,原淋巴细胞胞质内可见嗜天青颗粒,有的颗粒较粗大。有部分病例外周血白细胞计数正常甚至减低,后者分类时不易找见原、幼淋巴细胞。退化细胞易见是 ALL 的特征之一。中性粒细胞减少或缺乏。血涂片中可见少量幼红细胞。血小板计数早期轻度减少,晚期明显减少,可伴血小板功能异常。

②骨髓象:有核细胞增生极度活跃(×100)或明显活跃,以原淋巴细胞和幼淋巴细胞增多为主,可高达 50%以上,多呈葡萄串状排列。原淋巴细胞外形呈圆形、椭圆形或

有伪足状突起,大小较一致或显著不均;细胞核形态多不规则,畸形变明显,可有凹陷、切迹及裂痕,核染色质呈团块状或致密、深染;核仁多个,大小不均,清晰可见或不明显;细胞胞质量多少不一,呈灰蓝色,量少者形似裸核,部分细胞内有较多大空泡。成熟淋巴细胞较少见。有丝分裂象细胞易见,淋巴母细胞淋巴瘤大多侵犯淋巴结或其他组织,此时有丝分裂象多见。粒系、红系和巨核系细胞增生受抑制,血小板减少,退化细胞明显增多。

③细胞化学染色:B-ALL/LBL 的原、幼淋巴细胞髓过氧化物酶(MPO)染色呈阴性反应(联苯胺染色法),中性粒细胞呈阳性反应,20%～80%的原淋巴细胞过碘酸-希夫(PAS)反应呈阳性,在胞质中可见红色粗颗粒状、块状或呈环状排列的阳性反应物质。原淋巴细胞特异性酯酶染色阴性,残存的幼粒细胞呈阳性反应(有蓝色颗粒);非特异性酯酶(NSE)染色在高尔基区可呈点状阳性反应。中性粒细胞碱性磷酸酶(NAP)染色可见成熟中性粒细胞多呈强阳性反应,原淋巴细胞呈阴性反应;B 原淋巴细胞的酸性磷酸酶(ACP)染色呈阴性反应(图 2-14)。

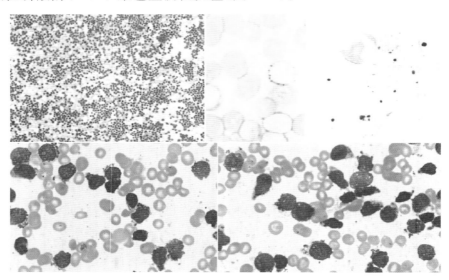

图 2-14　B-ALL 形态图

(2)T 淋巴母细胞白血病/淋巴瘤属于前体 T 细胞肿瘤,当肿瘤细胞浸润骨髓和外周血时,骨髓中原淋巴细胞>25%,可诊断为 T 淋巴母细胞白血病(T-ALL);当肿瘤损害仅涉及胸腺、淋巴结或节外组织,或者骨髓和外周血仅有少量原淋巴细胞时,可诊断为 T 淋巴母细胞淋巴瘤(T-LBL)。

①血象：白细胞计数多数增高，少数可高达 $100 \times 10^9/L$，在形态学上很难与 B-ALL/LBL 相区分。原始细胞中等大小，细胞胞质量少，核质比高；也可见小细胞样，核染色质致密，核仁不明显；或细胞大小不均，核圆形或不规则、带有折叠；或者以大原淋巴细胞为主，染色质粗细不均，核仁相对清晰，胞质或核内可见少数空泡（或者胞体外形不规则，有伪足样突起，易见退化细胞）。

②骨髓象：骨髓有核细胞增生多极度活跃（×100）或明显活跃，以原、幼淋巴细胞增生为主，常伴有形态异常。原淋巴细胞外形呈圆形、椭圆形或有尾状突起；胞核多为圆形，核大，核染色质粗细不均、排列不规则，核可见凹陷、折叠、切迹及裂痕等；细胞胞质量少，核质比高。粒系增生明显受抑制，粒细胞显著减少，甚至不见。红系细胞增生也明显受抑制，幼红细胞少见或不见。巨核系细胞多数显著减少或不见，血小板少见。退化细胞明显增多。核分裂象细胞易见。在 T-LBL 中发现有嗜酸性粒细胞在淋巴瘤细胞周围浸润，需排除嗜酸性粒细胞增多和髓系增生伴有 FGFR1 基因的 8p11.2 细胞遗传学异常。

③细胞化学染色：原淋巴细胞 MPO 染色呈阴性反应，粒细胞呈棕黄色阳性反应；20%～80% 的原淋巴细胞 PAS 反应呈强阳性，反应产物呈红色粗颗粒状或块状；特异性酯酶染色时原淋巴细胞呈阴性反应，α-丁酸萘酚酯酶（α-NBE）染色时原淋巴细胞呈阴性反应；酸性磷酸酶（ACP）染色时 T 细胞呈阳性反应（图 2-15）。

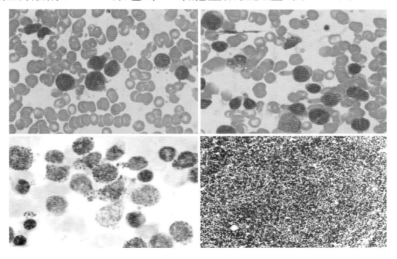

图 2-15 T-ALL 形态图

4.慢性髓细胞性白血病(CML)形态学表现

(1)慢性期形态特点。

①血象:血涂片检查示白细胞增多,晚幼粒细胞占 10%,嗜碱性粒细胞占 17%,血小板增多,成堆出现。

②骨髓象:骨髓增生极度活跃,巨核细胞易见,M:E=15.2:1。粒系占有核细胞的 91%,各阶段可见,原粒细胞占 3.5%,中、晚幼粒细胞比例增高、占 35%,成熟粒细胞占 43.5%,嗜酸性粒细胞比例偏高、占 7.5%,嗜碱性粒细胞占 2%。红系占有核细胞的 6%,中、晚幼红细胞可见,比例减低,成熟红细胞形态未见明显异常。巨核细胞在 0.5 cm×0.5 cm 片膜中共计数 462 个,其中颗粒型 330 个、产血小板型 120 个、裸核型 12 个,可见幼巨核细胞和产血小板型小巨核细胞,血小板成堆出现(图 2-16)。

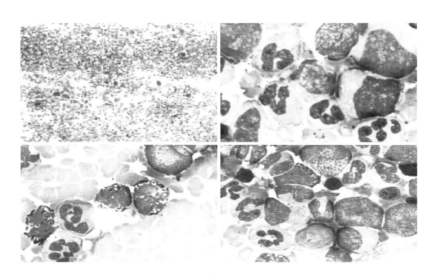

图 2-16　CML(慢性期)形态图

(2)加速期形态特点。

①血象:白细胞数量少,嗜碱性粒细胞比例增高,占 47%。成熟红细胞轻度大小不均。血小板成堆可见。

②骨髓象:骨髓增生活跃,M:E=6.6:1。粒系占有核细胞的 83%,各阶段可见,原粒细胞分布不均,平均占 14%,早幼粒细胞占 6%,成熟阶段比例减低,嗜碱性粒细胞比例增高、占 40.5%,嗜酸性粒细胞占 5.5%。红系占有核细胞的 12.5%,以中、晚幼

红细胞为主,成熟红细胞轻度大小不均。巨核细胞(2 cm×2 cm)见 46 个,其中颗粒型巨核细胞 22 个、成熟巨核细胞 18 个、裸核型巨核细胞 6 个,血小板成堆可见(图 2-17)。

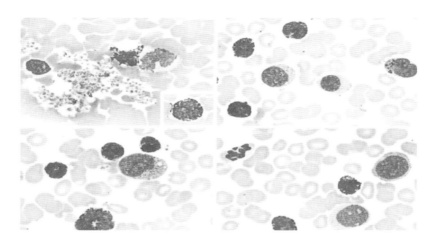

图 2-17 CML(加速期)形态图

(3)急变期形态特点。

①血象:血涂片检查示白细胞数量增多,原、幼粒细胞 26%,成熟红细胞大小不均,血小板少见。

②骨髓象:骨髓增生明显活跃,M:E=6.1:1。粒系占有核细胞的 57.5%。原粒细胞占 15.5%,胞体呈圆形或椭圆形,核呈圆形或椭圆形,染色质呈细颗粒状,核仁 1~3 个,胞质量少,呈灰蓝色,部分细胞质中可见细小紫红色颗粒;早幼粒细胞占 5.5%;晚幼粒细胞以下阶段比例均减低。原、幼单核细胞占 24.5%,细胞呈圆形、椭圆形或不规则形,核呈圆形或椭圆形,部分细胞可见核凹陷、折叠,染色质呈网状,核仁明显、1~2 个,胞质量略丰富,幼单核细胞胞质中可见少量细小颗粒。嗜酸性粒细胞比例增高,占 30%,部分细胞质中可见粗大嗜碱性颗粒。红系占有核细胞的 13.5%,以晚幼红细胞为主,核畸形约占 9%,可见 Howell-Jolly 小体,成熟红细胞大小不均。巨核细胞(2 cm×2 cm)可见到 2 个,为颗粒型巨核细胞,血小板少见,分裂象易见。

③细胞化学染色:a. MPO 染色:-36%、+54%、++8%、+++2%。b. SE 染色:-93%、+6%、++1%。c. NSE 染色:-82%、+16%、++2%。d. NaF 抑制试验:-92%、+8%(图 2-18)。

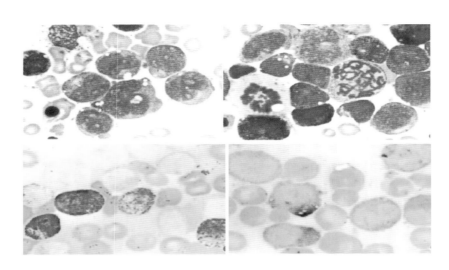

图 2-18　CML(急变期)形态图

5.慢性淋巴细胞白血病(CLL)形态学表现

(1)血象:外周血红细胞和血红蛋白数早期多正常,晚期可见减低。淋巴细胞数持续增高,分类时以分化较好的 CLL 性淋巴细胞为主,常大于 50%,可达 $80\%\sim90\%$,其形态类似正常淋巴细胞,但细胞核形态不规则,呈深切迹或裂隙;核染色质呈不规则聚集,胞质量少,灰蓝色,多无颗粒。破碎细胞(篮状细胞)多见;可见少量幼淋巴细胞,通常小于 2%。晚期可见血小板减少。如果没有髓外组织浸润,外周血 CLL 表型的单克隆淋巴细胞 $\geqslant5\times10^{11}/L$。

(2)骨髓象:骨髓有核细胞增生明显活跃($\times100$)或极度活跃。淋巴系细胞高度增生,以异常的成熟小淋巴细胞为主,占 40% 以上,甚至高达 90%。细胞大小和形态基本与外周血细胞一致,形态异常不明显,核可有深切迹或裂隙,核染色质不规则聚集,核仁无或不明显,有少量胞质,无颗粒。还可夹杂一些中到大的淋巴细胞。原、幼淋巴细胞一般小于 5%,幼淋巴细胞数目增多与疾病进展相关。当幼淋巴细胞 $>55\%$ 时,可诊断为 B 细胞幼淋巴细胞白血病(B-PLL)。粒系、红系及巨核系细胞三系明显减少。当患者伴发溶血时,幼红细胞可显著增生(图 2-19)。

6.多发性骨髓瘤(MM)形态学表现

(1)血象:血涂片检查示白细胞数量不少,骨髓瘤细胞占 2%,成熟红细胞可呈缗钱状排列,血小板小簇可见。

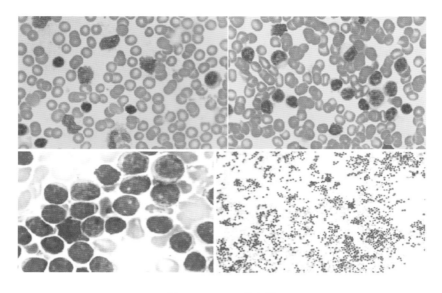

图 2-19　CLL 形态图

（2）骨髓象：骨髓增生活跃，M∶E＝12∶1。骨髓瘤细胞占 63.5％，其胞体和细胞核呈圆形或椭圆形，核偏位，染色质较疏松，核仁 0～2 个；胞质量较丰富，呈灰蓝色，有泡沫感，近核处可见淡染区。可见双核及多核瘤细胞。粒系占有核细胞的 24％，早幼粒细胞以下阶段可见，中、晚幼粒细胞及杆状核粒细胞比例均减低，嗜酸性粒细胞可见。红系占有核细胞的 2％，大部分成熟红细胞可呈缗钱状排列（图 2-20）。

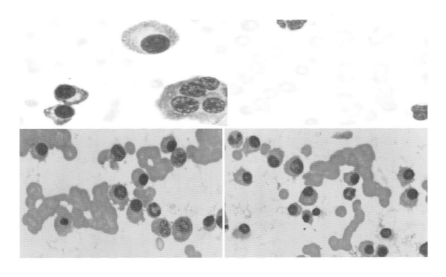

图 2-20　MM 形态图

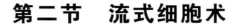

第二节　流式细胞术

一、简介及发展史

流式细胞术(FCM)是指利用流式细胞仪对处于快速流动状态的颗粒或者细胞进行逐个的定向、定量分析的高级技术。这种多参数相关分析可以对细胞固有的性质(如光散射)以及细胞的标记测定特征(如表面受体、DNA)同时进行分析。必要时还可同时测定胞质内抗原、核内抗原等。流式细胞术的发明、改进以及在众多应用领域的拓展,综合了多种学科,如生物学、计算机科学、流体力学、激光技术、高等数学、临床医学、分子生物学、有机化学和物理学等。现代流式细胞术更是由于结合了单克隆抗体技术、定量细胞化学和定量荧光细胞化学等众多研究领域的应用而有了突飞猛进的发展。

二、流式细胞仪工作基本原理

绝大多数流式细胞仪配有氩离子气态激光器作为第一根激光,其发射波长为488 nm。待测样本中的细胞经液流系统传送,形成单细胞流,依次通过流式细胞仪的流动室,在激光照射区域,细胞上标记的荧光染料受到激光的激发,产生光信号。在不同的实验体系中,细胞标记的不同荧光素,在不同波长的激光激发下,发射出不同波长的荧光,这些光信号可以反映不同的细胞生物学特性。这些光信号被相应接收器(光电倍增管)接收并放大,转换为与光强度相关的电子信号,然后经计算机储存和处理分析,以图形形式(如直方图、点图、密度图等)直观地显示出细胞的分布情况。流式细胞仪产生的信号主要有散射光信号和荧光信号。这些信号可以反映相应的细胞特征、各

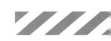

种细胞功能和抗原表达情况。计算机快速而精确地将所测数据进行统计计算,结合多参数分析,从而实现细胞定量分析。流式细胞仪由三大系统组成:液流系统、光学系统、电子系统。BD FACSCanto Ⅱ示意图及流式细胞仪组成部分见图 2-21。

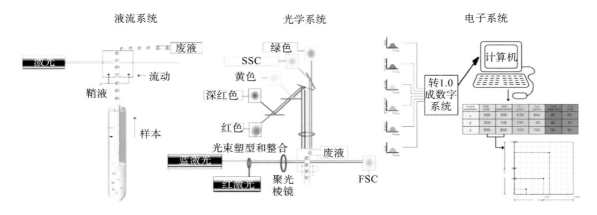

图 2-21　BD FACSCanto Ⅱ示意图及流式细胞仪组成图(此图来自实用流式细胞术)

(1)液流系统:液流系统的主要功能是利用鞘液和气体压力将样本细胞依次输送到测量区,使细胞逐个通过激光光斑中央接受检测,见图 2-22。鞘液的作用是将样本细胞环绕,在气体压力作用下,鞘液稳定流动,在鞘液的包裹流动作用下,样本细胞稳定地沿液流中央位置流动。常使用的鞘液流为与待测细胞等张的溶液(如磷酸盐缓冲液)。流式细胞仪的检测方式有两种:一种是稳定性光路的流动池检测,另一种是可调节光路的空气激发检测。由于流动池检测操作简便、灵敏度高、结果稳定,故大多数流式细胞仪采用流动池检测作为流式细胞仪检测系统的核心。

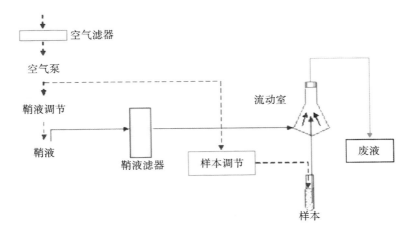

图 2-22　液流系统工作原理示意图

现在的分析型流式细胞仪都采用流动池检测。使用流动池检测的流式细胞仪采用的是密闭式液流系统,与检测区的空气激发相比较,在流动池中样本液与鞘液流速稳定,且能提高激光激发效率,可以更有效地接收光信号,流动室鞘液聚焦示意图见图2-23。仪器内的激光光路由原厂预先调整,使单细胞液流与激光束始终处于正交位置。在使用中光路非常稳定,开机后无需调整即可进行检测,仪器性能稳定,操作简便,重复性好。

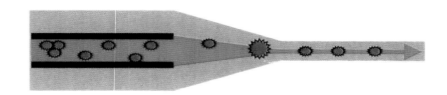

图 2-23　流动室鞘液聚焦示意图

(2)光学系统。

①激光器:激光是一种相干光源,它能提供单波长、高强度及稳定性高的光照,是实现细胞快速识别和分析的理想光源。激光沿直线传播,发散角小,很容易聚焦到细胞通过的位置。激光还具有良好的单色性。以上这些特点使激光成为流式细胞仪光源的首选。由于细胞的快速流动,每个细胞经过光照区的时间仅为 $1~\mu s$ 左右,每个细胞所携带的荧光物质被激发出的荧光信号强弱与被照射的时间和激光的强度有关,因此细胞必须获得足够的光照强度。激光的种类主要有气态激光、固态激光、半导体激光和染料激光等。不同的激光器发出的激光波长不同。通常,大功率的气态激光器需要水冷设备,以维持激光器的正常工作;固态激光器具有体积小、重量轻、效率高、性能稳定、可靠性好、寿命长、光束质量高等优点。

②光信号收集系统:流式细胞仪中的光信号收集系统含有一系列光学元件,包括透镜、光栅、滤片等。细胞受激光激发后,产生散射光和荧光等信号,由光信号收集系统在激光检测区收集信号,并将这些不同波长的光信号传递给相应的检测器。一般使用光电二极管或更灵敏的光电倍增管接收这些光信号,达到细胞光信号检测的目的。滤光片组成:流式细胞仪的光信号收集系统由若干组透镜、滤光片、小孔组成,它们分别将不同波长的光信号送入不同的光信号检测器。流式细胞仪光信号收集系统的主

要光学元件是滤光片。滤光片主要有 3 种,包括带通滤片(BP)、长通滤片(LP)、短通滤片(SP)。滤光片工作原理示意图见图 2-24。

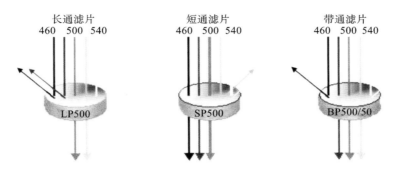

图 2-24   滤光片工作原理示意图

长通滤片只允许某波长以上的光通过,而特定波长以下的光则不能通过。如 LP500 滤片,将允许波长 500 nm 以上的光通过,而波长 500 nm 以下的光被反射。短通滤片与长通滤片正好相反,只允许某波长以下的光通过,特定波长以上的光则不能通过。带通滤片只允许相当窄的一个波长范围内的光通过,而其他波长的光则不能通过。一般滤片上有两个数,一个为允许通过波长的中心值,另一个为允许通过光波段的范围。如 BP500/50 表示其允许通过的波长范围为 475～525 nm,而其他波长的荧光全部被阻断。一般在光路上使用短通滤片或长通滤片将不同波长的光信号引导到相应的检测器上,而在检测器前加一带通滤片,以保证检测器只能检测到相应波段的光信号,避免其他光信号的干扰。

(3)电子系统:电子系统主要有 3 个功能:①将光信号转换成电子信号;②分析所输出的电子信号,以脉冲高度、宽度和积分面积显示;③量化信号,并将其传至计算机。

①光电检测器:光电检测器的用途是将光信号转换成电子信号。流式细胞仪常使用两类探测器:光电二极管及光电倍增管。光电二极管与光电倍增管各有优点,光电倍增管在光线较弱时有很好的稳定性;而当光线很强时,光电二极管比光电倍增管稳定,所以一般流式细胞仪在检测前向散射光时使用光电二极管;在检测荧光与侧向散射光时,由于光信号较弱,为增加检测器灵敏度,必须使用光电倍增管。

收集激光检测区光信号的检测器的多少,决定了该流式细胞仪检测的细胞信号的多少。光电倍增管接收外来的光信号并释出光子,利用磁场将光子撞击到倍增电极上释放出电子,再撞击到下一个倍增电极产生更多的电子,经过这一连串的撞击,可以放大并产生相当多的电子,最后用阳极收集最终产生的所有电子,并产生输出电流信号。使用光电倍增管的优点除了可提高光信号之外,其电子噪声也较低,因而有较高的信噪比。光电倍增管上加有一定的电压,以控制产生足够量的电子信号。改变光电倍增管的电压,可以控制由光信号产生的电子信号的数量,而产生的电子信号与光电倍增管接收的光信号成比例关系,这样就能够在低值端观察到较弱的信号,在高值端观察到较强的信号。

②信号的产生与处理:在传统的模拟信号电路中,光电二极管及光电倍增管所输出的电流信号经由初步放大器转换成电压,再经由主波放大器将其放大处理。信号的放大可以使用线性或对数两种方式,一般前向及侧向散射光信号因为变异范围较小,故使用线性放大;而荧光信号变异范围较大,所以多使用对数放大。唯一例外的是DNA分析时,荧光信号使用线性放大,这是因为希望维持荧光信号与DNA含量的正比关系。放大处理的电子信号经过数模转换器(ADC)转换为数字信号,作为最终的细胞检测数据。

三、标本制备及质量控制

在血液学检测中,可用于流式细胞分析的标本多为外周血、骨髓、各种体液(如脑脊液、胸水、腹水)以及人体的组织(如淋巴结、脾、肝)等。在进行抗原标记及检测前,首要的是制备单细胞悬液。

(1)保存方法:抽取标本后置于加有抗凝剂(一般选择肝素或EDTA)的试管中,室温(15~25 ℃)保存,尽量于12 h内处理标本;若未能及时处理标本,放置时间>24 h,最好选择肝素抗凝管,并于4 ℃冰箱中保存,标记抗体前半小时恢复至室温。

(2)细胞稀释方法:1 mL原液中加入14 mL PBS,混匀后,离心(离心力500g,时间是5 min),弃上清液,按上述方法洗涤3次,最后加入PBS至1 mL处。一般最佳的抗体用量为10^6/mL。对白细胞进行绝对计数,设WBC=X,$X<10$:100 μL;$10 \leqslant X \leqslant 100$:($1000/X$) μL;$X>100$:稀释后用。

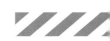

（3）表面 Marker 染色：①将所需抗体按照用量加取到标记好的流式管中。②计算所需血样用量（皆为 10^6 个白细胞，采血管标记有血样白细胞浓度时即可计算用量），将血样混匀后加取到流式管中涡旋混匀，避光孵育 15 min；加取 450 μL 溶血素，涡旋混匀，避光孵育 10 min；加取 2 mL PBS（磷酸盐缓冲液），500g 室温下离心 5 min；弃上清液，涡旋或轻弹混匀，加取 2 mL PBS，500g，室温下离心 5 min；弃上清液，加取 250 μL PBS，避光放置，等待上样。

（4）胞质（包括 cCD3、cκ、cλ、TdT、MPO）处理：①将所需抗体按照用量加取到标记好的流式管中；②计算所需血样用量（皆为 10^6 个白细胞，采血管标记有血样白细胞浓度时即可计算用量），将血样混匀后加取到流式管中；③涡旋混匀样本，避光孵育 15 min；④加取 450 μL 溶血素，涡旋混匀，避光孵育 15 min，500g 室温下离心 5 min，弃上清液；⑤加取 100 μL BD 破膜剂 A，涡旋或轻弹混匀，避光孵育 10 min；⑥涡旋或轻弹混匀，加取 2 mL PBS，500g 室温下离心 5 min；⑦弃上清液，加入破膜剂 B 和胞内抗体，涡旋或轻弹混匀，避光孵育 15 min；⑧加取 250 μL PBS，避光放置，等待上样。

（5）质量控制：制备单细胞悬液是流式分析的基础，制备合格的单细胞悬液是分析成功的关键。采用适当的制备方式，首先应保证被检材料新鲜，在洗涤过程中应避免高速而致细胞膜结构损伤。溶血处理血液标本后，在分离过程中，应该采用溶血剂处理红细胞。如果用低渗液处理，易破坏淋巴细胞膜。当使用低渗液处理时，需严格掌握破坏时间，使待检细胞尽快恢复等渗，保证细胞的完整性。处理组织标本和使用实体组织来源标本制备单细胞悬液的过程中，最好采用机械法，控制机械用力强度是保证获取更多单细胞的关键。获取的完整单细胞应具有一定的含量，才能保证检测的准确性和代表性。在洗涤细胞时，溶液温度应在 25～37 ℃之间，pH 7.0～7.3，尽量维持与体内生理条件相似的环境，使其在体外不因条件改变而发生细胞形态及结构的改变。

四、正常细胞发育过程及抗原表达规律

白血病免疫分型采用的抗原标志是表达于正常造血细胞的不同分化发育阶段的

分化抗原。正常造血细胞不同阶段的抗原表达受一系列基因严密控制。在一定的分化阶段哪些抗原表达水平上调，哪些抗原表达水平下调，以及抗原表达量的多少存在着明显的规律性。一部分白血病细胞反映了这种分化模式，但白血病细胞经常出现异常的抗原表达模式。这些异常表型可以作为诊断白血病的有用指标，也可作为检测残存白血病的重要标志。为了正确分析白血病细胞，必须对正常造血细胞分化抗原的表达模式了如指掌。尤其是骨髓中异常细胞没有完全代替正常造血细胞时，只有熟悉正常细胞的分化成熟模式才能辨认白血病细胞的存在。

在髓系标志中，MPO 是最特异的标志。以往利用细胞组化（POX 染色）检测该酶的活性，而免疫标记时使用 MPO 染色，可检测该酶的蛋白质成分，因此可以在 MPO 表现出酶的活性前，用抗体检测 MPO 的蛋白质前体，其灵敏度比组化染色高。胞质 CD3、MPO 是 T 细胞、髓系细胞特异性较高的标志，常用于鉴别不同系列的白血病细胞。在 T 细胞、B 细胞、髓系细胞的发育过程中，CD3、CD22、CD13 抗原在胞质的出现早于胞膜。在发育的早期阶段，胞膜为阴性时，胞内可为阳性。以往认为 CD79a 是 B 细胞的特异性标志，但 2007 年国际临床和实验室标准化协会的指南认为，在前体 B 淋巴母细胞白血病中，即使缺乏或弱表达表面 CD22，胞质的 CD22 也是阳性的。胞质 CD22 是 B 系特异性的。在流式细胞术检测中，一些 T-ALL 病例中可检测到 CD79a 的表达。另外，有报道免疫组化检测 AML 中有 CD79a 的表达。这些发现使研究者质疑胞质 CD79a 的特异性。WHO 分类对系列特异性标志进行了新的认定，对 B 系细胞特异性标志提出新的标准，不再认为 CD79a（CD22）是 B 系最特异的标志，并提出确认单核细胞系列的标准。

1. 正常髓细胞抗原表达规律

（1）正常粒系抗原的表达规律：WHO 造血和淋巴组织肿瘤分类中介绍了粒细胞不同分化阶段的抗原表达特点，将粒细胞发育分为 5 期。

第 I 期：表达 CD34、HLA-DR、CD117、CD13、CD45、CD33，此时不表达其他成熟标志。FSC（前向角散射）中等大小，SSC（侧向角散射）较小。此期细胞为原粒细胞。

第 II 期：表达 CD117，但 CD34、HLA-DR 表达水平下调，变为阴性。出现 CD15 的表达，CD13、CD33、CD45 荧光强度不变，SSC 增大。此期细胞为早幼粒细胞。

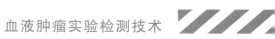

第Ⅲ期:主要变化为出现中等水平的 CD11b,CD13 的表达水平明显减低,CD33 表达水平与第Ⅱ期相同,CD45 阳性。此期细胞为中幼粒细胞。

第Ⅳ期:CD13 表达水平再次增强,并出现 CD16、CD35 的表达,CD33 表达水平逐渐减低。CD11b 和 CD15 表达水平增强。此期细胞形态上为晚幼粒细胞。

第Ⅴ期:CD11b、CD13、CD45 表达水平最强,CD15、CD33＋、CD10 阳性。此期细胞为中性分叶核粒细胞。正常粒细胞抗原表达规律见图 2-25。

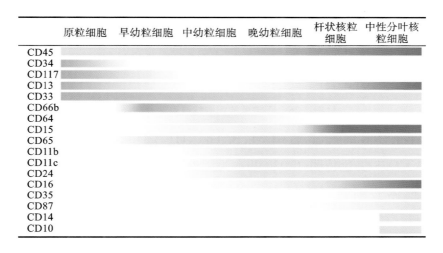

图 2-25　正常粒细胞抗原表达规律图

(2)正常单核系抗原的表达规律:WHO 分类将正常单核细胞发育分为 4 期。前 3 期表达规律如下。

第Ⅰ期:原单核细胞,表达中等程度的 CD45、CD34、CD33、CD13 和 HLA-DR。与原粒细胞不能区分。

第Ⅱ期:幼单核细胞,CD11b 表达水平快速上调,CD45 仍保持中等水平。HLA-DR 表达减弱但仍为阳性。

第Ⅲ期:成熟单核细胞,CD14 表达水平快速上调,CD45 表达也增加。CD13、CD33、HLA-DR 阳性。正常单核细胞抗原表达规律见图 2-26。

2.正常淋巴细胞抗原表达规律

(1)正常 B 细胞抗原的表达规律:WHO 分类中对 B 系细胞抗原表达规律的介绍较少,主要对 TdT、CD79a、pPAX5 和 CD20 进行了介绍,分为 4 期。

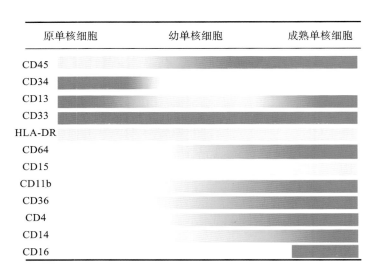

图 2-26　正常单核细胞抗原表达规律图

第Ⅰ期:早前体 B 细胞,表达 CD34、核 TdT、HLA-DR、CD38、CD22,表达高水平的 CD10。CD19、CD45 表达较弱,CD20 基本为阴性。

第Ⅱ期:前体 B 细胞,CD19、CD45 表达强度增加,CD10 表达强度减小。CD34、TdT 变为阴性。CD20 开始表达,CD22、CD38 表达强度不变,仍为中等强度。胞质 IgM＋。

第Ⅲ期:过渡期 B 细胞,CD20、CD45 的表达强度继续增加,达到最大值。CD10 弱阳性,CD38 表达强度不变。有文献报道此期表达 CD5。研究结果显示 CD5 与 CD10 同时阳性,但 CD5 阳性的细胞 CD20 基本为阴性,而 CD45 表达较强。FMC7 及表面 IgM 也在此期出现。

第Ⅳ期:成熟 B 细胞,CD10 变为阴性。出现 CD23,CD22 的表达强度明显增加。CD5 消失,CD19、CD20 和 CD45 保持高水平表达。正常 B 细胞抗原表达规律见图 2-27。

(2)正常 T 细胞抗原的表达规律:正常 T 系细胞起源于骨髓祖细胞,但其成熟和形成有功能的细胞是在胸腺和淋巴结内。WHO 分类将正常 T 细胞的分化发育分为 5 期,其中第Ⅳ和第Ⅴ期分别为髓质 T 细胞和周围 T 细胞,主要介绍前 4 期。

第Ⅰ期:CD7、CD10 高水平表达,但 CD3 阴性。CD1a 量逐渐增加。只有 1/3 的细胞表达 CD34,并表达 CD2、CD5。CD2 表达水平在整个成熟过程中保持不变。

第Ⅱ期:抗原表达与第Ⅲ期相似,但细胞体积较第Ⅲ期大。在小鼠胸腺内,相当于皮质

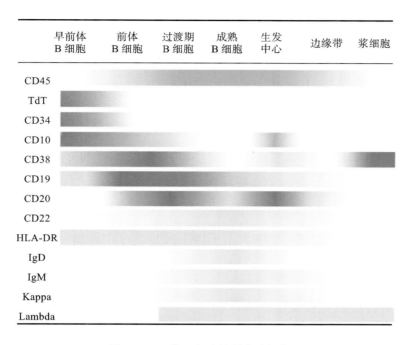

图 2-27　正常 B 细胞抗原表达规律图

淋巴细胞。CD1a、CD45 表达量增加,出现 CD4/CD8 双阳细胞,CD7 表达强度减低。

第Ⅲ期:出现 CD3 的表达,其他抗原同第Ⅱ期,但细胞体积变小。

第Ⅳ期:CD3、CD7 表达强度达到最大,CD1a 变为阴性。CD4/CD8 双阳细胞变为单阳细胞。CD2、CD5 持续阳性。正常 T 细胞抗原表达规律见图 2-28。

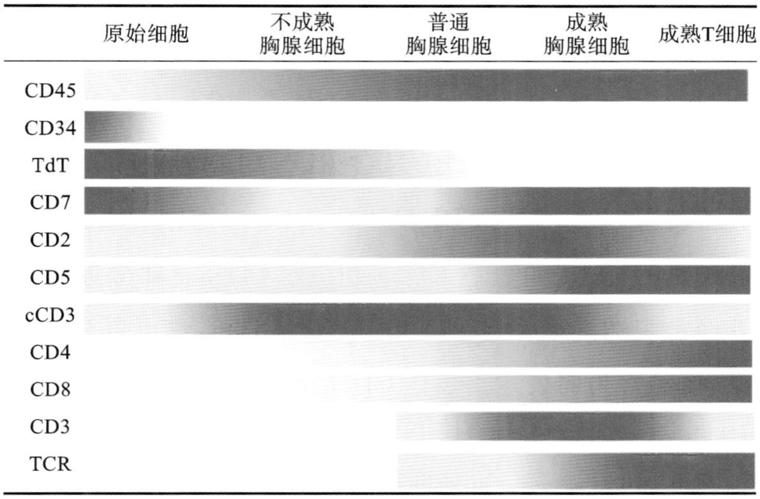

	原始细胞	不成熟胸腺细胞	普通胸腺细胞	成熟胸腺细胞	成熟T细胞
CD45					
CD34					
TdT					
CD7					
CD2					
CD5					
cCD3					
CD4					
CD8					
CD3					
TCR					

图 2-28　正常 T 细胞抗原表达规律图

五、急性白血病免疫表型

采用流式细胞术诊断急性白血病时,有多种模板,建议检测的免疫标志:①髓系标志:CD117、MPO、CD13、CD33、CD64、CD14 等。②T 系和 NK 系:Ccd3、CD7、CD56 等。③B 系标志:CD19、CD22。④其他标志:HLA-DR、CD45、CD34 等。

进一步确诊急性白血病的可选标志:① AML:CD15、CD11b、CD11c、CD36、CD371、CD65、CD300e、CD71、CD235a、CD61、CD42a、CD42b 等。② B-ALL/LBL:cCD79a、cIgM、cκ、cλ、CD24 等。③T-ALL/LBL:CD1a、CD10、CD99、TRBC1 等。

1.急性髓系白血病免疫表型分析

急性髓系白血病(AML)是一种克隆性髓系前体肿瘤,其特征是骨髓和外周血中母细胞数量增加。髓系母细胞包括成髓细胞、单核细胞、巨核细胞等。

由于 CD45/SSC 设门具有其他 FCM 免疫分型所不能替代的优势,在此主要介绍利用 CD45 进行多参数分析的免疫表型特点。AML 由于幼稚的髓细胞异常增多,其 CD45/SSC 图形不同于正常骨髓图形,并且不同 AML 亚型可表现出亚型特异的 CD45/SSC 图形改变。利用 CD45 设门方法,首先分析 CD45/SSC 图,划分出不同的细胞群体,观察其与正常骨髓的差别,找到异常细胞群,再进一步分析不同细胞群的免疫表型特征,以确定白血病细胞的性质,并做出诊断。

(1)AML 伴 t(8;21)(q22;q22);RUNX1-RUNX1TI。WHO 介绍的免疫表型:部分原始细胞显示强表达 CD34、HLA-DR、MPO 和 CD13,但 CD33 经常弱表达。在部分细胞中可见粒系成熟的标志,如表达 CD15 和(或)CD65。部分原始细胞可同时表达 CD34 和 CD15。经常表达淋系标志 CD19、PAX5、CD56,也可以表达胞内 CD79a。有些病例表达 TdT,但经常为弱表达。表达 CD56 者可能预后较差。当白血病细胞出现弱 CD19+(伴 CD56+)、CD33 弱表达时,多提示存在 t(8;21),应建议临床医生进行染色体或 RT-PCR 检测,以证实存在此种染色体易位。文献报道此型 AML 往往预后较好。AML 伴 t(8;21)(q22;q22)流式表型见图 2-29。

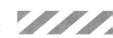

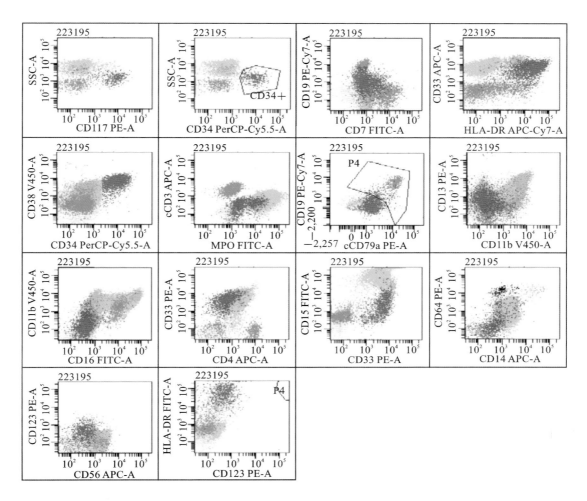

图 2-29　AML 伴 t(8；21)(q22；q22)流式表型图

CD34 阳性细胞群表达 CD34、CD117、MPO part、CD13、CD38、CD33、HLA-DR、CD123dim，部分弱表达 CD15，少部分弱表达 CD19、cCD79a，不表达 CD7、cCD3、CD11b、CD16、CD22、CD10、CD4、CD64、CD14、CD36、CD56、CD61、CD11c、CD71，为表型异常髓系原始细胞。

　　AML 伴 t(8；21)患者 HLA-DR、CD38、CD117 和 CD34 的表达率很高，均在 97% 以上，可以说几乎所有患者均表达这些标志。无 t(8；21)的 AML 患者与之相比，CD117 与 CD38 表达无差别，CD34 和 HLA-DR 表达率稍低，但 CD33 的表达率高于 AML 伴 t(8；21)患者。AML 伴 t(8；21)患者的最大特点是表达 CD19，与无 t(8；21)的 AML 患者具有显著差异。虽然 AML 伴 t(8；21)患者 CD56 的阳性率也较高，甚至高于 CD19，但无 t(8；21)的 AML 患者 CD56 的阳性率也不低。因此，单独表达 CD56 对判断是否为 AML 伴 t(8；21)的准确性不高。有文献报道，表达 CD19、CD56 及 CD33

低表达对判断 AML 伴 t(8;21)有较高的准确性和特异性。

（2）AML 伴 inv(l6)(p13;q22)或 t(16;16)(p13;q11);CBFβ-MYH11。WHO 的定义:此类 AML 经常伴有粒系和单核细胞分化,以骨髓中存在异常嗜酸性粒细胞为特征。在 AML 中占 4%～8%,发生于所有年龄组,以年轻人居多。原始细胞中 CD117、HLA-DR、CD38、CD13 均全部表达,CD34、CD9、CD33 和 CD64 表达的比例逐渐减低。CD15、CD11b 和 CD14 的表达率均较低。淋巴系抗原 CD7、CD19、CD56 几乎不表达。AML 伴 inv(16)流式表型见图 2-30。

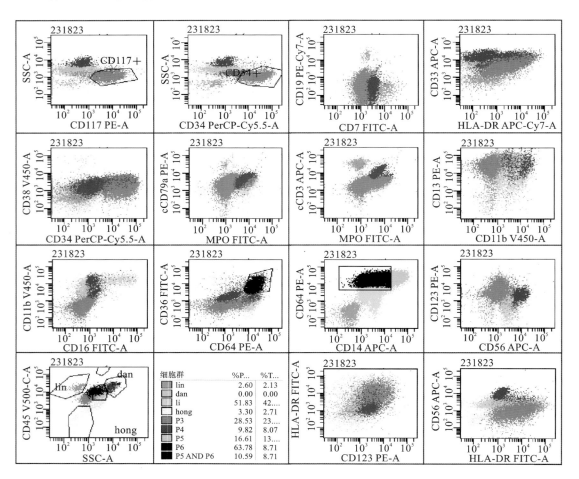

图 2-30　AML 伴 inv(16)流式表型图

CD34 阳性细胞群表达 CD34、CD117、MPOpart、CD13、CD38、CD33、HLA-DR、CD123,不表达 CD7、CD19、cCD3、cCD79a、CD11b、CD16、CD22、CD10、CD4、CD15、CD64、CD14、CD36、CD56、CD61、CD11c、CD71,为表型异常髓系原始细胞;单核细胞占有核细胞的 16.61%,其中 10.59%(占有核细胞)为 $CD64^+CD14^{dim+}$ 幼单核细胞。

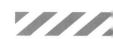

（3）APL 伴 t(15;17)(q22;q12)；PML-RARα。WHO 的定义：此类 AML 是一类以早幼粒细胞增多为特征的 AML，多颗粒（典型 APL）与微颗粒均存在。在 AML 中占 4%～8%，发生于所有年龄组，但以中年成人居多。WHO 介绍的免疫表型：以 CD34、HLA-DR、CD11b、CD11c、CD18 低水平表达或阴性为特征。白血病细胞经常均一高表达 CD33 和异质性表达 CD13。多数病例表达 CD117，虽然有时候为弱表达。粒系分化标志 CD15 和 CD65 常为阴性或只有弱表达。CD64 经常表达于微颗粒型。经常部分细胞表达 CD34 和 CD2。约 20% 的 APL 患者表达 CD56。APL 伴 t(15;17)(q22;q12) 流式表型见图 2-31。

（4）AML 伴 t(9;11)(p22;q23)；MLLT3-MLL。WHO 的定义：此类 AML 经常伴单核细胞特征，也称为 AML 伴 11q23 异常。发生于所有年龄组，但儿童居多。在儿童中占 9%～12%，在成人中占 2%。WHO 介绍的免疫表型：强表达 CD33、CD65、CD4 和 HLA-DR，而 CD13、CD34 和 CD14 经常为弱表达。多数 AML 伴 11q23 异常成人患者表达单核细胞分化标志，如 CD14、CD4、CD11b、CD11c、CD64、CD36 和溶菌酶；不同程度地表达 CD34、CD117。

（5）AML 伴 t(6;9)(p23;q34)；DEK-NUP214。WHO 的定义：此类 AML 经常伴或不伴单核细胞特征，经常伴有嗜碱性粒细胞和多系病态造血。在 AML 中占 0.7%～1.8%，见于成人和儿童，儿童发病的中位年龄是 13 岁，成人发病的中位年龄是 35 岁。WHO 介绍的免疫表型：AML 免疫表型，无特异性。所有病例均表达 MPO、CD33、CD13、CD38 和 HLA-DR。多数病例表达 CD34、CD117 和 CD15，部分病例表达单核细胞标志 CD64，大约一半病例表达 TdT。

（6）AML 伴 inv(3)(q11;q26.2) 或 t(3;3)(q21;q26.2)；RPNl-EVI1。WHO 的定义：此类 AML 可初发或者继发于 MDS，经常伴随正常或增高的外周血血小板数，骨髓的巨核细胞具有单个或者双叶核仁和伴有多系病态造血。在 AML 中占 1%～2%，主要见于成人，无性别倾向。儿童发病的中位年龄是 13 岁，成人发病的中位年龄是 35 岁。WHO 介绍的免疫表型：此类 AML 的免疫表型资料有限。原始细胞表达 CD33、CD13、CD34、CD38 和 HLA-DR，一些病例表达 CD7 和巨核细胞标志 CD41 和 CD61。其他淋巴系标志一般不表达。

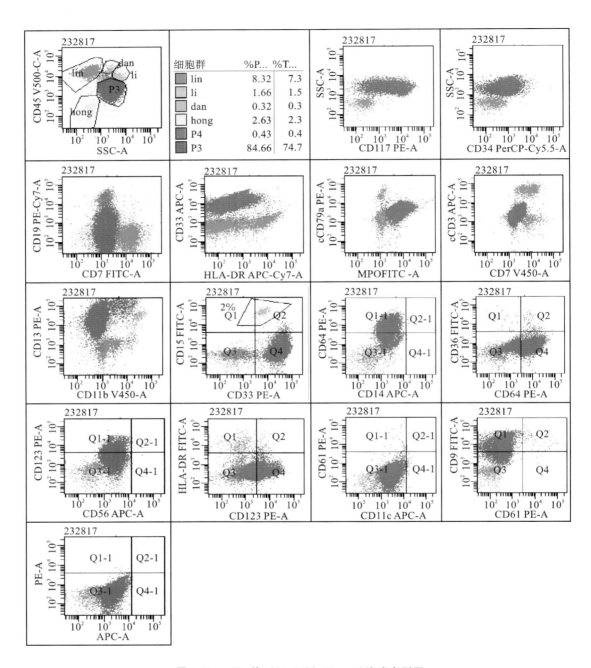

图 2-31　APL 伴 t(15;17)(q22;q12)流式表型图

　　P3 群表达 CD117、MPOst、CD33st、CD38part、CD13st、CD64、CD9、CD123part，部分弱表达 CD15，不表达 CD34、CD19、CD7、cCD3、cCD79a、CD11b、CD16、CD10、CD22、CD4、CD14、CD36、CD61、CD11c、CD56、HLA-DR，为表型异常早幼粒细胞。

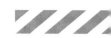

（7）AML 伴 t(1;22)(p13;q13)；RBM15-MKL1。WHO 的定义：此类 AML 经常显示巨核细胞系成熟的特征。在 AML 中占比小于 1.0%,常见于无唐氏综合征的婴儿。WHO 介绍的免疫表型：原始巨核细胞表达一个或者多个血小板糖蛋白——CD41（糖蛋白Ⅱb/Ⅲa）和（或）CD61（糖蛋白Ⅲa）。髓系相关标志 CD33、CD13 可能阳性。CD34、白细胞标志 CD45 和 HLA-DR 经常阴性。CD36 呈特征性阳性。MPO、淋系标志和 TdT 阴性。胞内 CD41 和 CD61 比表面更特异和敏感。

（8）AML 伴 NPMI 突变。WHO 的定义：这类 AML 经常伴随粒细胞或单核细胞特征,典型者发生于正常核型的老年人,是最常见的重现性遗传学异常的 AML,见于 2%～8% 的儿童和 27%～35% 的成人。在成人正常核型中的发生率为 44%～64%,女性多见。WHO 介绍的免疫表型：除表达髓系标志 CD33、CD13、MPO 外,经常表达单核细胞标志 CD14 和 CD11b。表达巨噬细胞限制性的 CD68。最具特点的是不论原始细胞的成熟度如何,均不表达 CD34。

（9）AML 伴 CEBPA 突变。WHO 的定义：此类 AML 常符合 AML 部分成熟或未分化型的标准。主要见于初发的白血病,在初发 AML 中占 6%～15%,占正常核型 AML 的 14%～18%。无性别和年龄差别。WHO 介绍的免疫表型：原始细胞经常表达一个或多个髓系相关标志如 CD33、CD13、CD65、CD11b 和 CD15,多数原始细胞表达 CD34 和 HLA-DR。单核细胞标志 CD14 和 CD64 经常阴性。50%～73% 病例表达 CD7,而 CD56 和其他淋巴系标志经常阴性。

2.急性淋巴细胞白血病(ALL)免疫表型分析

（1）B-ALL。B-ALL/LBL,NOS 是 B 系定向前体细胞肿瘤,典型的肿瘤由小到中等大小的原始细胞组成,胞质较少,染色质中等密度到分散,核仁不明显。WHO 介绍的免疫表型：原始细胞几乎全部表达 CD19、cCD79a 和 cCD22。但它们均不是 B 系特异性的标志,高强度的表达或几种抗原表达的组合高度支持 B 系。多数病例的原始细胞表达 CD10、表面 CD22、CD24、PAX5 和 TdT。CD20 和 CD34 的表达是可变的,CD45 可以阴性。髓系相关的抗原 CD13 和 CD33 可以阳性。主要根据是否表达 CD10、TdT 和是否存在免疫球蛋白(Ig)及免疫球蛋白出现在胞质还是细胞膜表面而分为早前体 B-ALL、普通 B-ALL、前体 B-ALL、成熟 B-ALL,WHO 分类将成熟 B-ALL 从急性淋巴细胞白血病中剔除,归入周围型白血病/淋巴瘤中,B-ALL 分型见表 2-1。

表 2-1　B-ALL 分型

亚型	cCD79a	CD22	CD19	CD34	TdT	CD10	cμ	Ig
早前体 B-ALL	+	+	+	+	+	−		
普通 B-ALL	+	+	+	+	+	+	−	−
前体 B-ALL	+	+	+	−/+	+	+	+	
B-ALL	+	+	+	−	−	+/−	+	+

FCM 免疫表型:CD45/SSC 图中,异常细胞的 SSC 与正常淋巴细胞相同,如果以正常淋巴细胞的最大 SSC 为界,ALL 细胞的 SSC 基本都在此界限内,很少超过此界限。CD45 荧光强度变化非常大,可比正常淋巴细胞弱,或完全阴性,或 CD45 荧光强度呈由弱到阴性的连续分布。CD45 荧光强度的变化是 B-ALL 的一大特点,其他类型白血病很少出现这样的变化。当 CD45/SSC 图出现此种特点时多提示 B-ALL。B-ALL 的流式表型见图 2-32 至图 2-34。

(2)T-ALL。WHO 的定义:T 淋巴母细胞白血病/淋巴瘤(T-ALL/LBL)是 T 系定向前体细胞肿瘤,由典型的小到中等大小的原始细胞组成。胞质较少,染色质中等密度到分散,核仁不明显。累及骨髓和外周血(T-ALL),有时原发于胸腺、淋巴结或结外(T-LBL)。当病变以肿块的形式出现,并且不累及或较少累及骨髓或外周血时,诊断为 T-LBL 比较合适。如果广泛累及外周血或骨髓,则诊断为 T-ALL 较合适。但区分 T-ALL 和 T-LBL 是人为的,许多治疗方案中采用 25% 作为区别 T-ALL 和 T-LBL 的界值。对此类疾病的诊断,与 AML 不同的是,其没有一个最低的骨髓原始细胞的比例。一般来讲,原始细胞<20% 时应避免做出此诊断。

WHO 介绍的免疫分型:原始细胞表达 TdT,不定表达 CD1a、CD2、CD3、CD4、CD5 和 CD8。CD7 和胞内 CD3 是阳性率较高的。只有 cCD3 是系列特异性的。CD4 和 CD8 经常双阳性,CD10 也可能阳性,但也不是 T-ALL 特异性的,CD4 和 CD8 双阳性可见于 T-PLL(T 细胞幼淋巴细胞白血病),CD10 阳性见于周围型的 AITL。除 TdT 外,鉴别 T-ALL 特异性的标志是 CD99、CD34 和 CD1a。其中 CD99 是最有用的。

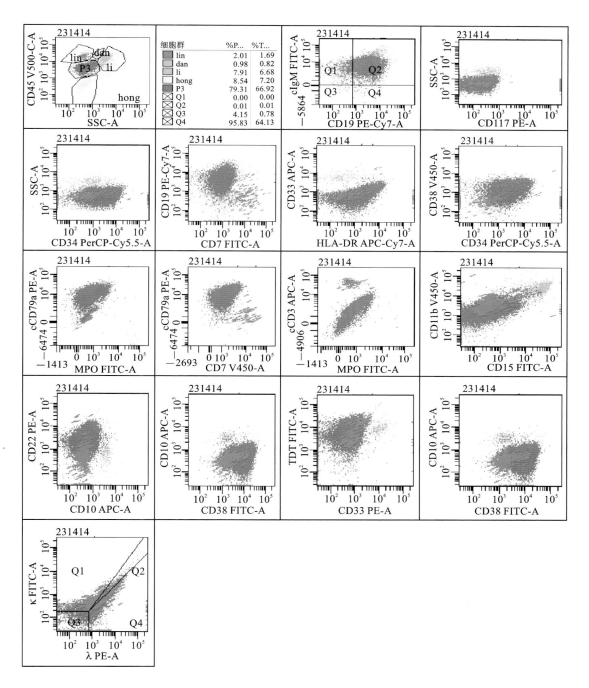

图 2-32　早前体 B-ALL 流式表型图

P3 群细胞表达 CD19、CD34、cCD79a、CD38、CD22dim、TdTpart，不表达 CD7、CD117、MPO、cCD3、CD10、CD15、

CD13、CD11b、CD33、κ、λ、CD20、CD2、CD5、CD3、CD4、CD8、cIgM，为表型异常 B 系幼稚细胞。

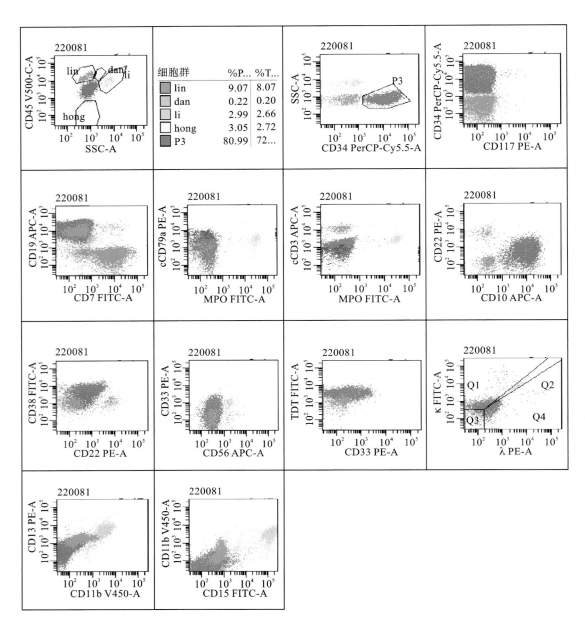

图 2-33 普通 B-ALL 流式表型图

P3 细胞群表达 CD19、CD34、cCD79apart、CD38、CD22part、CD10、TdT、CD20part，部分弱表达 CD33，不表达 CD7、CD117、MPO、cCD3、CD15、CD13、CD11b、κ、λ，为表型异常 B 系幼稚细胞。

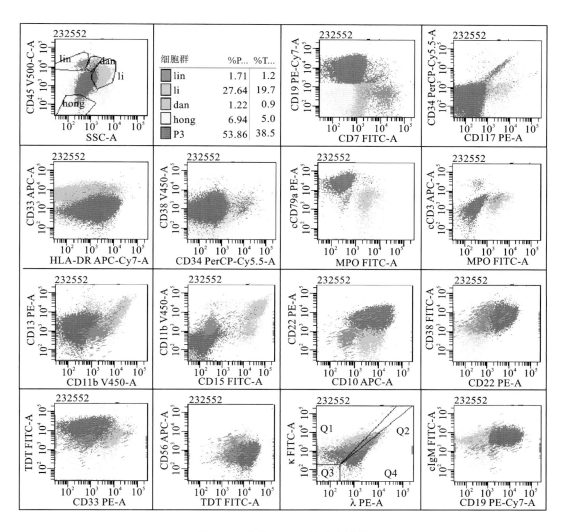

图 2-34　前体 B-ALL 流式表型图

红色细胞群表达 CD19、cCD79a、CD38、CD22、CD10、TdT、HLA-DR、cIgM,部分弱表达 CD13、CD20,不表达

CD34、CD7、CD117、CD33、MPO、cCD3、CD15、CD11b、κ、λ、CD36、CD64、CD14,为表型异常 B 系幼稚细胞。

29%～48%的病例有核 TAL-1 染色,但其不一定与存在 TAL-1 基因改变相关。T 系

ALL 分型见表 2-2。T-ALL 的流式表型见图 2-35 至图 2-38。

表 2-2　T 系 ALL 分型

亚型	cCD3	CD7	TdT	CD34	CD2	CD1a	CD3	CD4/CD8
早前体 T-ALL	+	+	+	+/-	-	-	-	-/-
前体 T-ALL	+	+	+	+/-	+	-	-	-/-

续表

亚型	cCD3	CD7	TdT	CD34	CD2	CD1a	CD3	CD4/CD8
皮质 T-ALL	+	+	+	−	+	+	−	+/+
髓质 T-ALL	+	+	+/−	−	+	−	+	+/−;−/+

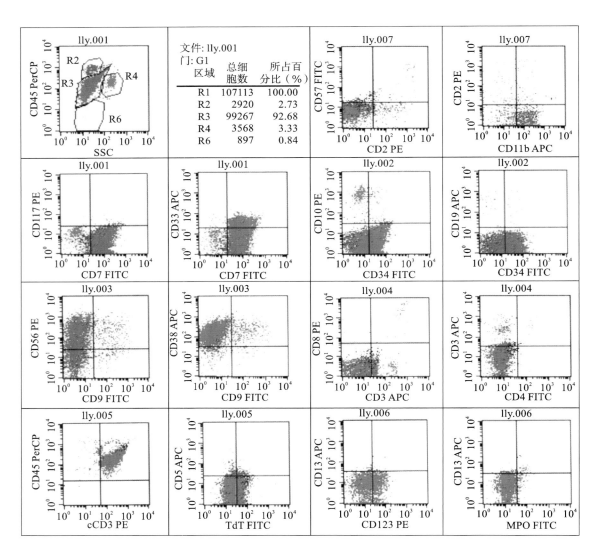

图 2-35　早前体 T-ALL 流式表型图

　　R3 细胞(红色)为异常幼稚 T 细胞,表达 CD45、CD7、CD56、cCD3,部分细胞表达 CD34、TdT,而 CD2、CD5、CD3、CD4、CD8 均为阴性。另外,部分细胞表达 CD33,但 MPO 和 CD13 阴性。

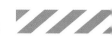

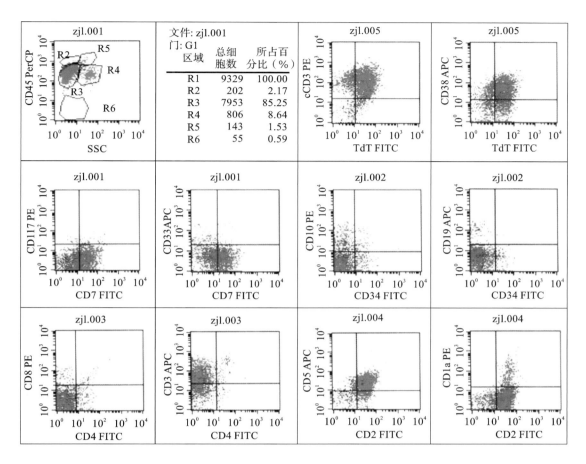

图 2-36　前体 T-ALL 的流式表型图

R3 细胞(红色)为异常幼稚 T 细胞,表达 CD45、CD7、CD2、CD5、CD38、cCD3、CD3、TdT;少数细胞表达 CD1a,而 CD4、CD8 均为阴性。

3.急性系列分类不明白血病免疫表型分析

(1)急性系列无法分类型:由于白血病细胞经常出现异常的抗原表达方式,即丧失系列规律性,表现为表达交叉系列抗原。应用免疫标记发现 30%~50% 的白血病患者表达一个系列以上的标志,因此出现急性双表型或混合谱系白血病的报道,有文献报道其发病率可高达 50%。如何诊断这些白血病? 以前的概念是包括双表型或混合谱系白血病。双克隆型白血病同时存在两种异常细胞,分别表达髓系或淋巴系标志。双表型白血病时一群白血病细胞同时表达两个或两个系列以上的标志,如 B-M、T-M、T-

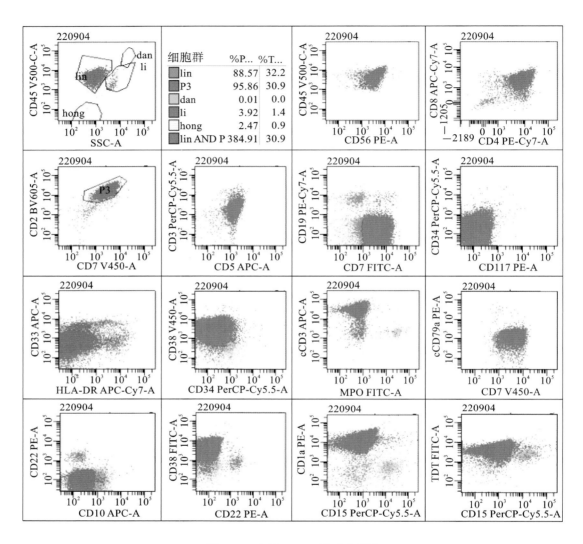

图 2-37　皮质 T-ALL 流式表型图

P3 细胞群表达 CD7st、CD2、CD4、CD8、CD5、cCD3、CD38、CD1a、TdT，不表达 CD117、CD34、CD19、HLA-DR、CD33、

MPO、cCD79a、CD22、CD10、CD13、CD15、CD56、CD3，为表型异常 T 系幼稚细胞。

B 或 M-T-B。如何正确地诊断双表型白血病？Catovsky 提出了一套计分法（表 2-3），
欧洲也有一套计分法（表 2-4）。两者有相似的标志，略有差异，但总原则是胞质和膜的
CD3、胞质 CD79a、胞质 MPO 分别为系列特异性最高的标志，分别给予最高分（2 分）。
诊断双表型白血病时，每个系列应大于 2 分。

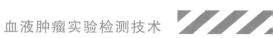

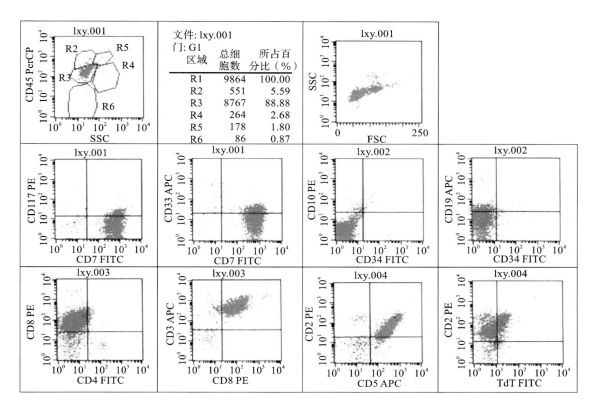

图 2-38 髓质 T-ALL 的流式表型图

R3 细胞(红色)为异常幼稚 T 细胞,表达 CD45、CD7、CD2、CD5、CD3、CD8,部分细胞表达 TdT,而 CD34、CD4 为阴性。

表 2-3 Catovsky 计分法

计分	B	T	M
2	CD79a	CD3	anti-MPO
	CD22	anti-TcRa/b	
	cIgM	anti-TcRγ/d	
1	CD19	CD2	CD117
	CD10	CD5	CD13
	CD20	CD8	CD33
		CD10	CD65s
0.5	TdT	TdT	CD14
	CD24	CD7	CD15
			CD64、CD11b/c

表 2-4 EGLA 计分法

计分	B	T	M
2	CD79a	CD3(cyt/m)	anti-MPO
	CD22	anti-TcRa/b	（抗溶菌酶抗体）
	cIgM	anti-TcRγ/d	
1	CD19	CD2	CD13
	CD10	CD5	CD33
	CD20	CD8	CD65s
		CD10	
0.5	TdT	TdT	CD14
	CD24	CD7	CD15
			CD64
			CD117

（2）混合谱系白血病：WHO 介绍的免疫表型：急性系列分类不明白血病的诊断需要依靠免疫分型，证明一群细胞存在一个系列以上的标志。如果证明存在两种不同的白血病细胞，分别表达不同标志，也可以通过免疫组化对标本进行检查或者进行细胞化学染色如 MPO 染色，然后通过 FCM 检测 B 或 T 细胞标志。WHO 提出的鉴定不同系列的新标准如下。

①确定髓系标准：存在两种或两种以上的白血病细胞群，其中一群细胞符合 AML 的免疫表型标准，但原始细胞比例不一定大于 20%。只存在一群原始细胞并符合 B-ALL 或 T-ALL 的标准，FCM 显示原始细胞同时表达 MPO。髓系标志 CD13、CD33、CD117 不具备足够强的特异性来确定混合谱系白血病（MLL）。只存在一群原始细胞并符合 B-ALL 或 T-ALL 的标准，但单核细胞分化的证据不明确，例如非特异性酯酶弥散阳性，并表达一个以上单核细胞标志如 CD11c、CD14、CD36、CD64 和溶菌酶。

②确定 T 系标准：胞内 CD3 强表达，见于同一群或不同群原始细胞。对于 cCD3 应该采用强的荧光素，例如 PE 和 APC。并且 CD3 表达的强度应接近标本中存在的正常 T 细胞中 CD3 的强度。通过免疫组化检测 CD3 时要注意，如果采用多克隆抗体，可

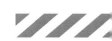

以与 NK 细胞内的 c(zeta)链结合,因此不是 T 细胞特异性的。膜 CD3 虽然很少阳性,但如果表达,则提示 T 系存在。

③确定 B 系标准:CD19 强表达,同时存在至少一个下面的标志强表达:CD10、CD79a 或 cCD22。CD19 弱表达,同时存在至少两个下面的标志强表达:CD10、CD79a 和 cCD22。极少数情况下,即使 CD19 阴性也认为存在 B 系分化,此时要非常小心,因为 CD10、CD79a 的特异性相对较差。

WHO 诊断 MLL 的标准如下。

①髓系:MPO$^+$(通过 FCM、免疫组化或细胞化学检测)或单核细胞分化(至少 2 个标志:NSE、CD11c、CD64、CD14、溶菌酶)。

②T 系:cCD3 一般强表达(FCM 应用抗 ζ 抗体;免疫组合使用多克隆抗体,可与 CD3ζ 链结合,非 T 细胞特异的)或膜 CD3(很少表达)。

③B 系:CD19 强表达和至少 1 个标志(CD79a、cCD22、CD10)强表达或 CD19 弱表达和至少 2 个标志(CD79a、cCD22、CD10)强表达。

流式表型见图 2-39 至图 2-41。

六、慢性淋巴细胞白血病免疫表型特点

慢性淋巴细胞白血病(chronic lymphocytic leukemia,CLL)是一种以体积小而形态成熟的淋巴细胞在外周血、骨髓和外周淋巴器官中克隆性增殖为特点的恶性疾病。多参数 FCM 对诊断 CLL、单克隆 B 淋巴细胞增多症(monoclonal B lymphocytosis,MBL)以及排除反应性淋巴细胞增多、其他 B 或 T 细胞增殖性疾病具有特殊价值。2001 年,WHO 分型取消了 T-CLL,将其归为 T 幼淋巴细胞白血病(T-PLL)。CLL 的免疫表型特点为表达成熟 B 细胞标志,如 CD19、CD20、CD23,表面免疫球蛋白(如 IgM 或 IgM 和 IgD)弱阳性,具有单克隆性,即轻链只有 κ 链或者 λ 链中的一种,最具特征性的是 CLL 细胞同时表达 T 细胞相关抗原 CD5。CD43、CD79a 阳性,CD11c、CD20、CD22 弱阳性,FMC7、CD79b 阴性或者弱阳性,CD10、Cyclin D1 阴性,不表达早期造血细胞标志如 CD34、TdT。但仍有少部分 CLL 患者的免疫表型不典型,表现为轻链表达

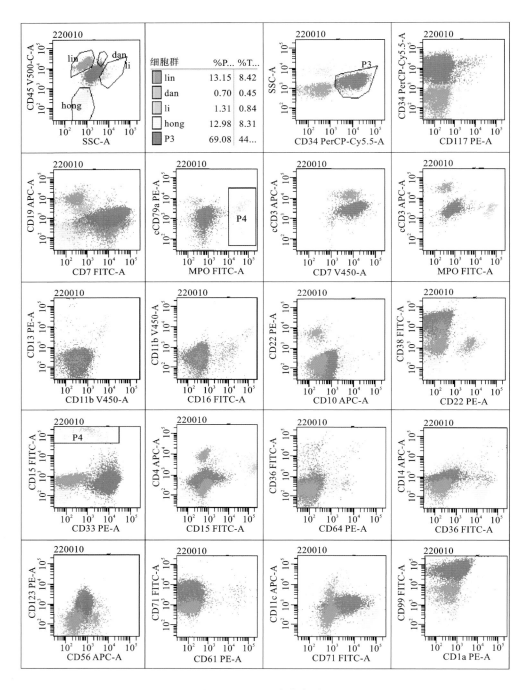

图 2-39 AUL 流式表型图

P3 细胞群表达 CD34、CD7、CD38、CD33st、CD123、CD99st，部分弱表达 CD71，不表达 CD117、CD19、cCD3、MPO dim、cCD79a、CD11b、CD13、CD16、CD22、CD10、CD4、CD15、CD64、CD14、CD36、HLA-DR、CD56、CD61、CD11c、CD1a、CD20、CD2、CD3、CD5、CD4、CD8，为表型异常原始细胞，表达部分髓系及部分 T 系标志。

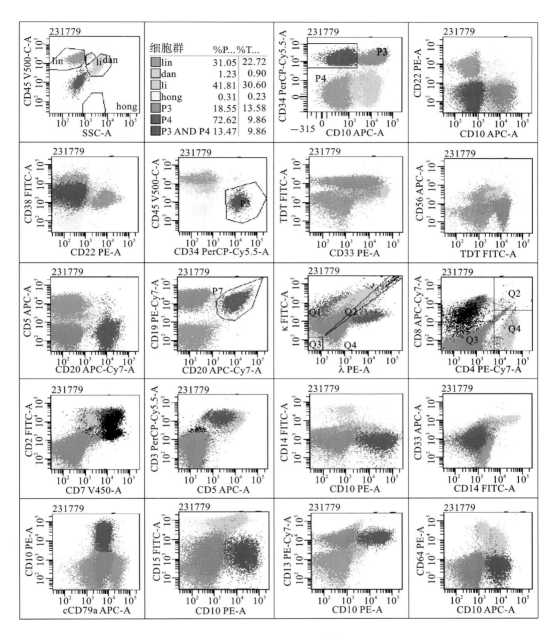

图 2-40　MPAL B/髓型流式表型图

蓝色细胞群表达 CD19、CD34、CD38dim、TdT、CD33part、CD13，部分弱表达 cCD79a、CD15，不表达 CD7、CD117、MPO、cCD3、CD10、CD22、CD11b、κ、λ、CD20、CD2、CD3、CD5、CD4、CD8、CD56、CD64、CD14，为表型异常原始细胞，表达部分 B 系标志及部分髓系标志；红色细胞群表达 CD19、CD34、CD38dim、CD10、TdT、CD33part、CD13，部分弱表达 cCD79a、CD15，不表达 CD7、CD117、MPO、cCD3、CD22、CD11b、κ、λ、CD20、CD2、CD3、CD5、CD4、CD8、CD56、CD64、CD14，为表型异常 B 系原始细胞，伴部分髓系标志表达。

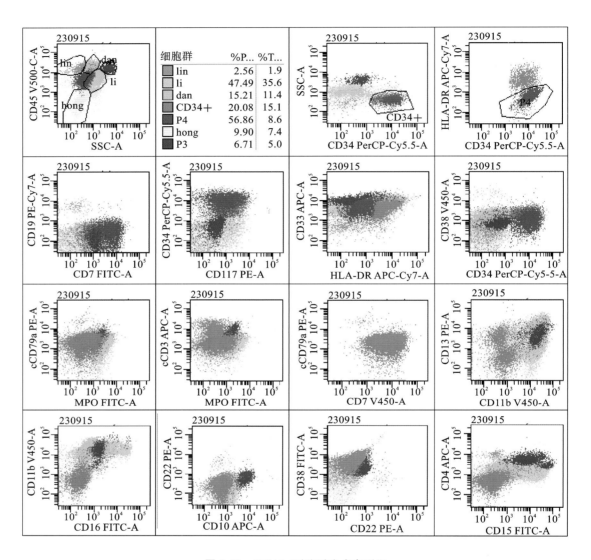

图 2-41　MPAL T/髓型流式表型图

　　蓝色细胞群表达 CD7st、CD34、CD117、CD38dim、CD33、CD64part、cCD3part、CD99st、CD56，不表达 HLA-DR、

CD13、CD19、MPO、cCD79a、CD11b、CD16、CD22、CD10、CD4、CD15、CD14、CD36、CD123、CD61、CD11c、CD71、CD1a、

CD2、CD5、CD3、CD8，为表型异常原始细胞，表达部分髓系标志及部分 T 系标志；红色细胞群表达 CD7dim、CD34、

CD117、CD38dim、CD33、CD64part、HLA-DR、MPOpart、CD13、CD99st，不表达 CD19、cCD3、cCD79a、CD11b、CD16、

CD22、CD10、CD4、CD15、CD14、CD36、CD123、CD56、CD61、CD11c、CD71、CD1a、CD2、CD5、CD3、CD8，为表型异常髓

系原始细胞。

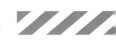

强阳性、CD5 或 CD23 阴性或弱表达等特征。目前 CLL 的诊断和鉴别诊断主要参考 Moreau 等提出的免疫表型积分系统(表 2-5)。CLL 流式表型见图 2-42。

表 2-5 CLL 免疫表型积分系统

指标	分值	
	1	0
sIg	弱阳性	强阳性
CD5	阳性	阴性
CD23	阳性	阴性
FMC7	阴性	阳性
CD22 或 CD79b	弱阳性	强阳性

该积分系统根据所列的 5 种抗原表达的强、弱和阳性、阴性进行积分。典型 CLL 积分为 4~5 分,其他 B 细胞增殖性疾病多为 0~2 分,对于积分为 3 分的患者,需要结合其他检查,如细胞形态学、病理结果、细胞遗传学和分子遗传学检测。

七、多发性骨髓瘤免疫表型特点

多发性骨髓瘤(MM)是一种原发于骨髓的多灶性浆细胞瘤,本病好发于中老年人群,中位发病年龄为 70 岁,30 岁以前很少见,儿童几乎从不发病。本病的临床表现主要为骨骼疼痛、贫血、乏力、肾功能损害和感染等。恶性单克隆浆细胞具有与正常浆细胞不同的抗原表达方式。相比正常浆细胞而言,恶性单克隆浆细胞的免疫表型常表现为 CD19、CD27、CD38、CD45 和 CD138 的表达水平下调,CD28、CD33 和 CD56 过表达,CD20、CD117 和表面免疫球蛋白不同步表达。

(1)CD38:广泛表达于造血细胞,在浆细胞中的表达强度明显高于其他造血细胞。常用于骨髓瘤细胞的设门分析。

(2)CD138:仅表达于浆细胞和骨髓瘤细胞,是相比 CD38 而言更为特异的浆细胞标志。另外,CD138 还表达于非造血系统中的上皮细胞、间充质细胞和肿瘤细胞。绝大多数 MM 患者 CD138 的表达为阳性。

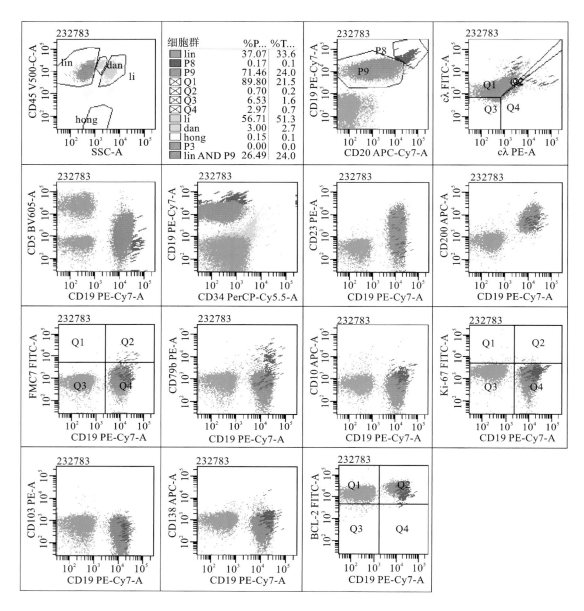

图 2-42　CLL 流式表型图

P9 细胞群表达 CD19、CD20dim、CD23part、CD5part、CD200、BCL2，不表达 cκ、κ、λ、cλ、CD79b、CD138、CD103、CD34、

FMC7、CD10、Ki-67、CD38，FSC 和 SSC 与正常淋巴细胞相似，为表型异常的单克隆成熟小 B 细胞。

（3）CD19：B 细胞的标志。正常浆细胞中部分亚群细胞 CD19 的表达为阴性，大部分细胞表达 CD19，但表达强度低于 B 细胞，而 MM 患者的异常浆细胞经常不表达 CD19。

（4）CD56：NK 细胞的标志，是介导细胞黏附的黏附分子之一，与骨髓瘤细胞和基质细胞之间的相互作用有关。正常浆细胞不表达 CD56，循环外周血中的骨髓瘤细胞

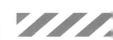

一般不表达 CD56,但胸水和腹水中的骨髓瘤细胞表达。CD56 通常在 MM 患者骨髓中过表达,髓外很少表达。

(5)CD28:T 细胞激活的共刺激分子,在骨髓瘤细胞中部分表达,在正常浆细胞中不表达。在骨髓基质中参与树突状细胞与浆细胞的相互作用,在骨髓瘤细胞的存活中起着重要作用。

(6)CD27:记忆标志,仅表达于生发中心细胞、记忆细胞和浆细胞。部分骨髓瘤细胞不表达 CD27,有助于逃避机体的免疫系统监控。

(7)CD117、CD33、CD20、CD52 和 CD200:正常浆细胞均不表达,MM 患者中部分表达。各实验室的研究目的不同,选择检测的抗原也不同。

(8)κ 抗原和 λ 抗原:正常和异常浆细胞基本不表达膜的免疫球蛋白,因此用于鉴别浆细胞的克隆性时需要检测胞内的 κ 抗原和 λ 抗原。恶性浆细胞多为单克隆,正常浆细胞为多克隆。

MM 流式表型见图 2-43。

八、淋巴瘤免疫表型特点

1. B 细胞淋巴瘤免疫表型特点

(1)弥漫大 B 细胞淋巴瘤(DLBCL)是一种来源于成熟 B 细胞的侵袭性肿瘤,是最常见的非霍奇金淋巴瘤类型,占全部非霍奇金淋巴瘤的 25%～50%。DLBCL 典型流式特点:CD19+,大 B 细胞表达 CD22、FMC7,无 CD103 及 CD23 表达。限制性表达细胞表面 κ 轻链,无 λ 轻链表达。DLBCL 流式表型见图 2-44。

(2)套细胞淋巴瘤(MCL)是一种侵袭性的 B 细胞肿瘤,发病中位年龄为 60 岁,男性较多见。本病常累及外周血及骨髓,且大多数患者在就诊时即表现为晚期病变的特征。本病的肿瘤细胞除了表达 B 细胞抗原(如 CD19、CD20、CD22、CD79b 以及膜免疫球蛋白)外,还伴随表达 CD5(但其表达强度常低于 CLL 的 CD5),同时,95%以上的病例表达 CyclinD1。CD20 和轻链中等强度阳性,CD23 为弱阳性或阴性,CD200 通常阴性。约 90％的病例 SOX11 阳性，部分患者可出现 MUM-1 阳性。值得注意的是，少见或罕见病例可出现 CD5－、BCl6＋和 CD10＋等特殊表型。套细胞淋巴瘤流式表型见图 2-45。

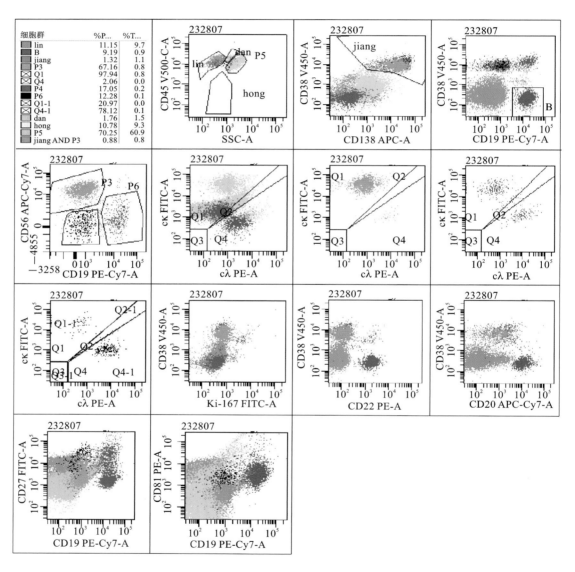

图 2-43　MM 流式表型图

　　P3 群细胞表达 CD38st、CD138、CD56、Cκ、CD27part，不表达 CD19、Cλ、CD22、CD20、Ki-67、CD81，为表型异常单克隆浆细胞。

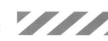

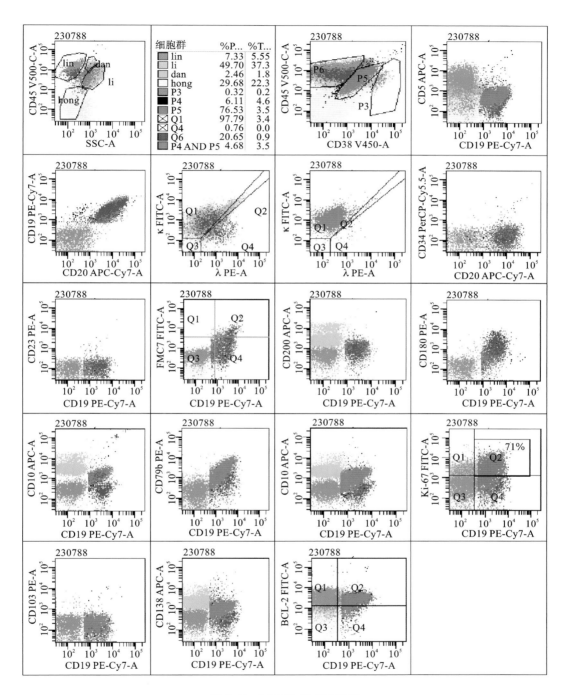

图 2-44 DLBCL 流式表型图

P5 细胞群表达 CD19、CD20、κ、cκ、FMC7part、CD200dim、CD79b、CD180dim、CD38、Ki-67（阳性率 70%），不表达 λ、cλ、CD5、CD10、CD23、CD34、BCL2、CD103、CD138，FSC 和 SSC 较正常淋巴细胞大，为表型异常的单克隆成熟大 B 细胞。

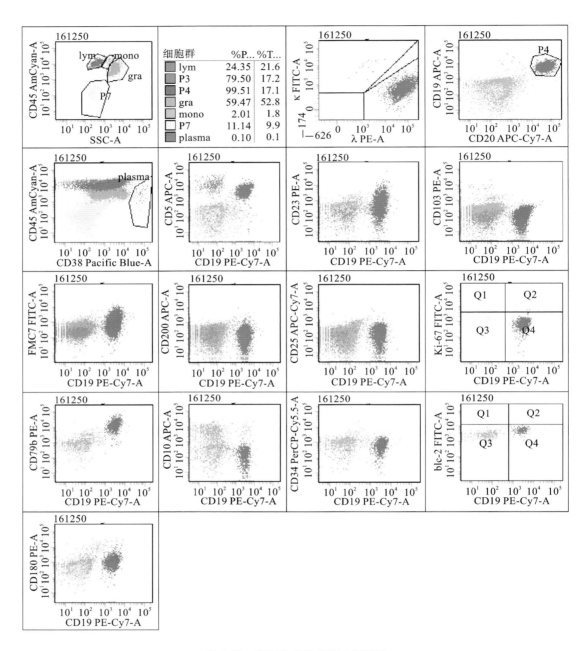

图 2-45　套细胞淋巴瘤流式表型图

P4 细胞群表达 CD19、CD20、CD5、CD23part、λ、CD79b、FMC7part，不表达 CD180、CD200、CD103、CD25、κ、CD38、CD10、CD34、Ki-67、BCl2，为表型异常单克隆成熟小 B 细胞。

骨髓流式细胞学也明确提示克隆性表达 κ 轻链的异常 CD19$^+$ 细胞占淋巴细胞的 34.92%，主要表达成熟 B 细胞的标志，如 CD19、CD79b 和膜免疫球蛋白；异常强表达 CD20、CD22，同时弱表达 CD5。部分细胞表达活化标志 CD38 以及 T 细胞相关的 CD43、CD81，不表达 CD10、CD200、CD23 及其他 T/NK 细胞标志。单从免疫表型上来看，我们不难看出这些异常增生的细胞为成熟 B 细胞，伴有 CD5 的弱表达，符合 CD5＋、CD10－的 B 细胞淋巴瘤免疫表型。弱表达 CD5，不表达 CD200 和 CD23，CD20、CD22 以及膜轻链的表达均较强，不符合 CLL 的流式特点时，结合患者的临床特点，可考虑为 MCL。

（3）滤泡性淋巴瘤（FL）是一种成熟 B 细胞肿瘤。免疫表型采用 CD20 射门分析，滤泡性淋巴瘤细胞 CD20 强阳性表达，同时表达其他 B 细胞标志，例如 CD19、CD22、CD79a、CD10 通常也较强，少数滤泡性淋巴癌可无 CD10 表达，CD5 及 CD23 阴性。滤泡性淋巴瘤流式表型见图 2-46。

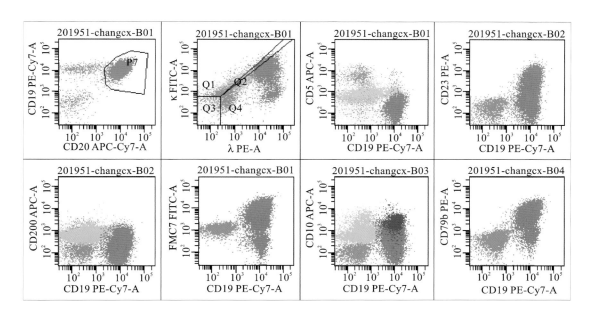

图 2-46　滤泡性淋巴瘤流式表型图

P7 细胞群表达 CD19、CD20、λ、cλ、CD23part、CD200part、CD79b、CD180、CD10part、FMC7、BCL2dim，不表达 κ、cκ、CD5、CD38、CD34、Ki-67、CD103、CD138，FSC 和 SSC 与正常淋巴细胞相似，为表型异常的单克隆成熟小 B 细胞。

血液肿瘤与微生态

2. T 细胞淋巴瘤流式表型特点

(1)血管免疫母细胞 T 细胞淋巴瘤(AITL):好发于中年人,临床上以广泛淋巴结肿大、肝脾大、全身系统性症状、多克隆 γ 球蛋白增高为主要表现。

(2)外周 T 细胞淋巴瘤(非特指):一组结内或结外异质性成熟 T 细胞淋巴瘤,约占总外周 T 细胞淋巴瘤的 30%。肿瘤细胞通常有 T 细胞抗原错译表达,CD5 及 CD7 表达水平下降,以 CD4$^+$ 细胞为主,有时出现 CD4/CD8 双阳性或双阴性表型。T 细胞受体常表达 TCRb1,而通常无 CD52 表达。

(3)间变性大细胞淋巴瘤(ALCL):通常累及皮肤、淋巴结,小细胞变异型可累及周围血。肿瘤细胞 CD4＋、CD2＋,其他 T 系标志(如 CD3、CD5、CD7)阴性,CD56＋,可有髓系抗原表达,如 CD13、CD15、CD33(易于与 AML 混淆)。依靠 FCM 表型不能确诊,依靠 IHC CD30$^+$(细胞膜、高尔基体)Alk-1 可确诊。在一些 CD30＋的淋巴瘤中,肿瘤细胞丢失全 T 细胞抗原,显示出裸表型。有这种表型的肿瘤称为间变性大细胞淋巴瘤。由于 CD30 表达特点可见于其他胸腺后 T 细胞肿瘤(如 MF 晚期或一些 NK 样 T 细胞淋巴瘤),需要其他更具特征的标准来界定 CD30$^+$ 淋巴瘤。具有 t(2;5)才能诊断为间变性大细胞淋巴瘤。

(4)肝脾 T 细胞淋巴瘤(HSTCL):占 NHL 的 1% 以下,多见于青少年及壮年。以肝脾大为突出表现,通常无淋巴结肿大,骨髓常常受累。临床常有全血细胞减少。肿瘤细胞免疫表型为 CD3＋、TCRγσ＋、TCRaβ－、CD56＋/－、CD4、CD8＋/－、CD5－。T 细胞受体表位多数为 TCRγδ,少数为 aβ。肿瘤细胞表达细胞毒性颗粒相关蛋白,如 TIA-1、颗粒酶 M,但颗粒酶 B 和穿孔素多数阴性。该病侵袭性强,预后不良。

(5)NK/T 淋巴瘤:FCM 优于免疫组化。FCM 使用的 CD3 单抗是 CD3 受体复合物,覆盖 T 细胞,而在 NK 细胞上不表达。FCM 检测出现 CD3 表达缺失时,应注意区分是 NK 细胞、CD3 缺失的异常 T 细胞还是幼稚 T 细胞。受体基因重排对 T 细胞克隆性判断有帮助,但对 NK 细胞没有价值。①确定肿瘤细胞是否表达 CD4 或 CD8,依赖于设门等技术可以较容易地将肿瘤性 T 细胞和反应性 T 细胞区分开来。②确定肿瘤细胞是否表达 NK 相关抗原:FCM 示 CD16、CD56、CD57 表达。③确定是否有 T 细

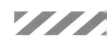

胞受体(TCR)表达及受体类型:对受体检测,FCM 是最佳选择,FCM 可以明确肿瘤细胞是否表达 TCR 及受体类型(αβ 还是 γδ 受体)。

九、FCM 在 MRD 的应用

1. AML MRD 检测

(1)检测方案:一般使用 CD45 及髓系原始标志 CD34、CD117、HLA-DR 和(或)CD33 作为骨架抗原,结合常见伴系表达标志(如 CD7、CD56、CD2、CD19、CD4 等)、异常获得标志 CD96、CD366(Tim3)等、过早获得的成熟阶段标志(CD15、CD64、CD11b、CD11c、CD36、CD14 等)、表达强度改变的髓系及早期标志(CD13、CD33、CD371、CD38、CD123、CD200 等)。

(2)设计门规则:①CD45/SSC、CD34/SSC、CD117/SSC、CD45/HLA-DR 同步设门,防止漏掉一个或者更多早期标志的 MRD。如果是罕见的类型,如巨核细胞白血病,需要使用 CD42a/CD45、CD61/CD45 设门;②幼稚细胞门内尤其是 CD117/SSC 和(或)CD45/HLA-DR 设门,可能同时存在正常和恶性髓系幼稚细胞,残留正常幼稚细胞是很好的 DFN(和正常不同)内对照,应该精确设门区分正常细胞与白血病细胞;③有些白血病细胞与正常细胞相似度极高,DFN 改变很微妙,此时两种异常的组合会提高灵敏度,同时可使用软件做多维图,相同 panel 分析的组合越多,维度越多,得到的信息越多;④熟悉正常骨髓表达情况,包括增生的骨髓、不同时间点、药物与感染以及应激状态等因素影响等。AML MRD 流式表型见图 2-47。

2. ALL MRD 检测

(1)B-ALL MRD 检测:检测 B-ALL MRD 的关键点是鉴别正常 B 系前体细胞与幼稚的白血病细胞。因为在正常儿童及成人化疗和骨髓移植后的恢复期,骨髓内可出现相当数量的正常 B 系前体细胞,有报道此现象在单核细胞中可占 50%。这种细胞表达 B 系标志和早期的造血干、祖细胞的标志,如 CD34、TdT、CD38 等,而 B-ALL 的白

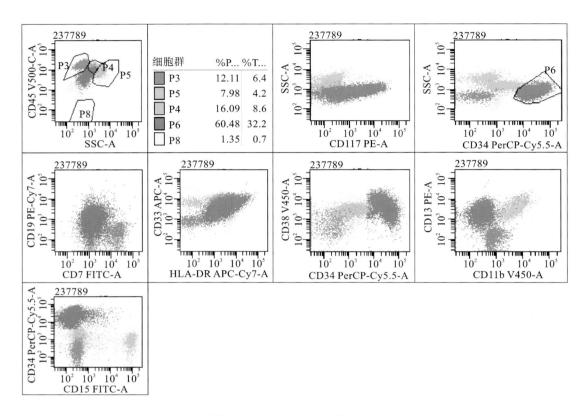

图 2-47　AML MRD 流式表型图

P6 细胞群表达 CD34、CD117part、CD33、HLA-DR、CD13、CD38part，不表达 CD7、CD19、CD11b、CD15、CD64、CD14、

CD36，为异常髓系原始细胞。

血病细胞经常具有此特点。B-ALL MRD 流式表型见图 2-48。

（2）T-ALL MRD 检测：T-ALL 的白血病相关免疫表型主要是异位性抗原表达。在骨髓或外周血中检测出 TdT⁺ T 细胞，其比例大于正常的背景值，可以认为是 MRD 阳性。几乎所有的 T-ALL 均表达 TdT 和泛 T 标志（CD2、胞质 CD3、CD5、CD7）。许多 T-ALL 还表达其他 T 系抗原，如 CD1a、CD3、CD4 或 CD8。可以使用表达的 T 细胞抗原/TdT 组合来检测 MRD。原则上，T 细胞抗原/TdT 双阳性见于约 90％ T-ALL。交叉系列抗原表达、不同期抗原共表达、异常抗原表达及 CD1a 表达也可用于 T-ALL 患者 MRD 检测。CD34 抗原在 T-ALL 中的阳性比例大约为 30％，如果出现 CD34 阳性，可以代替 TdT 与其他 T 系抗原组合来检测 MRD，优点是 CD34 为膜标志，操作简

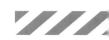

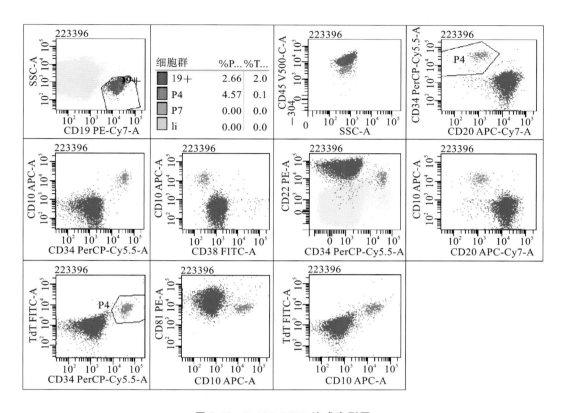

图 2-48 B-ALL MRD 流式表型图

P4 细胞群表达 CD19、CD34、TdTdim、CD22、CD10，不表达 CD38、CD81、CD20、CD138、CD117、CD33、CD7，为异常 B 系幼稚细胞。

便、可靠。T-ALL MRD 流式表型见图 2-49。

3. CLL MRD 检测

FCM 检测方法：选用 CD5/CD19/CD20/CD79b 和系列设门方法，能够有效地区分 CLL 细胞和正常 B 细胞。加入 CD38 抗体有助于区分 CLL 细胞和骨髓中的 B 系祖细胞。此种方法的敏感性高于通用引物 PCR 方法，而且适用范围更广。对于大多数患者，FCM 和 PCR-ASO 的检测结果都一致。包含 CD20 在内的抗体组合不能用于使用利妥昔单抗（rituximab）治疗的患者的 MRD 检测。

4. 淋巴瘤 MRD 检测

利用多参数 FCM 可在 ALL 中进行 0.01% 以上水平的检测，并显示 MRD 是 ALL

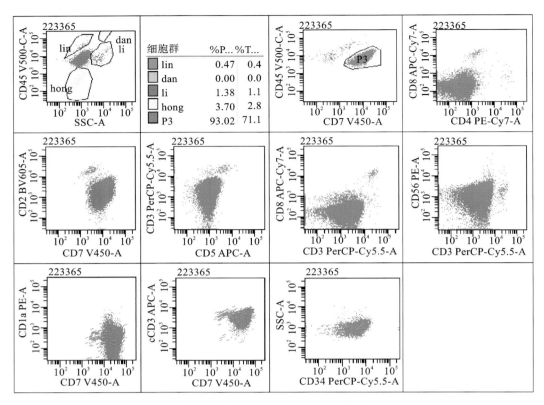

图 2-49　T-ALL MRD 流式表型图

P3 细胞群表达 CD34、TdTdim、CD7st、cCD3part、CD99st、CD5dim，部分弱表达 CD2，不表达 CD1a、CD3、CD4、

CD8、CD56，为表型异常 T 系幼稚细胞。

的独立预后因素。检测 MCL 时，FCM 在骨髓和外周血样本中的检测限为 8×10^{-4}，最常使用 4 种颜色的抗体组合，但灵敏度最低。使用更多颜色的 FCM 具有至少 0.01% 的灵敏度，并在管理个体化治疗方面具有临床意义和可行性。常用的抗原组合是 CD20/CD23/CD5/CD19/CD200/CD62L/CD3/CD45，灵敏度为 2×10^{-4}。

5. MM MRD 检测

FCM 检测 MM MRD 的前提是能够运用适当的抗原标志区分正常浆细胞和骨髓瘤细胞，而且检测的灵敏度较高。正常浆细胞的表型为 CD38str＋、CD138str＋、CD45＋、CD19＋、CD56－，而绝大多数骨髓瘤细胞的免疫表型为 CD38str＋、CD138str＋、CD45－、CD19－、CD56＋。

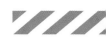

第三节　荧光原位杂交检测

一、简介和发展史

1969 年，Pardue 和 John 等两个研究小组开始采用放射性元素标记 DNA 或 28S RNA，发明了原位杂交技术（in situ hybridization，ISH）。尽管当时原位杂交技术已经具有较高的特异性和灵敏度，但鉴于放射性同位素自身特性的局限，如安全性差、空间分辨率低、不稳定性等问题，这项技术仅限于在实验室研究中应用。1986 年，科研工作者开始利用异硫氰酸盐荧光素标记探针，并在荧光显微镜下进行观察分析，建立了荧光原位杂交（fluorescence in situ hybridization，FISH）技术。1989 年，Delong 首次使用荧光标记寡核苷酸探针来检测单个微生物细胞。

FISH 是指将核酸序列特异性探针标以不同的荧光素，与经变性处理的靶细胞 DNA 杂交。由于 FISH 技术具有敏感度高、信号强、背景低、快速等优点，该方法在环境微生物的检测中得到了广泛的应用。随着科技的迅速发展，FISH 探针标记物越来越多，不仅从单一荧光检测发展到多色荧光检测，而且应用范围也进一步扩大，不仅可以用于分裂相细胞检测而且可以用于间期细胞检测，为 FISH 技术的临床应用打下了坚实的基础。

二、临床意义

血液肿瘤往往伴随有染色体结构或基因异常，一些异常甚至是区分特定血液肿瘤的标志对预测疾病的预后具有重要意义。常规的细胞遗传学分析基于对中期细胞的染色体进行分析,需对细胞进行培养,可能导致核型分析失败或漏检伴有染色体畸变的小克隆。近年来,FISH 作为基于细胞遗传学、分子生物学和免疫学基础的一门新技术,由于其高度的敏感性和特异性,已成为另一有力的分子遗传学研究工具,并与常规细胞遗传学技术互相补充,为血液肿瘤的诊断、鉴别诊断、预后判断和染色体畸变克隆起源的研究等提供了新的有效手段。FISH 的杂交和检测效率高,敏感性和特异性高,能对非分裂细胞和终末细胞进行分析。对于常规染色体检测来说,FISH 对于长片段的缺失、易位、拷贝数增加都有极佳的检测效果。FISH 操作简便迅速,不需要细胞培养且能在短时间内分析成百上千个细胞。应用于血液肿瘤的探针较多,应用范围包括急性白血病、慢性白血病、MDS、MM 等。

FISH 的临床意义有两个方面。一方面是鉴别血液肿瘤的种类。例如,WHO 指南 2022 版中 MDS 分为伴特定遗传学异常和伴形态学异常两类,MDS 伴遗传学异常包括:MDS 伴低原始细胞和孤立 5q 缺失(MDS-5q)、MDS 伴低原始细胞和 SF3B1 突变、MDS 伴 TP53 双等位基因失活。另一方面是预后分层。例如,存在 del 17p13 异常的 MM 患者的中位 PFS 明显缩短。BCR-ABL1 融合基因由 9 号染色体和 22 号染色体易位形成,2%~10% ALL 患儿会携带此融合基因,是重要的预后不良因素。

三、工作原理

FISH 的工作原理:荧光素标记的核酸探针与待测样本中的核酸序列根据碱基互补配对原则进行杂交,经清洗后可直接在荧光显微镜下观察到荧光信号(图 2-50)。

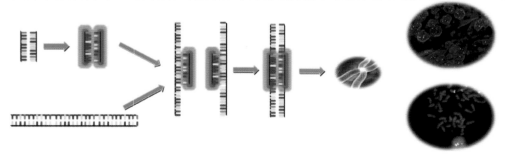

图 2-50　FISH 工作原理图

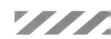

完成 FISH 检测需要准备水浴锅、杂交仪、荧光显微镜及拍摄系统、离心机等仪器。杂交仪的作用是提供核酸变性（从 DNA 双链变成 DNA 单链）和杂交（带有荧光的探针与样本中对应的核酸序列结合）的合适温度。杂交结束后，选择合适的滤光片，使用荧光显微镜阅片。

四、标本制备及仪器质量控制

1. 骨髓/外周血标本制备

（1）裂解红细胞（低渗）：将 2 mL 骨髓/外周血转移到含 8 mL 37 ℃ 预热的 0.075 mol/L KCl 溶液的离心管中，轻轻重悬细胞，37 ℃ 水浴 25 min。

（2）预固定：低渗结束后，向步骤（1）的溶液中缓慢加 2 mL 固定液（甲醇：乙酸＝3：1），轻轻吹打混匀。室温下 2000 r/min 离心 10 min，弃上清液。

（3）固定：室温下缓慢加入 5 mL 固定液，轻轻吹打重悬细胞，固定 10 min。静置后吸走管底的细胞碎片。室温下 2000 r/min 离心 10 min，弃上清液。

（4）二次固定：重复步骤（3）进行二次固定，室温下 2000 r/min 离心 10 min，弃上清液至适当体积（根据收集细胞量而定），轻轻吹打混匀。

（5）滴片：取适当悬浮液滴于预冷载玻片上，自然晾干后在光镜下观察细胞密度。新玻片需泡在无水乙醇中，取出自然晾干，再行预冷处理。

（6）脱水：室温下，将玻片依次浸入以下溶液：①2×SSC 溶液或 1×PBS，2 min；②75% 乙醇，2 min；③85% 乙醇，2 min；④室温 100% 乙醇，2 min。最后彻底晾干，在玻片背面画出细胞区域。

2. 浆细胞标本制备

（1）磁珠标记：每毫升抗凝骨髓或全血中加入 50 μL MACSprep Multiple Myeloma CD138 MicroBeads（Miltenyi Biotec）。混合均匀，在室温（19～25 ℃）下孵育 15 min。

（2）将全血柱放置在合适的 MACS 分离器上，用 3 mL 分离缓冲液润洗全血柱。

（3）将步骤（1）的磁性标记的细胞悬浮液添加到全血柱上，收集未标记的细胞。

（4）用 2 mL 分离缓冲液清洗分离柱，收集通过的未标记细胞，与步骤（3）的溶液混合。重复 1 次。

（5）从 MACS 分离器中取出全血柱，并将其放置在新的收集管上。

（6）将 4 mL 全血柱洗脱缓冲液加到全血柱上，将柱塞推入柱中，立即将磁性标记的细胞冲洗出来。

（7）300g 离心 5 min，弃上清液，得到的细胞用于下游实验。

3. 探针标记（避光进行）

（1）将探针从冰箱中取出，混匀，低速瞬时离心。

（2）吸取 10 μL 探针，加样于组织区域上，盖上盖玻片（22 mm×22 mm；18 mm×18 mm），盖好之后，探针会平铺于细胞区域。

（3）轻压盖玻片，注意不要产生气泡，用封片胶沿盖玻片边缘将玻片封上。

（4）将片子放在杂交仪上，75 ℃变性 5 min（杂交仪应提前预热至 75 ℃），37 ℃杂交过夜。

4. 洗涤（避光进行）

（1）杂交完成后，常温下将片子浸泡于 2×SSC 溶液中，30 s 后取出，移除盖玻片。

（2）将玻片置于 72 ℃、0.4×SSC 溶液（pH 7.0）中，2 min。

（3）将玻片转移至 2×SSC 0.05% Tween-20（pH 7.0）中，30 s。

（4）室温下将玻片置于去离子水中过一遍即可取出，避光，彻底风干。

（5）加 10 μL DAPI 染色液染色，盖上盖玻片（24 mm×32 mm），挤压盖玻片，注意盖的过程不要产生气泡。可在 −20 ℃避光冻存。

五、急性白血病典型 FISH 特点

1. AML 典型 FISH 特点

染色体核型异常对于 AML 的诊断分型、预后的判断和制订合适的治疗方案均有

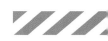

重要意义。目前,采用常规细胞遗传学技术。成人 AML 的染色体核型异常检出率为 $54\%\sim78\%$,仍有 45% 左右的 AML 显示正常染色体核型。这些具有正常染色体核型的成人 AML 患者对治疗的反应和生存期依然具有很大的异质性。此外,AML 患者中 $10\%\sim12\%$ 的复杂染色体核型单靠常规细胞遗传学技术尚不能阐明其异常的性质。AML/ETO (RUNX1/RUNXT1),即 t(8;21)易位,80% 的阳性患者为 AML-M2 亚型,其中位白细胞计数较正常染色体核型组低,除髓系抗原外常表达 CD19,其 CR 率高于复杂染色体核型组。CBFB/MYH11,即 inv16(p13q22)易位,常见于 AML-M4Eo,可以用于 AML 的诊断。CBFB/MYH11 阳性提示患者预后较好,采用 HDAC 方案可获得长无病生存期和低复发率。

对于 AML/ETO 和 CBFB/MYH11 可用融合探针检测。正常细胞中的信号为 2 橙 2 绿,携带融合基因的细胞中的信号为 1 橙 1 绿 2 黄,黄色为融合基因呈现的结果(图 2-51)。

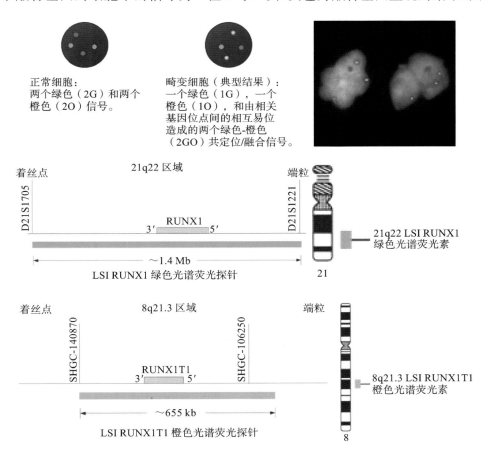

图 2-51 RUNX1/RUNX1T1 融合基因位点及探针示意图

2. ALL 典型 FISH 特点

BCR-ABL1 即 t(9;22),发生在 30% 的成人 ALL、2%～10% 的儿童 ALL 中,是 ALL 的独立预后不良指标。临床上 BCR-ABL1 患者可用酪氨酸激酶抑制剂治疗。正常细胞中的信号为 2 橙 2 绿,携带融合基因的细胞中的信号为 1 橙 1 绿 2 黄,黄色为融合基因呈现的结果。KMT2A 编码一种具有甲基转移酶活性的核蛋白,是多蛋白复合物的一部分,参与调控早期发育和造血过程。KMT2A 易位在急性白血病患者中的发生率为 5%～10%,但在 ALL 婴儿中则高达 79%,是预后不良的标志。现已确定 80 多个 KMT2A 的易位基因,易位导致 KMT2A 部分 N 端(橙色)至断裂点与易位基因融合。使用 KMT2A(11q23)断裂探针检测,正常细胞应为黄色信号,出现断裂后为分离的橙色和绿色信号(图 2-52)。

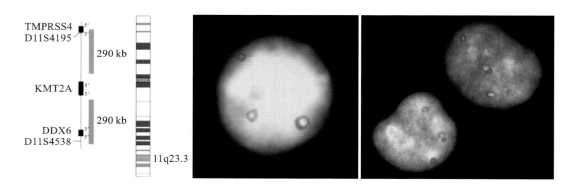

图 2-52 KMT2A 基因断裂位点及探针示意图

六、淋巴瘤典型 FISH 特点

1. CLL/SLL 典型 FISH 特点

CLL/SLL 的预后分层需参考基因突变和间期细胞遗传学指标,其中基因突变包括 TP53 基因(17p13)突变和 IGHV 基因(14q32.3)突变。基于 FISH 检测的细胞遗传学 del (11q)(ATM 缺失探针)和 del(17p)(TP53 缺失探针)预后不良,单独的 del(13q)(DLEU 和 LAMP 缺失探针)是有利突变型,中性因素为正常染色体核型或 12 号染色体三体。

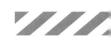

ATM/TP53 探针用于检测 11q 和 17p 是否缺失。TP53 是一种肿瘤抑制基因，在 DNA 损伤出现时阻止细胞分裂。TP53 在 17p13 丢失时可很好地预测对嘌呤类似物和烷基化剂的治疗反应。染色体 11q22.3-23.1（ATM）缺失发生在 15%～20% 的 B 细胞慢性淋巴细胞白血病（CLL）病例中，ATM 缺失与疾病浸润有关，预后差。绿色探针特异性结合 11q 的 ATM 上下游，橙色探针特异性结合 17p 的 TP53 上下游。正常细胞信号为 2 绿 2 橙，出现 11q—为 1 绿 2 橙，出现 17p—为 2 绿 1 橙（图 2-53）。

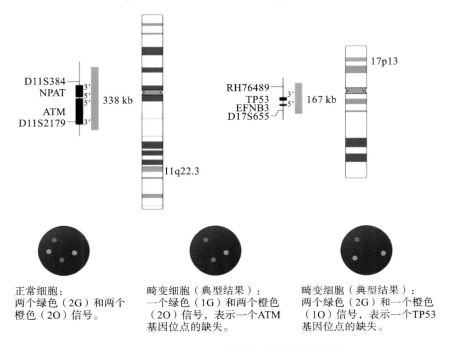

正常细胞：
两个绿色（2G）和两个橙色（2O）信号。

畸变细胞（典型结果）：
一个绿色（1G）和两个橙色（2O）信号，表示一个ATM基因位点的缺失。

畸变细胞（典型结果）：
两个绿色（2G）和一个橙色（1O）信号，表示一个TP53基因位点的缺失。

图 2-53 ATM/TP53 基因位点及探针示意图

DLEU/12CEN/LAMP1 三色探针能检测 12 号染色体断裂和 13 号染色体的 13q14（DLEU 基因）缺失。13q14（DLEU 基因）缺失是 CLL 中最常见的异常（约 60%）。LAMP1 作为参照基因，位于 13 号染色体长臂远端，只携带 13q 缺失的 CLL 患者预后良好。正常染色核型或只携带 12＋ 的 CLL 患者预后中等。正常细胞信号为 2 绿 2 橙 2 蓝，12 号染色体扩增的细胞信号为 3 绿 2 橙 2 蓝，仅 13q14 区域缺失的细胞信号为 2 绿 1 橙 2 蓝，若 13 号染色体缺失片段较大，可能出现 2 绿 1 橙 1 蓝（图 2-54）。

2. FL 典型 FISH 特点

FL 是 NHL 最常见的惰性形式，占所有淋巴瘤的 20%～30%。在大约 85% 的 FL 患者中可以检测到相互易位，50% 的 FL 患者存在 BCL2 基因易位，但其免疫组化结果

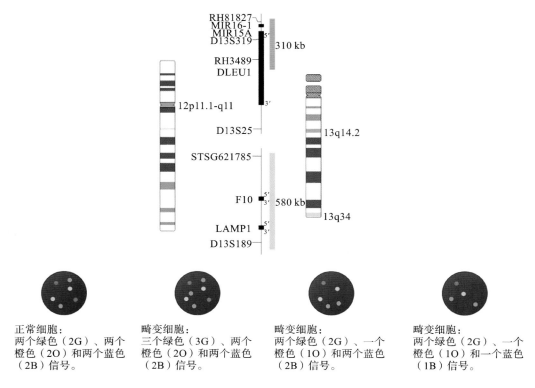

图 2-54　DLEU1 和 13q34 基因位点及探针示意图

有为阴性的情况。约 10％的 FL（1～2 级）患者存在 t（2；18）（p11；q21）IGK/BCL2、t（18；22）（q21；q11）IGL/BCL2 基因易位。t（14；18）使得 BCL2 与 IGH 的转录增强子靠近，导致肿瘤滤泡中 BCL2 蛋白的过度表达，抑制肿瘤细胞凋亡。BCL2 断裂探针检测正常细胞信号为 2 黄（正常的 BCL2 位点），细胞信号为 1 绿 1 橙 1 黄，表示 BCL2 出现断裂，共定位荧光信号分开（图 2-55）。

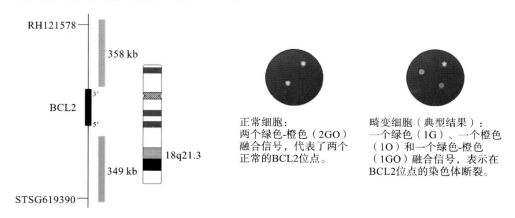

图 2-55　BCL2 基因断裂位点及探针示意图

3. BL 典型 FISH 特点

BL 是高度侵袭性的非霍奇金淋巴瘤,常发生在结外部位或表现为急性白血病,生长迅速,恶性程度极高。在 BL 中,MYC 基因(8q24)因易位于免疫球蛋白基因旁而被激活,导致 MYC 基因的过表达。MYC 表达水平增高时,可从凋亡、增殖、代谢、血管生成等方面影响肿瘤细胞的生长。MYC 易位也存在于其他类型的淋巴瘤中,如弥漫大 B 细胞淋巴瘤,单靠形态学和免疫表型很难与 BL 区分。指南推荐通过 FISH 检测 MYC 基因重排,其中大约 80% 的 BL 患者显示 MYC 重组 t(8;14)(q24;q32)。MYC/IGH 双色探针检测正常细胞信号为 2 绿 2 橙,出现 MYC-IGH 易位的细胞信号为 1 绿 1 橙 2 黄,MYC 断裂且与未知位点融合的细胞中会呈现 2 绿 3 橙的信号(图 2-56)。

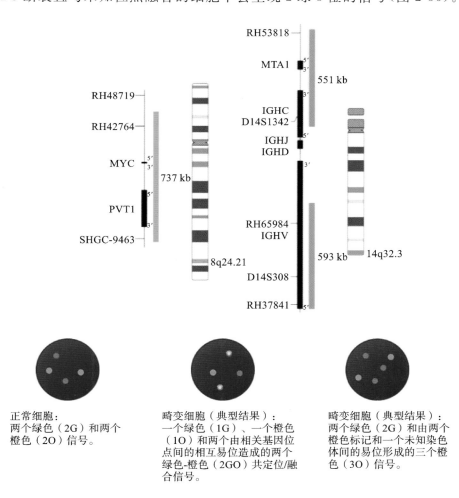

图 2-56　MYC/IGH 融合基因位点及探针示意图

七、MDS 典型 FISH 特点

约 30％的 MDS 患者有进展为 AML 的倾向,可使用预后评分进一步细化 MDS 患者的预后。使用最广泛的量表是国际预后评分量表修订版(IPSS-R),基于血细胞减少程度、骨髓原始细胞百分比和细胞遗传学异常,将 MDS 患者进展为 AML 的风险分为从非常低到非常高。WHO 和 NCCN 指南均指出,染色体核型分析对于 MDS 的诊断、鉴别诊断、预后判断和克隆消长的监测等具有十分重要的意义。40％～70％的 MDS 患者具有非随机的克隆性染色体核型异常,其中以−5/5q−,−7/7q−,+8,20q−异常多见。

del(7)(q22q31)探针检测−7/7q−,分别检测 7p11(蓝色)、7q22(橙)和 7q31。正常细胞信号为 2 绿 2 橙 2 蓝,7q22 缺失的细胞信号为 2 绿 1 橙 2 蓝,7q31 缺失的细胞信号为 1 绿 2 橙 2 蓝,7q22 和 7q31 同时缺失的细胞信号为 1 绿 1 橙 2 蓝,7 号染色体单体(7−)的细胞信号为 1 绿 1 橙 1 蓝(图 2-57)。

5q 综合征以 del(5q)为唯一染色体核型异常,是一种主要的 MDS(10％～15％),其两个关键区域为 5q31 和 5q32-q33。5q−患者预后较好。5q31/5q33/5p15 缺失探针检测正常细胞信号为 2 绿 2 橙 2 蓝,5q 大片段缺失(5q31 和 5q32-q33 同时缺失)的细胞信号为 1 绿 1 橙 2 蓝,仅 5q31 缺失的细胞信号为 2 绿 1 橙 2 蓝,仅 5q33 缺失的细胞信号为 1 绿 2 橙 2 蓝,5 号染色体单体(5−)的细胞信号为 1 绿 1 橙 1 蓝(图 2-58)。

大约 2％的 MDS 病例中可见染色体 20q 缺失。单纯性 del(20q)的患者预后良好,约 30％的 del(20q)患者携带额外反复出现的染色体异常,如 del(5q)、7 号染色体单体、del(7q)和 8 号染色体三体,出现三个或三个以上的附加畸变常与较差的预后相关。8 号染色体异常(单体或多体)可出现于多种疾病中,如 8 号染色体多体在 CML 异常中约占 34％,与髓细胞急变期及嗜碱性粒细胞增多密切相关。

20q12/20qter/8cen 缺失探针检测正常细胞信号为 2 绿 2 橙 2 蓝,20q 缺失细胞信号为 2 绿 1 橙 2 蓝,20q 缺失且 8 号染色体三体的细胞信号为 2 绿 1 橙 3 蓝,仅 5q33 缺失的细胞信号为 1 绿 2 橙 2 蓝,5 号染色体单体(5−)的细胞信号为 1 绿 1 橙 1 蓝。出现 der(20q)的细胞信号为 3 绿 1 橙 2 蓝(图 2-59)。

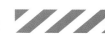

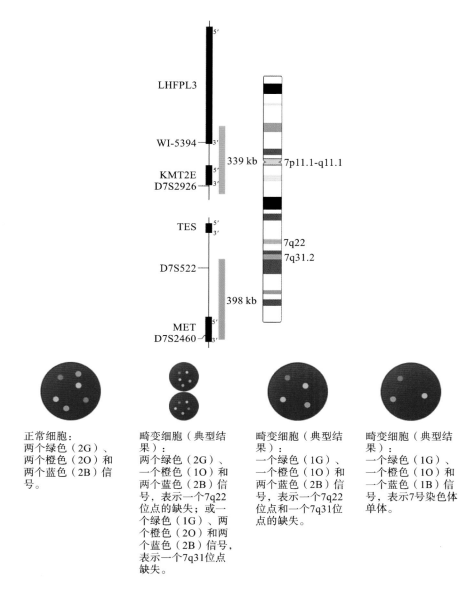

正常细胞：
两个绿色（2G）、
两个橙色（2O）和
两个蓝色（2B）信
号。

畸变细胞（典型结
果）：
两个绿色（2G）、
一个橙色（1O）和
两个蓝色（2B）信
号，表示一个7q22
位点的缺失；或一
个绿色（1G）、两
个橙色（2O）和两
个蓝色（2B）信号，
表示一个7q31位点
缺失。

畸变细胞（典型结
果）：
一个绿色（1G）、
一个橙色（1O）和
两个蓝色（2B）信
号，表示一个7q22
位点和一个7q31位
点的缺失。

畸变细胞（典型结
果）：
一个绿色（1G）、
一个橙色（1O）和
一个蓝色（1B）信
号，表示7号染色体
单体。

图 2-57　7q 基因位点及探针示意图

八、MM FISH 特点

MM 是恶性增殖的浆细胞在骨髓中积累导致骨髓衰竭，引起肾衰竭、高钙血症、骨

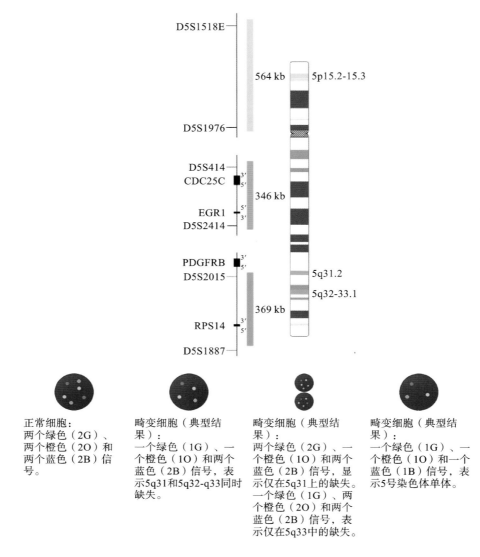

图 2-58　5q 基因位点及探针示意图

质破坏和贫血的血液肿瘤。MM 好发于老年人，生物学异质性强，临床治疗差异明显。它约占肿瘤性疾病的 1% 和血液系统癌症的 13%。FISH 是 MM 治疗前评估的一级推荐方法，有助于 MM 患者的风险分层。细胞遗传学改变在 MM 发病机制中发挥重要作用，已被纳入修订后的 MM 国际分期系统和预后评估标准。绝大多数的 MM 染色体易位涉及第 14 号染色体，特别是位于 14q32.33 的 IGH 位点，主要类型有 t(4;14)、

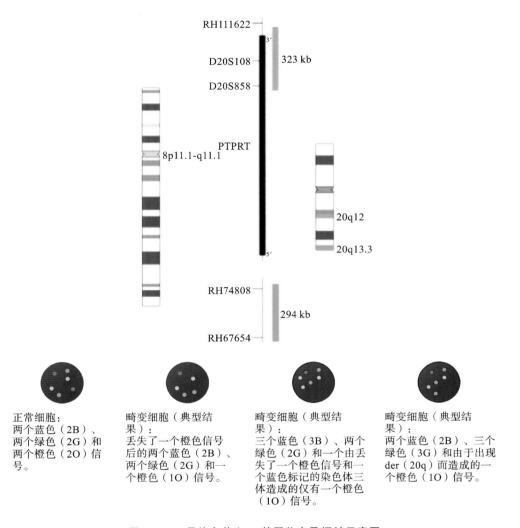

图 2-59　8 号染色体/20q 基因位点及探针示意图

t(6；14)、t(11；14)、t(14；16)和 t(14；20)。此外，MM 还有 1p 缺失、1q21 扩增、13q－、del(17p)等。其中，del(17p)的最小缺失区域为 p53 基因，而且 17p 缺失的病例 p53 突变率比 17p 无缺失的病例高。初诊时建议检查 1q21 扩增、17p 缺失、t(4；14)、t(11；14)、t(14；16)。复诊时，可通过 FISH 检测 IGH 断裂后基因融合情况，包括 IGH/CCND1、IGH/MAF、IGH/MAFB、IGH/FGFR3。

35％～40％的 MM 患者存在 1 号染色体长臂的扩增，1q21 扩增是独立的预后不良因子,初诊时检测到 1q21 扩增的 MM 患者,5 年总生存率和 5 年无病生存率均降低,沙利度胺干预无法提高存在 1q21 扩增的 MM 患者的 5 年无病生存率,且复发时患者仍存在 1q21 扩增,表明 1q21 扩增与疾病进展和预后不良有关。使用 1q21(CKS1B)/17p13.1(TP53)探针检测时,正常细胞信号为 2 绿 2 橙,1q 扩增细胞信号为 2 绿 3 橙,17q⁻ 细胞为 1 绿 2 橙(图 2-60)。

正常细胞:
两个绿色(2G)和两个
橙色(2O)信号。

畸变细胞(典型结果):
两个绿色(2G)和得到一个
橙色信号增益后的三个橙色
(3O)信号。

畸变细胞(典型结果):
丢掉一个绿色信号后的一个
绿色(1G)和两个橙色(2O)
信号。

图 2-60　CKS1B/TP53 探针示意图

MM 中,t(11;14)是最常见的易位。传统的细胞遗传学检测敏感性很低,只能在大约 5% 的 MM 患者中检测出 t(11;14),而 FISH 可在 15%~20% 的 MM 患者中检测到。与复发的 IGH 易位相比,t(11;14)的 MM 患者预后相对较好。使用 t(11;14)易位/双融合探针检测时,正常细胞信号为 2 绿 2 橙,出现 t(11;14)的细胞信号为 1 绿 1 橙 2 黄(融合的共定位信号)(图 2-61)。

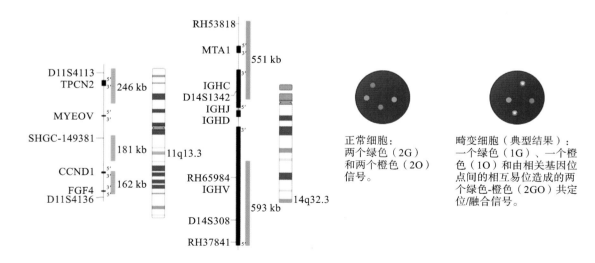

正常细胞:
两个绿色(2G)
和两个橙色(2O)
信号。

畸变细胞(典型结果):
一个绿色(1G)、一个橙
色(1O)和由相关基因位
点间的相互易位造成的两
个绿色-橙色(2GO)共定
位/融合信号。

图 2-61　CCND1/IGH 融合基因位点图及探针示意图

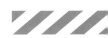

第四节　聚合酶链反应检测技术

一、简介

聚合酶链反应（polymerase chain reaction，PCR）是利用一段 DNA 为模板，在 DNA 聚合酶和核苷酸底物共同参与下，将该段 DNA 扩增至足够数量，以便进行结构和功能分析。临床上 PCR 检测方法在快速诊断细菌性传染病等方面具有极为重要的意义。近年临床研究表明，大部分白血病和淋巴瘤患者存在某些染色体畸变，如易位、缺失、插入等。染色体易位畸变时大部分情况下形成相关的融合基因。一些典型的白血病融合基因是某种白血病的特异性分子诊断标志，可以作为该类白血病的诊断标准：如 ALL 染色体 t（9；22）（q34；q11）易位形成 BCR-ABL 融合基因；APL 染色体 t（15；17）（q21；q22）易位形成 PML-RARα 融合基因；AML M4Eo 染色体 inv（16）（p13；q22）易位形成 CBFB-MYH11 融合基因；AML M2b 染色体 t（8；21）（q22；q22）易位形成 AML1-ETO 融合基因等。WHO 造血与淋巴组织肿瘤分类明确融合基因是诊断白血病的关键，对于具有特定克隆性染色体或基因学标志的患者，即便骨髓和血液中原始细胞比例未达 20％，也可诊断为 AML。

染色体易位和融合基因在白血病危险度分级中占有重要地位，如《成人急性髓系白血病（非急性早幼粒细胞白血病）中国诊疗指南（2017 年版）》将 inv（16）（p13；q22）易位或 t（16；16）（p13；q22）易位形成 CBFB-MYH11 融合基因，t（8；21）（q22；q22）易位形成 AML1-ETO 融合基因，t（9；11）（p22；q23）易位形成 MLL-AF9 融合基因，t（15；17）（q21；q22）易位形成 PML-RARα 融合基因，t（6；9）（p23；q34）易位形成 DEK-CAN 融合基因，t（9；22）（q34；q11）易位形成 BCR-ABL 融合基因，11q23 染色体易位形成 MLL 相关融合基因等列入判断 ANLL 预后危险度分级的分子标志。《中国成人急性淋巴细胞白血病诊断与治疗指南(2016 年版)》和《儿童急性淋巴细胞白血病诊疗建议(第四次修订)》将 t(12;21)(p13;q22)易位形成 TEL-AML1 融合基因,t(9;22)(q34;q11)易位形成 BCR-ABL 融合基因,t(4;11)(q21;q23)形成 MLL-AF4 融合基因,t(1;19)(q23;p13)形成 E2A-PBX1 融合基因等列入判断 ALL 预后危险度分级的分子标志。

一些典型的白血病融合基因还与靶向药物选择相关。如在部分 ALL 中,伊马替尼、达沙替尼、尼洛替尼和伯舒替尼被 FDA 批准用于治疗携带 BCR-ABL 融合基因的白血病患者;99% 的 APL 患者携带 PML-RARα 融合基因,对全反式维甲酸敏感。进行 MICM 分型是正确选用治疗方案的前提,由于基于染色体核型分析的细胞遗传学诊断需要培养细胞,耗时长,因此多种融合基因联合检测的分子生物学诊断一方面可以尽可能地为医生提供更多信息,以便于后续用药及预后评估,特别是对于进展快、病情凶险的急性白血病患者,可争取宝贵的治疗时间;另一方面,在白血病诊疗过程中,更加全面的多融合基因检测可以避免因一次骨髓穿刺不能明确诊断而需反复就医和多次骨髓穿刺带来的不便、恐惧和创伤。

二、工作原理

PCR 检测需要使用实时荧光定量 PCR 仪,其工作原理为利用实时分析提供核酸序列的定量检测,或者利用终点和解离曲线分析提供核酸序列的定性检测。以 ABI7500 为例,ABI7500 实时荧光定量 PCR 系统是一个强大的平台,适用于同时需要优异性能和较大限度多功能性的实验室。这款第三代平台采用创新光学系统,可提高灵敏度,通过使用更广泛的荧光基团,其可变激发功能可支持更长波长(红色)的染料,实现更高灵敏度。ABI7500 具有强大的五色平台,可用染料包括 FAM/SYBR Green I、VIC/JOE、NED/TAMRA/Cy3、ROX/Texas Red 和 Cy5 染料。ABI7500 具有专业的光学系统,可以轻松准确地对新染料进行校准,无须添加新的滤光片组;先进的多组分算法可尽可能减少光谱串扰,对于多通路有优势。此外,用户友好型软件包括板设置向导、多板数据查看功能,可使数据处理变得简单和直接。qPCR(定量聚合酶链反应)检测的流程:①准备 qPCR 试剂;②准备反应板;③创建实验文件;④上机检测。

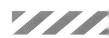

三、标本制备及仪器质量控制

1. 骨髓样本采集和 RNA 抽提

取枸橼酸钠抗凝或 EDTA 抗凝的标本 0.5 mL（4 ℃，保存时限不超过 24 h），去除红细胞，收集有核细胞，按 3 倍体积量加入 TRIzol 混匀，临时存放于 4 ℃不超过 24 h，短期保存于−20 ℃不超过 1 年，冻融不超过 5 次。长期保存于−80 ℃ 不超过 10 年。从样本中提取的 RNA 经 qPCR 定量，内参基因 Ct 值≤30 方可使用。多重 qPCR 检测多个融合基因时，加入逆转录体系的 RNA 需大于 1 μg。

2. 逆转录反应

配制逆转录反应预混液，按比例和实验需要加入适量 RNA。在普通 PCR 仪上完成逆转录反应。对于一步法检测的试剂则跳过此步骤。

3. qPCR 扩增反应体系

配制 qPCR 扩增反应体系，加样（包括样本和阴性、阳性对照），设置合适的检测程序，上机检测。进行数据分析。

四、各类血液肿瘤典型 PCR 检测特点

1. 髓系白血病典型 PCR 检测特点

染色体 t(8;21)(q22;q22)易位导致 AML-ETO 融合基因的形成，可见于约 40% 的 AML-M2 患者和 8%～20% 的原发 AML 患者。WHO 分型指出 t(8;21)是预后良好的染色体核型，患者具有很高的化疗完全缓解率及较长的生存时间。t(8;21)/

RUNX1-RUNX1T1 阳性的 AML 患儿在标准化疗后临床预后良好。RUNX1-RUNX1T1 基因的表达水平与 AML 患儿的复发及长期生存情况密切相关。CBFβ-MYH11 由 inv(16)/t(16;16)形成,是 AML 较常见的染色体异常,占总 AML 患者的 10%～15%,最多见于 M4Eo 亚型。CBFβ/MYH11 突变多见于年轻患者,且总体预后较好,为预后良好指标,可用于单独评估 AML 患者预后。AML1-MDS1/EVI1 是染色体 t(3;21)(q26;q22)易位形成的融合基因,首先发现于 CML 急变患者,在 CML 慢性期、少数治疗相关性 AML 以及 post-MDS/AML、原发性 AML 或 MDS 中均已发现。t(3;21)与预后不良有关。TLS-ERG(t(16;21)(p11;q22))融合基因在 AML 成年患者中发生率低,复发率高,再次诱导治疗效果差,预后差,生存时间短。TLS/ERG 阳性 AML 患儿发病率极低,其免疫表型具有容易合并 CD56 表达特点,总体预后差;造血干细胞移植(HSCT)可改善预后,仍作为首次缓解期的推荐治疗方案,但移植后复发率仍高。

MLL(KMT2A)基因重排断裂点为 11q23,研究者已发现其 135 种伙伴基因,常见于与治疗相关的髓系或淋巴系急性白血病。婴幼儿 MLL 重排阳性率较高,AML 患儿发生率高于 ALL 患儿,其预后差。伴有 MLL 融合基因的白血病大多恶性程度高,对化疗不敏感,预后较差。NCCN 指南将除 MLL-AF9 之外的其他 MLL 重排归为 AML 的预后不良因素。表达 MLL-AF6、MLL-AF9 及 MLL-AF10 融合基因的 AML 患者的 AML-M4/M5 发生率高,多表达造血干细胞/祖细胞及单核系统相关表面抗原,发病时常伴有高白细胞、器官浸润,且治疗效果差,易复发,预后差;HSCT 可改善患者预后,延长患者生存期。MLL-AF17 在急性单核细胞白血病中有被报道。MLL-AF1q 仅在少数几例 AML、ALL 和 MDS 病例以及急性单核细胞白血病婴儿中发现。MLL/AFX 见于 AML-M2,病例稀少,预后差。MLL-ELL 主要见于 AML,与 CMML(慢性粒-单核细胞白血病)急变、MLL 相关,预后差。传统化疗不足以改善 MLL 重排阳性白血病患者的预后,allo-HSCT 能有效降低复发率,提高生存率。

PDGFRA 相关融合基因包括 ETV6-PDGFRA、FIP1L1-PDGFRA、KIF5BE-PDGFRA、CDK5RAP2-PDGFRA、STRNE6-PDGFRA、BCR-PDGFRA,主要见于 MPN 伴嗜酸性粒细胞增多症。PDGFRA 相关融合基因阳性患者,可进行酪氨酸激酶抑制剂(TKI)治疗。NUP98 相关融合基因见于一个白血病亚群,并已被证明会导致非常高的诱导失败率和低存活率。NUP98-HOXA9 由 t(7;11)(p15;p15)易位形成,是

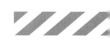

NUP98 基因重排最常见的形式,出现在 AML、MDS 和 CMML 患者中。该融合基因参与诱导白血病的发生,且与不良预后密切相关。NUP98-HOXA11 由 t(7;11)(p15;p15)易位形成,最早在 Ph 阴性 CML 患者中发现。现已报道在少量 AML 和 JMML(幼年型粒-单核细胞白血病)患者中检出。AML 化疗方案结合 HSCT 可有效改善携带 NUP98-HOXA11 融合基因的 AML 患者的病情。NUP98-HOXA13 由 t(7;11)(p15;p15)易位形成,在 AML、MDS、CML 患者中均有报道。NUP98-HOXA13 是 Ph 阳性的 CML 急变的分子特征之一。NUP98-HOXC11 在携带 t(11;12)(p15;q13)的新发 AML 患者中被发现。NUP98-HOXC11 融合基因可能通过干扰转录调控促进髓系白血病的发生,NUP98-HOXD13 由 t(2;11)(q31;p15)易位形成,NUP98-HOXD13 融合基因抑制淋巴细胞分化。在治疗相关性急性髓性白血病患者中发现了 t(2;11)(q31;p15)易位形成的 NUP98-HOXD13 融合转录本。NUP98-PMX1 由 t(1;11)(q23;p15)易位形成,在加速期或急变期的 CML、治疗相关性 AML 以及新发 AML 患者中均有发现。NUP98-PMX1 具有在体外抑制造血祖细胞分化和促进增殖的能力。

2. ALL 典型 PCR 检测特点

P190 存在于 70% 的 Ph 阳性 B-ALL 患者中,Ph 阳性 B-ALL 是 B-ALL 的高危亚型之一,约占成人 ALL 病例的 30%、儿童 ALL 病例的 2%～4%。引入 TKI 可使更多的患者接受异体 HSCT,在不适合接受异体 HSCT 的患者中也可实现持久的无复发生存,改善预后。TEL-AML1 由 t(12;21)(p13;q22)易位形成,主要见于 25% 的 B-ALL 儿童和 3% 的 B-ALL 成人中,往往与低危 ALL 相关,对治疗反应佳,完全缓解时间长,预后较好。E2A 相关的融合基因与 ALL 的发病密切相关。伴 E2A-HLF 融合基因的 B-ALL 患者多为前体 B-ALL,易合并高钙血症,易发生多药耐药,早期复发率高,预后极差。allo-HSCT 可提高无白血病生存率,完全缓解后尽早行 HSCT 可减少复发,改善总生存。在 B-ALL 成人中,E2A-PBX1 融合基因阳性率低,早期治疗反应好,但累积复发率高,应归入高危组并需进一步探索新的治疗策略。携带 SET-CAN 融合基因的前 T 淋巴母细胞淋巴瘤对化疗敏感,该基因在化疗后缓解期持续阴性,可能是预后良好的指标。MLL 重排归为 ALL 高危组,复发率高,长期生存率很低。MLL-AF4 是最常见的 MLL 重排形式,与 ALL 较短生存期相关,易诱发难治性且具有侵袭性的白血病。

▶▶ **参考文献**

[1] van den Ancker W,Westers T M,de Leeuw D C,et al. A threshold of 10% for myeloperoxidase by flow cytometry is valid to classify acute leukemia of ambiguous and myeloid origin[J]. Cytometry B Clin Cytom,2013,84(2):114-118.

[2] Ambayya A,Zainina S,Salmiah M S,et al. Antigen expression pattern of acute promyelocytic leukaemia cases in malaysia[J]. Med J Malaysia,2014,69(2):64-69.

[3] Boldt A,Borte S,Fricke S,et al. Eight-color immunophenotyping of T-,B-,and NK-cell subpopulations for characterization of chronic immunodeficiencies[J]. Cytometry B Clin Cytom,2014,86(3):191-206.

[4] Zhang J,Ding L,Holmfeldt L,et al. The genetic basis of early T-cell precursor acute lymphoblastic leukaemia[J]. Nature,2012,481(7380):157-163.

[5] Thevarajan I,Nguyen T H O,Koutsakos M,et al. Breadth of concomitant immune responses prior to patient recovery:a case report of non-severe COVID-19[J]. Nat Med,2020,26(4):453-455.

[6] Wang Y,Zhang S,Zhang N,et al. Reduced activated regulatory T cells and imbalance of Th17/activated Treg cells marks renal involvement in ANCA-associated vasculitis[J]. Mol Immunol,2020,118:19-29.

[7] Zakhia D A,Voronel O,Zaiem F,et al. Comparative assessment of conventional chromosomal analysis and fluorescence in situ hybridization in the evaluation of suspected myelodysplastic syndromes:a single institution experience [J]. Avicenna J Med,2019,9(2):55-60.

[8] Loganathan A,Bharadwaj R,Srinivasan A,et al. Cytogenetics and molecular genetics in pediatric acute lymphoblastic leukemia (ALL) and its correlation with induction outcomes[J]. South Asian J Cancer,2022,11(4):353-360.

[9] Acharya N,Sabatos-Peyton C,Anderson A C. Tim-3 finds its place in the cancer

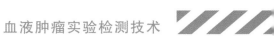

immunotherapy landscape[J]. J Immunother Cancer,2020,8(1):e000911.

[10] Sparavier A,Di Croce L. Polycomb complexes in MLL-AF9-related leukemias [J]. Curr Opin Genet Dev,2022,75:101920.

[11] Bisio V,Zampini M,Tregnago C,et al. NUP98-fusion transcripts characterize different biological entities within acute myeloid leukemia:a report from the AIEOP-AML group[J]. Leukemia,2017,31(4):974-977.

[12] Komorowski L,Fidyt K,Patkowska E,et al. Philadelphia chromosome-positive leukemia in the lymphoid lineage-similarities and differences with the myeloid lineage and specific vulnerabilities[J]. Int J Mol Sci,2020,21(16):5776.

[13] Rice S,Jackson T,Crump N T,et al. A human fetal liver-derived infant MLL-AF4 acute lymphoblastic leukemia model reveals a distinct fetal gene expression program[J]. Nat Commun,2021,12(1):6905.

[14] 中华医学会血液学分会白血病淋巴瘤学组.中国成人急性髓系白血病(非急性早幼粒细胞白血病)诊疗指南(2021年版)[J].中华血液学杂志,2021,42(8):617-623.

[15] 中国抗癌协会血液肿瘤专业委员会,中华医学会血液学分会,中国霍奇金淋巴瘤工作组.中国霍奇金淋巴瘤的诊断与治疗指南(2022年版)[J].中华血液学杂志,2022,43(9):705-715.

[16] 中国抗癌协会淋巴瘤专业委员会,中国医师协会肿瘤医师分会,中国医疗保健国际交流促进会肿瘤内科分会.中国淋巴瘤治疗指南(2021年版)[J].中华肿瘤杂志,2021,43(7):707-735.

[17] 中国医师协会血液科医师分会,中华医学会血液学分会.中国多发性骨髓瘤诊治指南(2022年修订)[J].中华内科杂志,2022,61(5):480-487.

[18] 王建中.临床检验诊断学图谱[M].北京:人民卫生出版社,2012.

[19] 刘艳荣.实用流式细胞术——血液病篇[M].北京:北京大学医学出版社,2010.

（刘蕾　郭智）

第三章
肠道微生态实验室技术

　　越来越多的证据表明,抗肿瘤药物较好的治疗效果在很大程度上取决于肠道菌群的平衡,基于肠道微生态技术的策略在肿瘤诊断和治疗中显示出较好的应用前景。

　　研究表明,人体多种疾病如肠道病症(如便秘、腹泻、肠易激综合征、炎症性肠病)、代谢综合征(如肥胖、糖尿病)、心脑血管疾病(如高血压)、免疫相关疾病(如过敏、哮喘)、精神疾病(如自闭症)和肿瘤(如结直肠癌)等都与肠道菌群失调密切相关。通过肠道菌群检测及时发现疾病相关的菌群异常,并配合进行有针对性的干预和调理,是调节肠道微生态、预防菌群相关疾病发生和缓解症状的有效途径。利用 16S rRNA 基因测序、鸟枪法元基因组等分析人类相关微生物组,为预测和发现人类疾病和健康状况的生物标志物提供了丰富的微生物数据资源。越来越多的证据表明,微生物组-宿主相互作用的失调与多种疾病有关,包括炎症性肠病、结直肠癌、糖尿病和肝硬化等。实体肿瘤的 T 细胞浸润与患者的良好预后相关,但个体间不同免疫应答的机制尚不清楚,一种可能的调节剂是肠道菌群。2013 年,*Science* 杂志首次发表关于肠道微生物参与调控化疗药物疗效的文章。2018 年 1 月,*Science* 杂志再次同时发表关于三篇肠道菌干预 PD-1(程序性死亡受体 1)抗体疗效的临床研究,文中指出肠道中的梭菌增强了 PD-1 抗体的疗效,而拟杆菌抑制该治疗效果,嗜黏蛋白阿克曼菌可增强 PD-1 抗体抗肿瘤效应,这揭示肠道菌群的差异是导致治疗成败的关键因素。人粪便中分离出的菌株可通过增强免疫检查点抑制剂的作用而抗结肠癌。研究证实,人体的 11 种细菌株“组合”可增强免疫检查点(PD-1 抗体等)抑制剂的作用,其可增强对抗感染和肿瘤的免

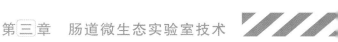

疫反应。2020 年 8 月 21 日，*Science* 杂志发表论文探讨了肠道菌群共生特异淋巴细胞促进抗肿瘤免疫应答的具体机制。

第一节　肠道微生物组作用

研究表明微生物组可能会调节肿瘤免疫治疗，通过 16S rRNA 基因测序鉴定出双歧杆菌与抗肿瘤作用相关。单独口服双歧杆菌对肿瘤控制的改善程度与程序性死亡受体配体 1（PD-L1）特异性抗体治疗（检查点阻断）相同，联合治疗几乎完全抑制肿瘤生长。树突状细胞功能增强导致 CD8$^+$ T 细胞在肿瘤微环境中启动和积累的效应增强。还有研究表明抗生素的使用与免疫治疗阻断 PD-1 所致的不良反应有关，研究者发现，对治疗无反应的肺癌和肾癌患者体内嗜黏蛋白阿克曼菌含量少，服用抗生素的荷瘤小鼠口服这种细菌后恢复了对免疫疗法的反应。肠道微生物组与多种代谢物有关。有研究对 3432 名具有全基因组、全元基因组、人体计量学和血液代谢特征数据的中国人进行了双向孟德尔随机化分析，确定了肠道微生物组和血液代谢物之间的 58 种因果关系，并复制了其中的 43 种。粪便中颤螺旋菌属和另枝菌属相对丰度增加与甘油三酯浓度降低有因果关系；相反，谷氨酸等血液代谢物增加似乎会使粪便中的草酸杆菌减少，而变形菌门成员则受到代谢物如 5-甲基四氢叶酸、丙氨酸、谷氨酸和硒的影响。这项研究说明了人类遗传信息的价值（有助于肠道微生物组特征的机制研究和临床研究）。人类健康和疾病之间的细微差别可以由宿主和微生物因素之间的相互作用所驱动。微生物组调节肿瘤的发生、发展和对治疗的反应。除了不同种类的微生物具有调节化疗药物药效学的能力外，上皮屏障及其微生物与生态系统之间的共生关系对局部和远处的免疫系统有重大影响，从而显著影响肿瘤患者的临床结局。使用抗生素可减弱免疫检查点抑制剂的抗肿瘤作用，而当存在特定的肠道微生物时，可使免疫治疗的效果增强。未来的精准医疗策略可能会依赖新的诊断和治疗工具，用来识别和纠正影响治疗效果的微生物组缺陷。

第二节　肠道微生物检测与临床应用

　　肠道微生物组与临床反应之间存在显著关联。有研究通过整合 16S rRNA 基因测序、鸟枪法元基因组测序和对选定细菌进行 qPCR，分析了转移性黑色素瘤患者在免疫治疗前的粪便样本，发现治疗有应答者的样本中包含更丰富的细菌种类如长双歧杆菌、产气柯林斯菌和粪肠球菌。研究结果表明肠道微生物组可能存在一个机制调控肿瘤患者的抗肿瘤免疫治疗。肠道微生物组的多样性和组成对免疫治疗有重要影响。元基因组研究揭示了治疗应答者肠道细菌的功能差异，包括合成代谢途径的富集。免疫分析表明，具有良好肠道微生物组的应答患者以及接受应答患者粪菌移植的无菌小鼠抗肿瘤免疫增强。这对使用免疫检查点抑制剂治疗黑色素瘤患者具有重要意义，说明肠道细菌与免疫检查点阻断疗法的疗效增强有关。

第三节　肠道微生物组生物标志物检测优势

　　肠道微生物组生物标志物在非侵入性检测中有非常大的优势。散发性年轻结直肠癌（young colorectal cancer，yCRC）的发病率正在增高，肠道微生物组及其对 yCRC 患者的诊断价值尚不明确。有研究通过 16S rRNA 基因测序收集了大量样本来鉴定肠道微生物组生物标志物，并使用独立队列来验证结果。此外，通过对样本元基因组测序进行物种水平和功能分析，发现肠道微生物多样性在 yCRC 中增加，黄酮裂化菌是

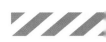

yCRC 中的重要细菌物种,而链球菌属是老年性结直肠癌的关键菌种。功能分析表明,yCRC 患者具有独特的细菌代谢特征。随机森林分类模型实现了强大的分类潜力,这项研究提示肠道微生物组生物标志物检测可作为一种非常有前途的非侵入性检测方法,例如在准确检测和区分 yCRC 患者方面具有潜力。

第四节　肠道微生物临床应用适应证

目前用于疾病的诊断或治疗的微生物组鉴定检查未完全被临床接受,部分原因是微生物组的复杂性及其在疾病发病机制中的作用未能完全解读。建议将微生物组分析应用于临床以下方面:艰难梭菌相关疾病的管理和治疗;伴肠道菌群失调的肿瘤放疗相关放射性肠炎而可能需要行肠道微生态营养干预时;因化疗后粒细胞缺乏而发热,使用广谱抗生素时;近期胃肠道手术后出现顽固性腹泻;拟进行粪菌移植或益生菌预防或治疗时。肠道微生物菌群在免疫稳态中的作用可能会影响异基因造血干细胞移植后免疫重建,是调整移植后免疫相关策略的重要监测指标。潜在适应证包括需要分析细菌多样性从而为判断患者的疾病是传染性还是非传染性提供线索。微生物组的改变与肥胖、糖尿病和炎症性肠病的相关性研究分析可能成为治疗这类疾病的重要参考。

第五节　肠道微生物组学检测方法

目前肠道微生物组学检测方法主要有 16S rRNA 测序、元基因组测序和基于纳米孔测序的全长基因测序。16S rRNA 测序相对简便,成本较低;元基因组测序涵盖范围更全面,能鉴定微生物到菌株水平。考虑到成本,16S rRNA 测序在肠道微生物组学检测中应用更为广泛。编码原核生物核糖体小亚基 16S rRNA 的 DNA 序列,存在于所有原核生物基因组中,含量大约占基因组 DNA 的 80%,分子大小约 1540 bp。16S rRNA 包含 10 个保守区和 9 个高变区,保守区反映了生物物种间的亲缘关系,而高变区则能体现物种间的差异。这样的特点使得 16S rRNA 成为微生物菌种鉴定的标准识别序列。随着 NGS 技术的快速发展,越来越多的微生物 16S rRNA 序列被测定并收入国际基因数据库中,16S rRNA 基因成为系统进化分类学研究中最常用的分子标志,广泛应用于微生物生态学研究。通过提取样品中的 DNA,特异性扩增某个或两个连续的高变区,采用高通量测序平台对高变区序列进行测序,然后通过生物信息学方法进行序列分析和物种注释,可以了解样品的群落组成情况;通过 α 多样性和 β 多样性分析可以进一步比较样品之间的差异性。在基于纳米孔技术的 16S rRNA 测序中,可以设计引物覆盖整个 16S rRNA 基因,甚至整个核糖体操纵子。

元基因组测序是指对环境样品中的微生物群落的基因组进行高通量测序,除细菌之外,还可以覆盖真菌、病毒和寄生虫等。元基因组在分析微生物多样性、种群结构和进化关系的基础上,可进一步探究微生物群体功能活性、相互协作关系及与环境之间的关系,发掘潜在的生物学意义。与传统微生物研究方法相比,元基因组测序研究摆脱了微生物分离纯培养的限制,克服了无法检测未知微生物的缺点,扩展了微生物检测与利用空间,因此近年来在微生物组学研究中得到了广泛应用。

建议针对特定的患者如艰难梭菌感染患者、化疗后粒细胞缺乏而应用广谱抗生素后腹泻患者及拟进行粪菌移植或益生菌预防或治疗患者,进行更深入的微生物检测。16S rRNA 测序相对简便,结合保守区和高变区设计引物,成本较低,部分带有分类信息的区域在被分析的扩增子之外。该方法的鉴定分辨能力偏弱。基于纳米孔技术开发的 16S rRNA 测序和元基因组测序,在解析重复区域和结构变异方面有优势。

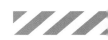

第六节　肠道微生物组学实验室技术概述

1. 核酸提取

实验室应使用经过性能确认的核酸提取试剂,推荐使用商品化的 DNA 抽提试剂盒,建立完整的核酸检测流程,确保提取方法的可重复性和提取效率。DNA 的降解程度和各种杂质的污染均会对检测结果的灵敏度造成影响,需通过测定核酸的浓度、纯度和完整性,制定合格样本的标准。操作过程中严格遵守无菌原则,污染防控对标本检测结果的质量控制至关重要。每批实验需要内参照、阴性对照品和阳性对照品。DNA 合格样本参考:DNA 的 A260/A280 在 1.7～1.9 之间,A260/A230＞2,DNA 质量可用 1% 琼脂糖凝胶电泳验证(无拖尾、无杂带、无蛋白污染)。可使用分析仪等检测 DNA 完整性,如果大部分片段低于 200 nt,说明 DNA 降解严重,需要重提 DNA。

2. 文库制备

文库制备流程一般包括核酸片段化、末端修复、标签接头连接和 PCR 文库等。文库制备对核酸样本有严格要求,对于每次提取的核酸样本需要进行定量检测,起始核酸量定量≥0.1 ng/μL,确保核酸可以满足实验要求。若不满足,重新提取核酸或再次送检样本。目前常用的建库方法有酶切建库、超声波打断建库及转座酶建库等。推荐使用经过性能确认的建库试剂或商品化的建库试剂盒。文库质量直接影响测序数据质量。文库 DNA 质量合格参考:A260/A280 在 1.75～2.00 之间,文库浓度≥1 ng/μL。若不满足,需要重新构建文库。此外,还应使用安捷伦 2100 或其他生物分析仪器检测文库片段大小及峰形。合格文库插入片段长度＞100 bp,合格文库应有明显主峰,无杂峰,无引物二聚体,无接头。若不满足,重新构建文库或重新提取;如还不合格,需要重新送检样本。文库定量目前常用 Qubit 荧光计、实时荧光定量 PCR 等。推荐使用实时荧光定量 PCR 方法,使用 NGS 定量 PCR 检测试剂盒。

3.上机测序

目前国内实验室通常采用的 NGS 测序平台有 Illumina、Thermo Fisher 和 MGI 等，每个平台配置有不同型号的设备。测序前需根据测序平台确定相应的数据参数，并根据测序片段的长度、检测标本的数量、标本的质量和最低测序深度等因素选用合适的芯片，以保证本次测序结果合格。推荐使用商品化的上机试剂盒。在检测过程中，可分别根据所用芯片容量、构建文库片段大小等指标判断所得读长总数、测序平均读长等数据是否合理。不同测序平台的参数要求会有差异，根据 Ion Torrent（Thermo Fisher）测序仪官方建议，使用该仪器检测的离子球粒子密度＞70％，低质量＜15％，Q20＞90％，建议行 16S rRNA 测序时，为保障数据的可信度，16S-V4 读序数不低于 10 万；16S-V3V4 读序数不低于 5 万。Illumina 和 MGI 等要求 Q30＞85％（图 3-1）。

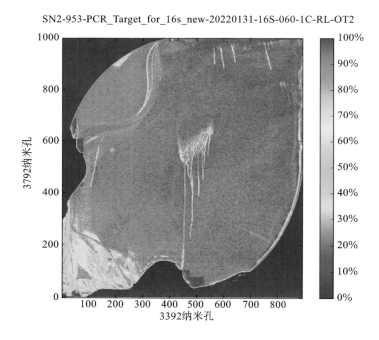

SN2-953-PCR_Target_for_16s_new-20220131-16S-060-1C-RL-OT2

图 3-1 离子球粒子密度

芯片表面载荷分布可视化展示：红色表示高负荷区域，蓝色表示低负荷区域。SN2-953-PCR_Target_for _16s_new-20220131-16S-060-1C-RL-OT2，测序流水号和测序样本命名。

行 16S rRNA 测序时通常采用 PCR 技术对 16S rRNA 的 V2、V3、V4、V6、V7、V8、V9 高变区进行扩增，对扩增产物进行定量，经末端修复后加上特异性接头进行扩

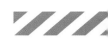

增,完成测序文库的构建。肠道菌群 16S rRNA 测序质控合格标准:片段长度在 200 bp、250 bp、300 bp 左右处有 3 个峰。元基因组测序则是通过对微生物基因组随机打断,然后在片段两端加入接头进行扩增,文库片段主峰在 300~500 bp 之间,上机测序后通过组装的方式将小片段拼接成较长的序列(图 3-2)。

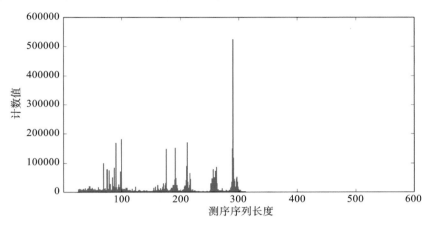

图 3-2　测序序列长度直方图

第七节　肠道微生物组学生物信息学分析

生物信息学分析人员需要熟练掌握 NGS 检测原理及生物信息软件操作,具备数据信息维护和管理、开发新算法及更新数据库的能力。生物信息分析主要是对测序产生的原始数据进行处理和分析,包括数据质控、微生物物种检测等过程。目前肠道微生物组检测尚无统一的标准化数据分析程序及软件,可以选择商业化的自动分析系统,实验室也可以选择与国际同步的算法和软件,搭建实验室个性化分析流程。数据分析流程由多种分析软件配套完成,包括数据质控软件如 Fastp、FastQC 和 Trimmomatic 等,比对软件如 Blast、Bowtie2、BWA、MAQ 和 SOAP2 等,物种分析软件如 SURPI、MegaBLAST 和 Taxonomer 等。微生物检测数据库包含细菌、真菌、病毒和

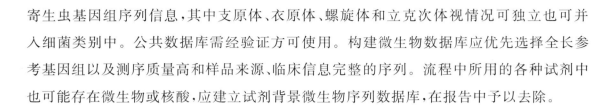

寄生虫基因组序列信息,其中支原体、衣原体、螺旋体和立克次体视情况可独立也可并入细菌类别中。公共数据库需经验证方可使用。构建微生物数据库应优先选择全长参考基因组以及测序质量高和样品来源、临床信息完整的序列。流程中所用的各种试剂中也可能存在微生物或核酸,应建立试剂背景微生物序列数据库,在报告中予以去除。

1. OTU 分析

由于测序获得的原始本对读序存在一定比例的测序错误,因此在进行分析前需要对原始数据进行剪切过滤,滤除低质量的读序而获得有效数据;通过本对读序之间的重叠关系将读序拼接成标记,进一步过滤以获取目标片段;在给定的相似度下将标记聚类成 OTU(操作分类单元),然后进行 OTU 物种注释,从而得到每个样品的群落组成信息。针对 OTU 聚类分析有不少升级方法,UCHIME 嵌合体检测算法整合了 UPARSE 算法和 UCHIME 算法,相较于此前的聚类方法有了巨大的进步。生成 OTU 除了聚类的方法,还有降噪的方法。对 16S rRNA 等扩增子测序结果的认可逐渐从 UPARSE 算法转向 DADA2 算法。采用 DADA2 算法进行聚类获得 ASV 表格,针对 ASV 表格可以展开丰富的分析流程(图 3-3)。

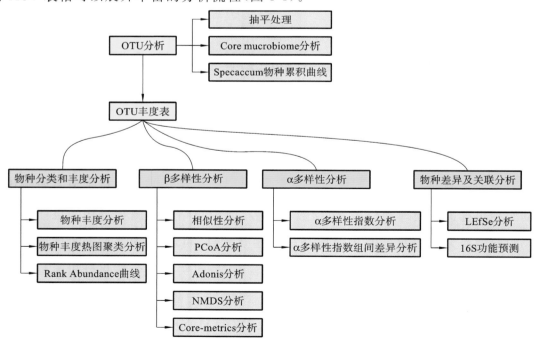

图 3-3　生物信息分析流程图

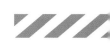

不同样品对应的读序数量差距较大,为避免因样品测序数据大小不同而造成分析时的偏差,在样品达到足够测序深度的情况下,对每个样品进行随机抽平处理。根据样品的共有 OTU 以及 OTU 所代表的物种,可以找到核心微生物组(覆盖度为100%样品的微生物组)(图 3-4)。

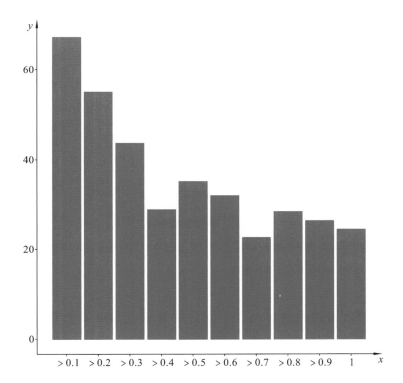

图 3-4　共有 OTU 数与样品数的关系图

横坐标是覆盖样品的比例,纵坐标是统计的覆盖度大于此样品比例的共有 OTU 数,图中表示的是覆盖一定比例以上样品的 OTU 数。

2. 物种累积曲线

物种累积曲线用于描述随着抽样量的加大物种增加的状况,是调查物种组成和预测物种丰度的有效工具。在生物多样性和群落调查中被广泛用于判断抽样量是否充分以及评估物种丰度(图 3-5)。

3. 物种丰度分析

物种丰度分析是根据物种注释结果,在不同分类等级对各样品做物种分析得到相

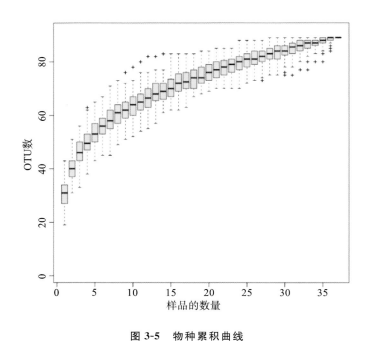

图 3-5　物种累积曲线

由物种累积曲线可以判断抽样量是否充分,在抽样量充分的前提下,运用物种累

积曲线还可以对物种丰度进行预测。

应的柱状图,可以直观地查看各样品在不同分类等级上相对丰度较高的物种及其比例

(图 3-6)。

4. 热图聚类分析

热图是一种以颜色梯度表示数据矩阵中数值的大小,并根据物种丰度或样品相似

性进行聚类的图形展示方式。聚类和样品的处理或取样环境等分组信息,使相同处理

方式或相似环境样品的聚类情况很直观,并直接反映了样品群落组成的相似性和差异

性。可分别在不同分类水平进行热图聚类分析(图 3-7)。

5. α 多样性分析

α 多样性分析是对单个样品中物种多样性和物种丰度的分析,包括 Chao1(Chao A

于 1984 年提出的衡量群落丰度的指标)、实际观测到的物种数目、样品文库覆盖率、香

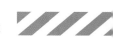

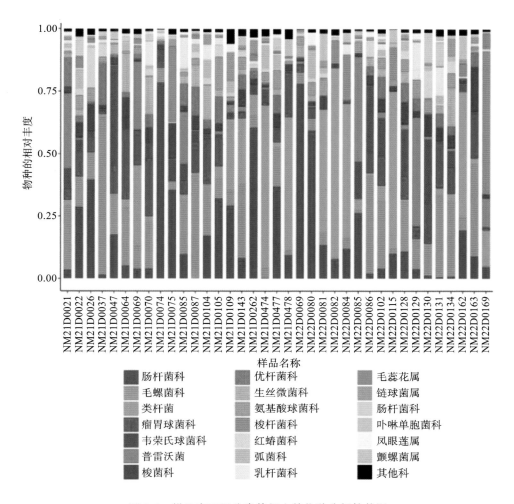

图 3-6　样品在不同分类等级上的物种分析柱状图

不同的颜色对应不同的物种,色块长度表示该颜色所代表物种的相对丰度。

农—威纳指数、辛普森多样性指数 5 个指数。可使用相关软件计算样品的 α 多样性指数值,并作出相应的稀释曲线。稀释曲线是利用已测得 16S rRNA 序列中已知的各种 OTU 的相对比例,来计算抽取 n 个(n<测得的序列总数)读序时各 α 多样性指数的期望值,然后根据一组 n 值(一般为一组小于总序列数的等差数列)与其相应的 α 多样性指数的期望值作出曲线,并作出 α 多样性指数的统计表格。实际观测到的物种数目表示实际观察到的 OTU 数量;样品文库覆盖率指数表示测序深度;Chao1 指数用来衡量物种丰度即物种数量的多少;香农—威纳和辛普森多样性指数用来估算微生物群落的

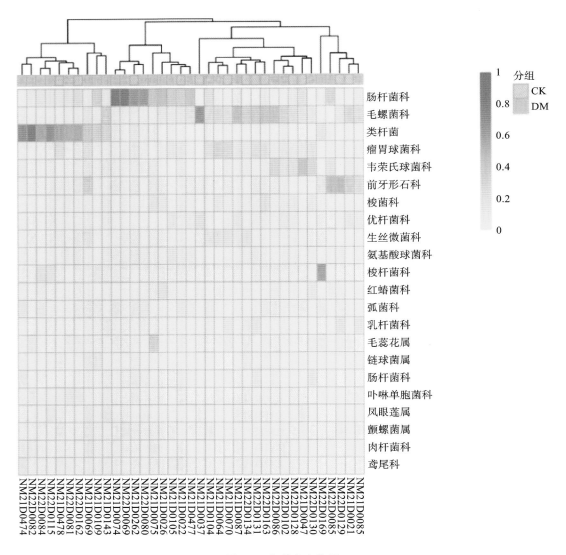

图 3-7　物种丰度热图

纵向聚类表示该物种在各样品间的丰度相似情况,距离越近,枝长越短,说明两物种在各样品间的组成越相似。

多样性,香农—威纳指数值越大,多样性越高(图 3-8、3-9)。

进行 α 多样性指数组间差异分析时分别对 α 多样性的各个指数进行秩和检验分析(若两组样品进行比较,则使用 R 语言中的 wilcox. test 函数;若两组以上的样品进行比较,则使用 R 语言中的 kruskal. test 函数),通过秩和检验筛选不同条件下差异显著的 α 多样性指数(图 3-10)。

样品名称	Chao1	实际观测到的物种数目	香农-威纳指数	辛普森多样性指数	样品文库覆盖率
NM21D0021	37.2	36	3.0953177	0.8189308	0.99967135
NM21D0022	40	37	3.5691354	0.8699394	0.999753512
NM21D0026	28.25	28	2.859214	0.7847432	0.999835675
NM21D0037	26	26	2.0069283	0.566728	1
NM21D0047	30.5	30	2.6478285	0.7678347	0.999835675
NM21D0064	36.5	34	2.9469847	0.822382	0.999589187
NM21D0069	27	27	2.7617447	0.7892546	1
NM21D0070	34.5	33	3.3113316	0.8654183	0.99967135
NM21D0074	26	24	1.4139874	0.3742232	0.99967135
NM21D0075	29.666667	28	2.4537562	0.7522315	0.999589187
NM21D0085	40.666667	36	3.3209231	0.8676062	0.9993427
NM21D0087	43.5	33	2.9381253	0.783818	0.999424862
NM21D0104	35	30	3.2030856	0.8622512	0.999507025
NM21D0105	40	38	3.238085	0.8396593	0.99967135
NM21D0109	20	20	2.9688895	0.8080783	1

图 3-8　样品 α 多样性部分统计结果

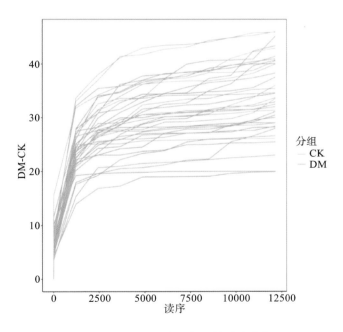

图 3-9　样品测序深度 α 多样性稀疏曲线图

横坐标表示抽取的读序数,纵坐标表示相应的 α 多样性指数值。图中一种颜色代表一组样品,测序条数不能覆盖样品时,曲线上升;测序条数增加到覆盖样品中的大部分微生物时,曲线呈平缓趋势。

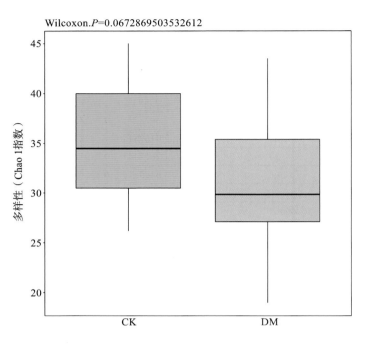

图 3-10　组间 α 多样性箱图

横坐标表示分组,纵坐标表示不同分组下的 α 多样性指数值。

6.β 多样性分析

β 多样性分析是对样品间的生物多样性进行比较,是对不同样品间的微生物群落构成进行比较。同样,需要在各个样品序列数目一致的前提下,进行样品间多样性的比较。样品间物种的丰度分布差异程度可通过统计学中的距离进行量化分析,使用统计算法计算两样品间距离,获得距离矩阵,用于后续进一步的 β 多样性分析和可视化统计分析。根据样品的 OTU 丰度信息计算 Bray curtis、Weighted Unifrac 和 Unweighted Unifrac 距离,来评估不同样品间的微生物群落构成差异。

7.相似性分析

相似性分析是一种非参数检验,用来检验组间(两组或多组间)的差异是否显著大于组内差异,从而判断分组是否有意义(图 3-11)。

8.主坐标分析

为了进一步展示样品间物种多样性差异,使用主坐标分析(principal coordinate

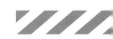

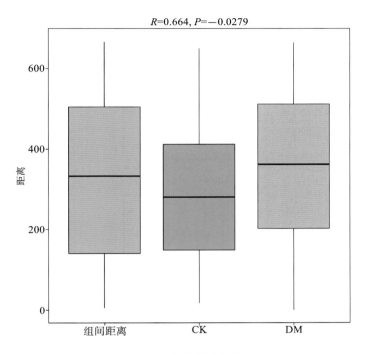

图 3-11 相似性分析图

组间距离比其他各个分组的距离高时,表明组间差异大于组内差异。R 的取值范围为[−1,1),R>0 说明组间差异大于组内差异;R<0,说明组内差异大于组间差异。统计分析的可信度用 P 表示,P<0.05 表示统计具有显著性,不同的分组之间差异明显,分组是有意义的。

analysis,PCoA)的方法展示各个样品间的差异大小。使用 PCoA 对样品间物种多样性进行分析时,如果两个样品距离较近,则表示这两个样品的物种组成较相近(图 3-12)。

9.非度量多维尺度分析

除了用 PCoA 进一步展示样品间 β 多样性差异外,还可以使用非度量多维尺度分析(nometric multidimensional scaling,NMDS)的方法展示各个样品间的差异大小。使用 NMDS 对样品间 β 多样性进行分析时,如两个样品距离较近,则表示这两个样品的物种组成较相近(图 3-13)。

10.LEfSe 分析

LEfSe 分析采用线性判别分析(LDA)来估算每个组分(物种)丰度对差异效果影响的大小,找到对样品划分有显著性差异影响的组分(物种)。LEfSe 分析强调统计意义和生物相关性(图 3-14)。

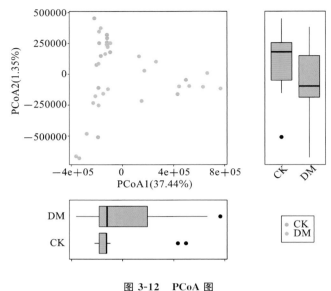

图 3-12　PCoA 图

横坐标和纵坐标分别表示第一和第二主坐标;百分比表示相应主坐标对样品差异的贡献率;点表示各个样品;不同颜色代表样品属于不同的分组。横向的箱线图是不同分组在第一主坐标上的值的分布;纵向的箱线图是不同分组在第二主坐标上的值的分布。

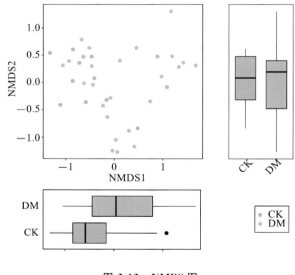

图 3-13　NMDS 图

NMDS 是对距离值的秩次(数据排名)信息的评估,图形上样品信息仅反映样品间数据秩次信息的远近,而不反映真实的数值差异,横、纵坐标轴并无权重意义,横轴不一定比纵轴更加重要。NMDS 整体降维效果由 stress 值进行判断。各点分别表示各个样品,不同颜色代表不同的分组,点与点之间的距离表示差异程度。

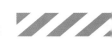

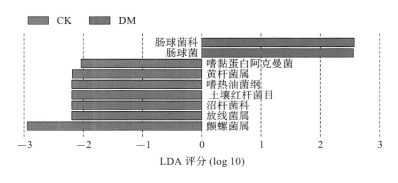

图 3-14 LEfSe 分析图

统计不同分组中有显著作用的微生物群通过 LDA 后得到的 LDA 分值。

第八节 微生态组学实验室技术质控要求

实验室需要建立和完善质量控制体系,针对分析前、中、后各个环节以及"人、机、料、法、环"制定相应的程序文件、SOP、室内质控要求、记录表格和报告质量控制。试剂盒及整个流程中试剂的选择,需要考虑工程菌和环境污染微生物的残留核酸,评估这些因素对检测所造成的影响。每批次实验中都应包括内参照、阴性对照品和阳性对照品,以评估每批次样本中是否存在操作或环境带来的污染以及检测流程是否存在异常。当质控品出现失控时,分析失控原因并采取相应的纠正措施和预防措施。如果在检测过程中发现试剂污染或检测步骤存在问题,需要重复检测。实验室应定期参加肠道微生物组检测实验室间质量评价或能力验证,如果发现结果不符合,需要查找原因并进行改进。

第九节　肠道微生物组检测指标

　　肠道微生物组检测指标应包含检测者和对应年龄段健康人的肠道菌群结构对比图、肠道菌群紊乱整体风险、多样性、功能核心菌群、肠型、食源性致病菌及其他致病菌评估、有益菌评估、中性菌评估、产丁酸菌评估等。

　　将基于健康群体菌群多样性数据用于测试者菌群多样性评估的 α 多样性分析时，在环境和生活方式相似的情况下，肠道菌群的多样性指数较高，提示肠道中微生物的种类较为丰富，各个菌种的含量丰度较为均一，没有出现单一菌种占据绝大部分的情况，肠道菌群比较健康。相反，如果肠道菌群多样性指数偏低，由于部分菌群的缺失，此部分菌群负责的代谢途径有可能也缺失，从而导致代谢异常。低的多样性指数会增加罹患肠道疾病的风险，包括肠道菌群失调、腹泻、炎症性肠病、肥胖、糖尿病前期、结直肠癌等。因此，生活中应注意饮食的多样化，同时应减少抗生素的使用。建议多摄入膳食纤维含量高的食物，必要时补充益生菌、益生元以及采用 FMT 等微生态干预方法，以改善肠道菌群多样性。

▶▶ **参考文献**

[1]　朱宝利.人体微生物组研究[J].微生物学报,2018,58(11):1881-1883.

[2]　中国抗癌协会肿瘤与微生态专业委员会.肠道微生态与造血干细胞移植相关性中国专家共识[J].国际肿瘤学杂志,2021,48(3):129-135.

[3]　Khoruts A,Staley C,Sadowsky M J.Faecal microbiota transplantation for Clostridioides difficile:mechanisms and pharmacology[J].Nat Rev Gastroenterol Hepatol,2021,18(1):67-80.

[4]　安江宏,钱莘,骆璞,等.肠道微生态与肿瘤的诊断和治疗[J].国际肿瘤学杂志,2021,48(7):436-440.

[5]　Chahwan B,Kwan S,Isik A,et al.Gut feelings:a randomised,triple-blind,placebo-controlled trial of probiotics for depressive symptoms[J].J Affect

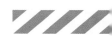

Disord,2019,253:317-326.

[6] 中华预防医学会微生态学分会.中国微生态调节剂临床应用专家共识(2020 版)[J].中国微生态学杂志,2020,32(8):953-965.

[7] Iida N,Dzutsev A,Stewart C A,et al. Commensal bacteria control cancer response to therapy by modulating the tumor microenvironment[J]. Science, 2013,342(6161):967-970.

[8] Viaud S,Saccheri F,Mignot G,et al. The intestinal microbiota modulates the anticancer immune effects of cyclophosphamide[J]. Science,2013,342(6161): 971-976.

[9] Routy B,Le Chatelier E,Derosa L,et al. Gut microbiome influences efficacy of PD-1-based immunotherapy against epithelial tumors[J]. Science,2018,359 (6371):91-97.

[10] Gopalakrishnan V,Spencer C N,Nezi L,et al. Gut microbiome modulates response to anti-PD-1 immunotherapy in melanoma patients[J]. Science,2018, 359(6371):97-103.

[11] Matson V,Fessler J,Bao R,et al. The commensal microbiome is associated with anti-PD-1 efficacy in metastatic melanoma patients[J]. Science,2018,359 (6371):104-108.

[12] Tanoue T,Morita S,Plichta D R,et al. A defined commensal consortium elicits CD8 T cells and anti-cancer immunity[J]. Nature,2019,565(7741):600-605.

[13] Fluckig er A,Daillère R,Sassi M,et al. Cross-reactivity between tumor MHC class I-restricted antigens and an enterococcal bacteriophage[J]. Science,2020, 369(6506):936-942.

[14] Sivan A,Corrales L,Hubert N,et al. Commensal bifidobacterium promotes antitumor immunity and facilitates anti-PD-L1 efficacy[J]. Science,2015,350 (6264):1084-1089.

[15] Routy B,Le Chatelier E,Derosa L,et al. Gut microbiome influences efficacy of PD-1-based immunotherapy against epithelial tumors[J]. Science,2018,359 (6371):91-97.

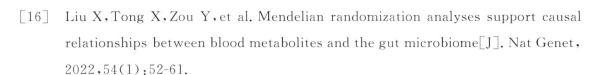

[16] Liu X,Tong X,Zou Y,et al. Mendelian randomization analyses support causal relationships between blood metabolites and the gut microbiome[J]. Nat Genet, 2022,54(1):52-61.

[17] Zitvogel L,Ma Y,Raoult D,et al. The microbiome in cancer immunotherapy: diagnostic tools and therapeutic strategies[J]. Science,2018,359(6382):1366-1370.

[18] Matson V,Fessler J,Bao R,et al. The commensal microbiome is associated with anti-PD-1 efficacy in metastatic melanoma patients[J]. Science, 2018, 359 (6371):104-108.

[19] Mager L F,Burkhard R,Pett N,et al. Microbiome-derived inosine modulates response to checkpoint inhibitor immunotherapy[J]. Science,2020,369(6510): 1481-1489.

[20] Yang Y,Du L,Shi D,et al. Dysbiosis of human gut microbiome in young-onset colorectal cancer[J]. Nat Commun,2021,12(1):6757.

[21] Young V B. The role of the microbiome in human health and disease: an introduction for clinicians[J]. BMJ,2017,356:j831.

[22] Jian Y,Zhang D,Liu M,et al. The impact of gut microbiota on radiation-induced enteritis[J]. Front Cell Infect Microbiol,2021,11:586392.

[23] Wang L,Wang X,Zhang G,et al. The impact of pelvic radiotherapy on the gut microbiome and its role in radiation-induced diarrhoea:a systematic review[J]. Radiat Oncol,2021,16(1):187.

[24] Samarkos M,Mastrogianni E,Kampouropoulou O. The role of gut microbiota in *Clostridium difficile* infection[J]. Eur J Intern Med,2018,50:28-32.

[25] Shogbesan O,Poudel D R,Victor S,et al. A systematic review of the efficacy and safety of fecal microbiota transplant for Clostridium difficile infection in immunocompromised patients[J]. Can J Gastroenterol Hepatol, 2018, 2018: 1394379.

（贺亮　王强　郭智）

第四章

肠道微生态与疾病
发生发展

第一节 肠道微生态的功能

1.维持肠道完整性

肠道黏膜是机体自身与外环境接触的最大面,具有选择性渗透吸收营养物质和防御肠道内微生物及致炎因子入侵等功能。众所周知,肠上皮犹如一道天然的物理屏障将肠腔细菌与黏膜固有层分隔开,而肠上皮表面又覆盖一层黏液,其高密度的特性可阻止大多数细菌移位,维持肠上皮完整性。有研究表明,阿克曼菌具有丰富的降解黏蛋白的功能,位于正常人结肠中,其在维持肠道完整性方面发挥重要作用。少数微生物表达凝集素,黏附于黏液之上,在阿克曼菌降解黏蛋白的作用下,防止了细菌对肠道的入侵。所以,肠道微生态可以通过这些益生菌的作用预防肠道疾病的发生。

2.协助肠道免疫系统的防御功能

肠道微生态还参与了全身免疫系统的调节,其中固有淋巴细胞(innate lymphoid cell,ILC)是肠道先天免疫系统的重要组成部分。Ⅲ型ILC的分化成熟通常会受肠道微生物调控,其分泌的白细胞介素-22(IL-22),可促进宿主防御,维持肠道稳态。当一定数量的微生物穿过肠上皮细胞到达肠黏膜固有层时,会被巨噬细胞吞噬消除,或者被树突状细胞吞噬,进一步激活B细胞、T细胞。该过程诱发B细胞产生分泌型免疫球蛋白A(sIgA),使细胞、体液免疫参与到消除微生物的过程中。肠道中的分节丝状菌可以紧密黏附于小肠上皮细胞和集合淋巴结,诱导黏膜Th17细胞反应,促进肠道细菌与宿主之间的共生。脆弱拟杆菌和梭菌可促进调节性T细胞分化、扩增,诱导肠道免疫耐受。肠道共生菌也参与调节黏膜固有层T细胞亚群的募集和分化。

(1)参与肠道能量代谢:肠道微生物可协助摄入物质的能量代谢,促进营养物质消化吸收,调节能量平衡。如梭菌发酵膳食纤维的代谢物短链脂肪酸(short-chain fatty acid,SCFA)可作用于肠道内分泌细胞L细胞,调控胰高血糖素样肽-1(glucagon-like peptide-1,GLP-1)、酪酪肽、葡萄糖依赖性促胰岛素多肽的释放,调节机体胰岛素敏感性和能量代谢,也可促进分泌5-羟色胺(5-HT),参与肠道运动、分泌、反射以及血小板功能的调节。肠道部分细菌可直接合成激素或激素样化合物,也可通过调节肠道内分泌细胞的功能间接参与内环境稳态的调节。

(2)形成生物屏障:肠黏膜屏障功能是指正常肠道具有较为完善的功能隔离带,可将肠腔与机体内环境分隔开来,防止致病性抗原(肠腔内的细菌、有毒物质、食物抗原物质、致癌物质等)侵入的功能,使机体内环境保持相对稳定,维持机体的正常生命活动。肠黏膜屏障主要由机械屏障、生物屏障、化学屏障及免疫屏障组成,而微生态也参与其中,如多形拟杆菌和普拉梭菌。有研究表明,这两种细菌可以通过增加杯状细胞分化和诱导黏蛋白糖基化的基因表达促进黏液产生,加强生物屏障,同时有益菌在肠道的定植还会分泌大量黏液塑造黏液屏障。所以这些肠道正常寄生的菌群不但可以通过自身的生物拮抗作用,还可协同宿主的免疫系统构成强有力的生物防线,消化分解膳食纤维及其他有害物质。

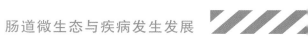

第二节 肠道微生态紊乱与疾病概述

1.肠道微生态紊乱

肠道微生态紊乱不但指肠道菌群数量的失衡,而且指一定比例组合菌群间的互相制约、互相依存的关系发生了失衡。当机体内外环境发生变化,如饮食、环境、衰老、肠道动力异常及长期应用广谱抗菌药物,均可引起肠道菌群失调,导致肠道微生态失衡。临床上多表现为腹泻、便秘、腹胀痛等腹部症状甚至全身症状。微生态失衡也称为肠道菌群失调,依据程度分为:Ⅰ度表现为菌群变化较少,细菌总数正常或稍减少,无显著临床表现,去除病因后可自行恢复;Ⅱ度表现为细菌总数明显减少,出现了多种慢性腹腔症状,如腹泻最为常见,去除病因后不能自行恢复;Ⅲ度表现为正常肠道菌群极度减少,取而代之的是非定植菌群的过度繁殖,肠道功能紊乱,病情凶险,出现二重感染,需要积极治疗。肠道菌群的失调原因主要有以下两点。

(1)抗生素不合理使用:长时间服用抗生素或不合理使用抗生素会抑制或杀死体内某些有益于人体健康的微生物,导致另一些微生物的大量繁殖,破坏了正常菌群微生物之间的平衡关系,可引起疾病,甚至危及人体的生命,称为菌群失调症。有研究将使用抗生素的患儿和健康儿童的粪便样本进行培养并应用定量聚合酶链反应检测肠道细菌,发现使用抗生素对肠道菌群产生一定影响,并且是多种不良影响,其中最主要的是减少了有益微生物的数量,促进了潜在致病菌的定植,它还能刺激细菌对抗生素产生耐药性。

(2)年龄对肠道屏障的影响:随着年龄的增长,肠道通透性可能会增加,在炎症的反复刺激下,肠上皮屏障也会出现物理变化。有研究证明,与年轻人相比,老年人回肠组织中 IL-6(白细胞介素-6)浓度明显增加,并伴随着肠黏膜通透性增加(IL-6 是重要的致炎因子)。肠黏膜通透性增加又称为"肠漏",往往可以使有害物质通过血流穿透肠屏障,慢性低度炎症又可加速肠道老化,形成恶性循环。

2.微生态失调对造血功能的影响

尽管微生物群和造血系统产物之间的关联已得到很好的建立,但是对于微生物群如何直接或间接影响造血作用的机制理解是有限的,骨髓细胞池的大小与肠道菌群的复杂性密切相关。免疫系统开始在子宫内发育,但要完全成熟,还需要遗传信息和环境刺激(它们在出生后会进一步增强免疫力)。无胚小鼠的黏膜免疫系统不成熟,次级淋巴组织较少,分泌性免疫球蛋白 A 水平较低,肠道浆细胞减少。此外,无胚小鼠血清抗体水平较低,肠道某些关键的肠腔更容易受到感染,包括淋巴结、淋巴集结和肠淋巴滤泡。特定的肠道细菌或细菌产物可通过多种免疫机制直接抑制小鼠的肠道炎症。肠道微生物组中的细菌副产物还可以通过细菌代谢产物与骨髓腔室细胞的相互作用来影响过敏性气道疾病。从调节肠道中的离子吸收和肠蠕动到调节免疫反应,短链脂肪酸(SCFA)发挥着许多重要作用。46SCFA 通过激活多种 G 蛋白偶联的细胞表面受体(如由粒细胞和一些细胞表达的 GPR43)来实现这些广泛的功能。SCFA 抑制核因子 κB、IL-6 和肿瘤坏死因子-α(TNF-α)等炎性细胞因子的产生,但 IL-10 会增加。这些分子会促进 Th1、Th17 和 IL-10$^+$ 细胞的生成,但会使丁酸的表达水平降低。一种 SCFA,可通过上调饮食中维生素 A 代谢产物维甲酸的量来增强发炎的结肠黏膜中 T 细胞的凋亡并减少 T 细胞的积累;可以促进诱导的 Treg 细胞(调节性 T 细胞)生成并抑制 Th17 和 Th1 型调节性 T 细胞应答。多糖 A 是人类共生细菌脆弱拟杆菌产生的碳水化合物,足以缓解依赖 IL-10 的 T 细胞引起的结肠炎。有充分的证据证明微生物在正常造血过程中的作用,微生物特别是特定微生物的改变与血液系统疾病有关。病原体被认为会引发血液系统疾病,微生物群体内稳态的破坏对于血液系统疾病患者的临床意义重大。

3.抗生素破坏肠道微生态影响造血功能

在接受抗生素治疗的患者中,可以观察到微生态失调与造血功能改变之间更直接的联系。抗生素通过清除某些细菌而导致肠道菌群失调,与血液学异常有广泛的联系。已报道多种抗生素会导致血细胞减少。一项回顾性分析发现,5%～15%的患者在接受 β-内酰胺类抗生素治疗 10 天或更长时间后出现中性粒细胞减少症。同样的患者在使用青霉素治疗时出现了中性粒细胞减少症,94%的患者在停止抗生素治疗后中

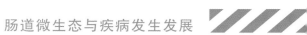

性粒细胞计数恢复。这些研究表明,使用抗生素破坏肠道微生物可能对造血功能有显著的影响。

　　抗生素治疗也可以影响异体造血干细胞移植的结果,研究证明,抗生素可以破坏移植后造血祖细胞的植入,这表明微生物菌群在移植后环境中起着重要的作用。肠道菌群失调会影响各种肿瘤治疗(包括使用环磷酰胺、铂类化疗药物和免疫治疗)的临床疗效。研究表明,尽管骨髓移植后抗生素的使用较为普遍,但抗生素导致肠道微生态失调会影响移植,增加白血病复发、移植物抗宿主病(GVHD)和移植后死亡的风险。异基因造血干细胞移植(allo-HSCT)后死亡的主要原因是白血病复发、GVHD 和感染。文献报道,肠道菌群的改变与 GVHD、菌血症和术后总生存率降低有关。因为肠道细菌是全身免疫反应(包括抗肿瘤作用)的有效调节剂,肠道菌群的成分可能与 allo-HSCT 后的白血病复发有关。肠道菌群与宿主相互作用并调节宿主免疫,尤其是血液感染、GVHD、器官毒性和整体存活率与肠道细菌组成有关。由于同种免疫在预防移植后复发中起着重要作用,肠道菌群的组成可能与移植物抗肿瘤活动相关。最新研究表明,allo-HSCT 中微生物群与预后具有重要关系,针对异基因造血干细胞的微生物群的一些临床试验正在进行中。目前已发现某些细菌与 allo-HSCT 结果之间的关联。共生微生物存在于肠腔中,统称为肠道菌群,GVHD 在肠道的病理生理中起重要作用。通过详细分析宿主菌群可评估微生物菌群与宿主之间的相互作用。在 allo-HSCT 中,同时使用预防性抗生素和发热性抗生素治疗中性粒细胞减少症影响微生物多样性,进而增加了感染风险。

第三节　肠道微生态与血液系统疾病

1. 再生障碍性贫血

再生障碍性贫血(AA)与感染和炎症过程有关,提示红细胞和微生物菌群之间可能存在重要的关系。AA 以全血细胞减少和骨髓造血功能低下为特征,可伴发甲、乙、丙、戊、庚型肝炎病毒感染。此外,各种细菌感染已被证明可诱导铁调素表达。铁稳态是红细胞代谢的关键,在调节细菌感染方面也很重要。研究慢性炎症性贫血中肠道菌群和铁调素之间的潜在关系具有临床意义。对于 HBV 感染对 AA 临床结局的影响尚未研究清楚。感染 HBV 的 AA 患者应考虑 HBV 被重新激活的可能。然而,根据近期发表的研究,AA 患者很少发生 HBV 激活,HBV 激活通常发生在淋巴瘤患者中。在一项研究中,AA 患者的血清中存在乙型肝炎 IgG 或抗 HBs 抗体,这是过去暴露和免疫的结果,与急性乙型肝炎没有直接关系。HCV(丙肝病毒)血清阳性患者中出现血细胞减少症,患者血液中的 HCV 抗体反映了输血相关的 HCV 感染,HCV 血症患者经常检测不到 HCV 抗体。非甲型和非乙型肝炎引起的 AA 中,超过 80% 的病例会出现严重的血细胞减少。除肝炎病毒以外的其他病毒也已被证明与 AA 的病因有关,包括细小病毒 B19、巨细胞病毒(CMV)、EB 病毒(EBV)、埃可病毒 3、庚型肝炎病毒、输血传播病毒(TTV)、SEN 病毒和非甲型至 E 型肝炎病毒。细小病毒 B19 是一种公认的肝炎病毒,已被证明可引起 AA。感染该病毒后可有明显的肝损伤的临床表现,肝功能异常可导致严重的肝衰竭。这种病毒主要感染红系祖细胞,抑制促红细胞生成并导致宿主免疫受损和发生贫血。

2. 淋巴瘤

有些淋巴瘤与特定微生物相关,这些微生物包括 EBV、HCV、幽门螺杆菌(Hp)和 HIV。胃黏膜相关淋巴组织淋巴瘤与 Hp 感染有关。使用抗生素根除 Hp 感染的患者中,有 70% 的患者表现出胃黏膜相关淋巴组织淋巴瘤的缓解,表明这种常见的微生物感染在淋巴瘤发病及治疗中具有明显作用。肠道菌群影响局部和全身炎症。炎症有助于肿瘤的发展和治疗,但尚不清楚共生细菌是否会导致无菌肿瘤微环境中的炎症。研究发现,微生物群的破坏会损害皮下肿瘤对 CpG-寡核苷酸免疫疗法和化学疗法的反应。在经过抗生素治疗或无菌的小鼠中,肿瘤浸润的髓样来源的细胞对治疗的反应较差,导致 CpG-寡核苷酸免疫治疗后细胞因子的产生和肿瘤坏死减少,化学疗法后活性氧的产生和细胞毒性不足。因此,对肿瘤治疗的最佳反应需要完整的共生菌群,该

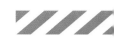

菌群通过调节肿瘤微环境中髓样来源的细胞功能来介导其作用,这些发现强调了微生物群对疾病治疗结果的重要影响。

还有一些病毒感染与淋巴瘤相关,如 HTLV-1(人类 T 淋巴细胞病毒 1 型)和成人 T 细胞淋巴瘤/白血病(ATLL)。HTLV-1 是一种复杂的人类逆转录病毒。虽然 HTLV-1 感染患者通常无症状,但3%~5%的感染个体会出现高度恶性和顽固的 T 细胞肿瘤,称为 ATLL。ATLL 在临床上被分类为急性淋巴瘤慢性类型,随着时间的推移通常会发展为急性 ATLL。还存在一种 ATLL 前状态,其特征是周围淋巴细胞的存在,这些淋巴细胞表现出类似于 ATLL 细胞的异常形态。HTLV-1 感染如何发展为 ATLL 尚未被很好地解释。ATLL 的白血病细胞是单克隆细胞,并随机携带 HTLV-1 前病毒 DNA 染色体整合位点。两种病毒调节蛋白 Tax 和 HTLV-1 基本拉链蛋白(HBZ),分别由正反病毒转录编码,在 ATLL 的致癌过程中不可或缺。文献特别强调这两种蛋白质的作用机制和影响 HTLV-1 感染。研究试图弄清楚基于细胞的 HTLV-1 感染和 HTLV-1 前病毒 DNA 染色体整合位点之间的关系,以及克隆性和基于高通量 DNA 测序的克隆扩增之间的关系。ATLL 具有广泛的基因组不稳定性,这一特征已在研究中得到充分证实。较早的研究已提示 ATLL 与 Tax 有关联(抑制 DNA 损伤修复并破坏有丝分裂的过程)。

伯基特淋巴瘤(BL)是第一种与 EBV 相关的人类肿瘤,第一种表现出染色体易位激活癌基因(MYC)的肿瘤,以及首例与人类免疫缺陷病毒(HIV)感染相关的淋巴瘤。世界卫生组织分类描述了 BL 的三种临床类型:地方性、散发性和免疫缺陷相关性。虽然 EBV 感染和 MYC 易位是该疾病的标志,但尚不清楚其他因素是否可能有助于其发展。研究者通过免疫组织化学证实人类疱疹病毒 5 型和人类疱疹病毒 8 型在相邻的非肿瘤细胞中存在。EBV 相关淋巴瘤存在三种类型的 EBV 潜伏。最近的研究揭示了以影响 B 细胞受体突变为特征的 BL 的遗传途径。

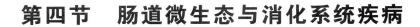

第四节　肠道微生态与消化系统疾病

1.肠道炎症反应

参与肠道炎症反应的免疫炎症细胞种类、数量较多,如中性粒细胞、巨噬细胞、肥大细胞、淋巴细胞、自然杀伤细胞等,这些细胞可以释放出抗体、细胞因子(白细胞介素、IFN-γ、TNF、转化生长因子等)及炎症介质引起炎症病变及组织损伤。另外,炎症发生过程中产生的大量氧自由基,对肠黏膜有损伤作用。参与炎症反应的细胞还包括肠黏膜上皮细胞、血管内皮细胞等。所以,参与炎症反应的细胞因子和介质之间的相互作用机制十分复杂,有些尚不清楚。肠道黏膜免疫系统在炎症性肠病的发生、发展和转归过程中均有重要作用。组织损伤表现形式取决于表达释放的细胞因子,而细胞因子的合成主要受黏膜免疫细胞表达的基因转录因子所调控。大部分学者认为,宿主与肠道微生态之间的平衡被打破会触发基因易感宿主的异常免疫应答,或者说肠道免疫应答能力损伤与肠道的炎症反应有密切相关性。比如贫困和环境恶劣地区的儿童,患炎症性肠病的概率显著高于经济发达地区。环境污染是感染性疾病传播的主要诱因,持续的炎症反应与免疫应答可以破坏肠道黏膜上皮屏障,使肠黏膜通透性增高。

2.肠易激综合征

肠易激综合征为一种肠道功能紊乱的现象,以慢性或复发性腹痛、腹泻、排便习惯改变和大便性状异常为主要症状,但并未出现肠道结构或生化异常证据,可能与肠道内脏神经高度敏感、肠道动力失调有关。近年来,临床不断有研究报道指出肠易激综合征与肠道微生态改变存在一定的相关性。当肠道微生物菌落种类明显缺乏时,肠道小肠部位蠕动速度放缓,引起结肠部位的扩张,出现一系列肠易激综合征表现,当微生态环境重建后,菌落种类和数量恢复,肠蠕动活动及肠道菌落的分解代谢能力也恢复正常。也有学者认为,结肠部位大量的气体产生而发生扩张可能与肠道内产气菌紊乱

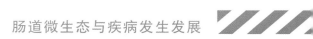

有关。另有学者发现肠易激综合征患者的肠道内普遍存在小肠细菌生长过度的现象，可诱导小肠部位的甲烷、氢气等产量增加，使小肠出现炎症反应，干扰小肠的正常蠕动能力。总之，肠道微生物组结构和数量的改变可引发肠易激综合征。

3. 克罗恩病

克罗恩病是一种原因不明的慢性肠道炎症性疾病，在胃肠道任何部位均可发生，好发于末端回肠和右半结肠，临床症状表现为腹痛、腹泻、肠梗阻，伴发热、营养障碍等肠外表现。目前认为肠道微生态失调对其发病至关重要，但确切机制尚不清楚。有学者认为克罗恩病患者肠道微生态多样性常常受到破坏，克罗恩病可能是肠道微生态失衡所导致，或者说肠道菌群的变化引起慢性炎症，使机体肠道微生态出现明显失衡。此两种机制互成因果，相辅相成。尽管克罗恩病状态下肠道微生态的变迁形式及其具体机制仍不清楚，但随着检测技术的不断发展，克罗恩病发病、进展与肠道微生态之间的关系及其作用机制将会逐渐被阐明，从而为克罗恩病的诊断、治疗提供新的思路。

4. 肝硬化

肝硬化是临床常见的慢性进行性肝病，是一种或多种病因长期或反复作用形成的弥漫性肝损害。我国大多数患者为肝炎后肝硬化，少部分患者为酒精性肝硬化和血吸虫性肝硬化。其并发症包括上消化道出血、肝性脑病、继发感染、脾功能亢进、腹水、癌变等，也是患者死亡的主要原因。肝硬化发生时，通过"肠-肝轴"这种连接方式破坏肠道屏障，使肠道微生态失衡，同时因为机体免疫功能减退，继发肠道感染和促使内毒素进一步产生。肠道菌群的紊乱可以加重肠道感染程度及肝脏代谢负担，使肝组织破坏明显恶化，加速肝衰竭。造成肝硬化患者肠道菌群紊乱的原因可能是患者的肠道动力改变、胃内部 pH 值较高和结肠内胆汁酸浓度较低。此外，胆汁酸浓度的降低还可能引起细菌的致病性增强和炎症过度反应。有研究显示，与健康对照组相比，肝硬化代偿组和失代偿组的肠道微生态存在显著的失衡，硬杆菌属、拟杆菌属、变形杆菌属和螺旋杆菌属相对丰度等在代偿期与失代偿患者体内均显著降低，而链球菌属、巨嗜热菌属和嗜血杆菌属等丰度升高。对于肝硬化与肠道微生态失衡相关性的机制，有研究者考虑为最低浓度的病原体相关分子模式（PAMP），如脂多糖（LPS）、肽聚糖和鞭毛蛋白,通过 Toll 样受体(TLR)和 Nod 样受体(NLR)激活核因子 κB(NF-κB),从而使炎症因子和趋化因子进入门静脉循环,破坏库普弗细胞和星状细胞。除此之外,PAMP 还可促进纤维化,使肝硬化进一步恶化。肝硬化患者发生免疫功能障碍,诱发肠道 PAMP 的产生,过度的炎症因子被级联激活而刺激肠道黏膜,引起肠道黏膜屏障破坏和通透性改变,从而导致肠道菌群紊乱。肝硬化同时加重了肠道微生态的失衡,而肠道微生态的失衡又会使肝硬化进一步恶化,比如加重肠道感染,降低机体免疫力,出现异常的炎症应答等,所以在治疗肝硬化同时需要关注肠道微生物的变化,及早干预,从而有助于控制肝硬化的进展。

第五节 肠道微生态与其他系统疾病

1. 肠道微生态与内分泌系统疾病

内分泌系统疾病中最常见的为糖尿病,2 型糖尿病(T2DM)是以胰岛素抵抗和慢性低水平炎症为特征的代谢性疾病。研究表明,肠道菌群紊乱可通过影响机体能量代谢、激发慢性炎症反应、增强胰岛素抵抗等机制,促进 T2DM 的发生。因此重新调整肠道微生态平衡,很有可能成为治疗 T2DM 具有突破性的新途径。

2. 骨质疏松

老年人随年龄增加,肠道微生态环境会发生动态变化,肠黏膜通透性增加,表现为菌群的不稳定性及菌群种类的紊乱,主要是益生菌数量下降。有研究发现,肠道微生态很可能参与骨代谢调节,骨质疏松症患者肠道菌群的丰度及菌群结构较正常人发生明显变化,主要表现为骨量减少。当部分骨质疏松患者通过益生菌、益生元等相关治疗改善肠道微生态环境的失衡状态时,其骨质疏松症得到有效改善。Das 等检测了

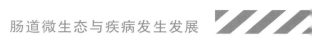

181 例骨质疏松症、骨量减少和骨量正常老人粪便中的菌群谱,结果显示,与骨量正常组相比,骨质疏松症组中的放线菌属、蛋鸡菌属和梭状芽孢杆菌属丰度增加,提示肠道菌群丰度的改变可能是老年人骨量减少的独立危险因素。研究者通过动物实验发现,与正常小鼠相比,肠道无菌小鼠单位骨面面积的破骨细胞数量减少,体积骨密度、骨体积分数及骨小梁数目增加;而将正常小鼠的肠道菌群移植到肠道无菌小鼠 4 周后,其骨量正常化。这说明肠道微生态参与了骨质结构组成的调节。

相关机制可能如下:肠道微生态可以通过激活 CD4$^+$T 细胞介导的免疫反应,参与肠道菌群的平衡调控。而 CD4$^+$T 细胞介导的免疫应答紊乱与骨质疏松的发生可能有关联性,具体机制尚不明确。在小鼠实验中,肠道无菌小鼠单位骨面面积的破骨细胞、促进破骨细胞形成的 CD4$^+$T 细胞和破骨细胞 CD11b$^+$/Gr1$^-$ 前体细胞数量均减少,骨量增加,当将正常小鼠的肠道菌群移植治疗后,破骨细胞的数量增加,骨量正常化。说明小鼠肠道无菌时缺乏相应的细菌抗原,从而使机体炎症因子及炎症细胞水平降低,进一步影响到破骨细胞活化,使破骨细胞数量减少,从而发生骨质疏松。通过分析淋巴细胞亚群发现,CD4$^+$T 细胞中的 Th17 细胞通过释放大量的破骨细胞活化标志物 NF-κB 受体活化蛋白配体,促进破骨细胞生成,从而促进骨吸收。为了进一步明确骨质疏松与参与免疫应答的 CD4$^+$T 细胞的相关性,有研究者观察了卵巢切除的更年期骨质疏松症小鼠,发现小鼠破骨细胞、破骨细胞活化标志物 RANKL、CD4$^+$T 细胞及骨吸收标志物抗酒石酸酸性磷酸酶 5 水平均升高,通过罗伊氏乳杆菌治疗后,上述指标水平明显下降,小鼠骨密度下降得到改善。肠道微生态平衡有助于食物在消化系统的吸收。肠道菌群一旦紊乱,不但会影响细菌代谢产物的形成及吸收,还会影响骨骼代谢。5-羟色胺(5-HT)被称为血清素,有骨量"调节器"之称。合成 5-HT 的限速酶为色氨酸羟化酶 1(Tph1)。5-HT 可通过激活成骨细胞前体细胞的 5-羟色胺 1B(5-HT1B)受体抑制成骨细胞的增殖,从而影响骨形成。有研究发现,在 Tph1 基因敲除的小鼠中,破骨细胞的数量显著减少,骨吸收减弱,且 5-HT1B 抑制剂 SB224289 和 5-羟色胺 2A(5-HT2A)抑制剂酮色林也可减少破骨细胞的数量。这提示肠源性 5-HT 也可促进破骨细胞增殖而影响骨吸收。由此说明,肠道微生态可以通过影响 5-HT 合成对成骨细胞和破骨细胞发挥双重调控作用,从而调节骨代谢。肠道微生物还可通过发酵和水解反应将益生元转化为短链脂肪酸,降低肠道 pH 值,促进钙解离,从而促进钙在结肠的吸收,间接促进骨形成过程。但是,究竟是哪些菌群通过调节 5-HT 的合成导致骨质疏松,目前仍不清楚。

钙磷是骨骼的重要组成部分,其吸收和利用直接影响骨代谢过程。肠道微生态的稳定直接关系到钙离子在肠道的吸收情况。正常状态下肠道微生物可以将益生元转化为丙酸盐或丁酸盐,促进钙结合蛋白 D9k 的表达,合成钙结合蛋白,帮助细胞内钙的利用。Whisner 等在随机双盲实验中发现,给予青春期健康女性受试者一定剂量的可溶性玉米纤维可改变其肠道菌群,促进钙的吸收。通过益生元或益生菌修复肠道微生态的失衡,可以促进钙磷吸收,有效缓解骨质疏松。可能机制:①肠道微生物将益生元转化为短链脂肪酸等酸性代谢产物,使肠道 pH 值降低,使钙从不溶性无机盐向可溶性无机盐转化,从而使钙的溶解度增加,促进钙吸收;②肠道微生物将益生元转化为短链脂肪酸、乳酸、丁酸、多胺等被小肠绒毛吸收,作为小肠上皮细胞的重要生长因子,增加肠道吸收表面积,促进钙磷的吸收。

3. 阿尔茨海默病

阿尔茨海默病是一种起病隐匿的进行性发展的中枢神经系统退行性疾病,主要与神经元丢失、凋亡和脑部蛋白磷酸化有关,该疾病的临床表现为记忆障碍、失语、失认、视空间功能损害、执行功能障碍以及人格和行为改变等全面性痴呆表现。随着社会人口老龄化的日益严重,阿尔茨海默病患病率逐年攀升。肠道菌群被认为是人体的"第二基因组",也是机体免疫系统的一道重要防线,肠道微生物的动态平衡是维持机体功能正常的基础,对人体有着非常重要的生理和病理意义。有研究表明,肠道微生态失衡可加重脑内神经元的损伤和丢失,可能与阿尔茨海默病的发生和发展有关。肠道有益菌减少、有害菌增多可影响神经-内分泌系统,导致神经递质水平紊乱,如 5-羟色胺、β-氨基丁酸等。这两种递质参与阿尔茨海默病的发生和认知功能损害。

老年人随年龄增加,肠道环境发生改变,无论肠黏膜通透性增加,还是肠道菌群自发性的异常,均有可能进一步促进阿尔茨海默病的发展,两者相辅相成。所以在对症治疗阿尔茨海默病的同时,尽快关注、干预老年人肠道菌群的紊乱可能为治疗阿尔茨海默病提供新的方向。

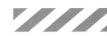

4. 恶性肿瘤

恶性肿瘤患者的肠道微生物发生了种类及数量的改变。这与肿瘤的发生和进展有密切的相关性,其作用机制主要涉及炎症、免疫、代谢和遗传物质改变。一方面,失衡的肠道微生态可以通过诱导宿主免疫抑制促进肿瘤发展;另一方面,可通过诱导肿瘤组织发生免疫耐受,抑制效应细胞的功能,促进免疫抑制性细胞的浸润等途径而促进肿瘤的发展。比如在胰腺癌与肠道微生态的研究中,研究者发现肠道微生物可移位并定植于胰腺肿瘤组织中形成肿瘤微生物组,通过炎症、免疫、代谢等途径的改变协助肿瘤的发生、进展。肠道菌群还可以通过调节宿主雌激素的肝肠循环过程,改变雌激素水平,进而参与乳腺癌的发生、发展过程。肠道菌群的作用不仅仅局限于胃肠道,而且对全身炎症反应及免疫功能均有显著影响,肠道微生态失衡会促进肺癌的进展及抑制化疗药物的抗肺癌作用。近年来,结肠癌与肠道微生态之间的相关性研究也逐渐成为热门。通过对结肠癌组与健康对照组设立对比研究发现,结肠癌患者的梭杆菌门和乳球菌属的丰度均呈现出大幅度增高的现象,而贺氏杆菌属的丰度却呈现出明显降低的现象。研究者经推论认为,肠道某种关键菌属改变引起的一些菌落变化是引起肠道肿瘤和癌变的关键因素。这类菌落的变化与肿瘤细胞的产生、生长及转移过程之间存在联系,但确切的机制仍有待进一步的深入研究。

肠道微生物可通过产生活性氧等物质,激活促肿瘤生长的信号转导通路,诱导基因甲基化,直接或间接损伤宿主细胞 DNA 稳定性,从而促进肿瘤发生发展,因此,肠道微生物产生的这些具有致突变和致癌作用的物质也被称为基因毒素。比如有研究发现携带聚酮合成酶基因岛的大肠杆菌编码合成一种多聚乙酰一肽的基因毒性物质而造成 DNA 损伤,并可以诱发细胞癌变。家族性腺瘤性息肉病(familial adenomatous polyposis,FAP)患者在 40 岁以后几乎 100% 发生癌变(结肠癌),从这些患者的粪便中发现携带聚酮合成酶基因岛的大肠杆菌和脆弱拟杆菌的亚型肠毒素脆弱拟杆菌(ETBF),两种细菌的联合作用对于遗传性结肠癌的发生起关键作用。除了直接导致 DNA 损伤,诱发癌变,ETBF 产肠毒素型脆弱拟杆菌产生的脆弱拟杆菌毒素(BFT)还可激活 Wnt/β-catenin 及核因子-κB(NF-κB)通路而产生大量 IL-17,NF-κB 与 IL-17R 结合,进而激活 NF-κB 和信号转导及转录激活因子 3(signal transduction and activator of transcription 3,STAT3)信号通路,促进使 CXCL1 高表达,从而募集大量的髓源性抑制细胞,促进肿瘤发生、侵袭、转移和血管生成等过程。恶性肿瘤在发生、发展过程中激活了许多相关信号通路,通路之间亦有联系,目的是促进恶性肿瘤细胞的无限增殖,抑制凋亡。在此过程中,部分信号通路也会影响肠道微生态的稳定,主要是通过紊乱的免疫系统及炎症应答来完成,但具体通路之间的联系及机制仍需进一步的探索研究。

总之,近年来诸多研究均证明了肠道菌群对维持机体稳态的重要作用。肠道菌群数量庞大,组成成分复杂,受到的干扰因素众多。肠道菌群通过神经、免疫、内分泌等途径对应激反应做出全身的调节与适应性改变。肠道微生态相关动物及临床研究探索了肠道微生态与多种疾病发生、发展的关联,结果令人鼓舞,但使研究结果更好地服务于临床仍面临诸多挑战。另外,对宿主适应性的研究也更深入,如涉及宿主基因组学、宿主免疫、环境暴露和肿瘤内在因素和肿瘤微环境的改变等。肠道微生态具有多方面的复杂性,这也为研究的准确性提出了新的挑战,比如:人类饮食与肠道微生物组的关联的多样化;质子泵抑制剂、二甲双胍等对胃肠道微生物丰度及细菌基因表达的影响;各个菌群群落结构的相关影响;微生物的遗传变异和表型变异等因素。我们目前可通过益生菌、益生元改善人体健康,但是研究远远不止于此。研究者希望通过更加深入地研究人体微生态的细菌结构和功能的生理、病理演变,及其与宿主协同影响急慢性疾病的机制,挖掘干预靶点和途径,从而建立一套有助于提高机体健康水平的微生态技术体系,让肠道菌群预报疾病的技术用于临床,使各种与肠道微生态有关的疾病得到及时的预防及靶向治疗。

▶▶ 参考文献

[1] Soderholm A T,Pedicord V A. Intestinal epithelial cells:at the interface of the microbiota and mucosal immunity[J]. Immunology,2019,158(4):267-280.

[2] Macchione I G,Lopetuso L R,Ianiro G,et al. Akkermansia muciniphila:key player in metabolic and gastrointestinal disorders[J]. Eur Rev Med Pharmacol Sci,2019,23 (18):8075-8083.

[3] Zeng B,Shi S,Ashworth G,et al. ILC3 function as a double-edged sword in

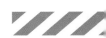

inflammatory bowel diseases[J]. Cell Death Dis,2019,10(4):315.

[4] Schnupf P,Gaboriau-Routhiau V,Sansonetti P J,et al. Segmented filamentous bacteria,Th17 inducers and helpers in a hostile world[J]. Curr Opin Microbiol, 2017,35:100-109.

[5] Zarrinpar A,Chaix A,Xu Z Z,et al. Antibiotic-induced microbiome depletion alters metabolic homeostasis by affecting gut signaling and colonic metabolism [J]. Nat Commun,2018,9(1):2872.

[6] Capaldo C T,Powell D N,Kalman D. Layered defense:how mucus and tight junctions seal the intestinal barrier[J]. J Mol Med(Berl),2017,95(9):927-934.

[7] Fernandes M R,Ignacio A,Rodrigues V A,et al. Alterations of intestinal microbiome by antibiotic therapy in hospitalized children[J]. Microb Drug Resist,2017,23(1):56-62.

[8] Man A L,Bertelli E,Rentini S,et al. Age-associated modifications of intestinal permeability and innate immunity in human small intestine[J]. Clin Sci(Lond), 2015,129(7):515-527.

[9] Xu S,Lin Y,Zeng D,et al. Bacillus licheniformis normalize the ileum microbiota of chickens infected with necrotic enteritis[J]. Sci Rep,2018,8(1):1744.

[10] Carbonnel F,Soularue E,Coutzac C,et al. Inflammatory bowel disease and cancer response due to anti-CTLA-4:is it in the flora?[J]. Semin Immunopathol,2017,39(3):327-331.

[11] Torres J,Mehandru S,Colombel J F,et al. Crohn's disease[J]. Lancet,2017, 389(10080):1741-1755.

[12] Wlodarska M,Kostic A D,Xavier R J. An integrative view of microbiome-host interactions in inflammatory bowel diseases[J]. Cell Host Microbe,2015,17 (5):577-591.

[13] Wei X,Jiang S,Chen Y,et al. Cirrhosis related functionality characteristic of the fecal microbiota as revealed by a metaproteomic approach[J]. BMC Gastroenterol,2016,16(1):121.

[14] Li S S,Zhu A,Benes V,et al. Durable coexistence of donor and recipient strains after fecal microbiota transplantation[J]. Science,2016,352(6285):586-589.

[15] Thong K Y,Gupta P S,Blann A D,et al. The influence of age and metformin treatment status on reported gastrointestinal side effects with liraglutide treatment in type 2 diabetes[J]. Diabetes Res Clin Pract,2015,109(1):124-129.

[16] Subramanian S,Blanton L V,Frese S A,et al. Cultivating healthy growth and nutrition through the gut microbiota[J]. Cell,2015,16(1):36-45.

[17] Li C,Huang Q,Yang R,et al. Gut microbiota composition and bone mineral loss-epidemiologic evidence from individuals in Wuhan,China[J]. Osteoporos Int,2019,30(5):1003-1013.

[18] Das M,Cronin O,Keohane D M,et al. Gut microbiota alterations associated with reduced bone mineral density in older adults[J]. Rheumatology (Oxford),2019,58(12):2295-2304.

[19] Yan J,Takakura A,Zandi-Nejad K,et al. Mechanisms of gut microbiota-mediated bone remodeling[J]. Gut Microbes,2018,9:84-92.

[20] Nath A,Molnár M A,Csighy A,et al. Biological activities of lactose-based prebiotics and symbiosis with probiotics on controlling osteoporosis,blood-lipid and glucose levels[J]. Medicina (Kaunas),2018,54(6):E98.

[21] Whisner C M,Martin B R,Nakatsu C H,et al. Soluble corn fiber increases calcium absorption associated with shifts in the gut microbiome:a randomized dose-response trial in free-living pubertal females[J]. J Nutr,2016,146(7):1298-1306.

[22] Riquelme E,Zhang Y,Zhang L,et al. Tumor microbiome diversity and composition influence pancreatic cancer outcomes[J]. Cell,2019,178(4):795-806.

[23] Goedert J J,Jones G,Hua X,et al. Investigation of the association between the fecal microbiota and breast cancer in postmenopausal women:a population-

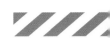

based case-control pilot study[J]. J Natl Cancer Inst,2015,107(8):djv147.

[24] 安江宏,钱莘,骆璞,等.肠道微生态与肿瘤的诊断和治疗[J].国际肿瘤学杂志,2021,48(7):436-440.

[25] 韦丽娅,郭智.肠道微生物群与血液肿瘤[J].国际肿瘤学杂志,2021,48(7):445-448.

[26] 郭智,王钧,王强.肠道微生态与肿瘤[J].临床内科杂志,2022,39(8):568-570.

（王淡瑜　刘泽林　郭智）

第五章
肠道菌群与幽门螺杆菌感染

幽门螺杆菌(Hp)是人类古老的微生物伙伴,早在 1875 年德国的解剖学家就发现了在人体胃黏膜表面上定植着 Hp。1982 年,Barry 等成功获取 Hp 的纯培养。1983 年,沃伦和马歇尔首先报道成功地从人胃黏膜组织中分离出 Hp,并证实了 Hp 与活动性胃炎和溃疡病的相关性。为此,澳大利亚消化科临床医生巴里·马歇尔和病理学医生罗宾·沃伦两人获得 2005 年度诺贝尔生理学或医学奖。Hp 的发现带来了对消化性溃疡等多种常见上消化道疾病病因学认识的革命性改变。近 30 年的大量研究证明,机体感染 Hp 后一般难以自行清除,进而导致慢性感染。慢性胃炎、消化性溃疡、胃癌等疾病的重要发病因素即为 Hp。1994 年,世界卫生组织下属的国际肿瘤研究机构将 Hp 列入Ⅰ类胃癌致癌因子。在治疗上消化道诸多疾病时,Hp 的根除显得极为重要。随着现代医学对 Hp 危害的进一步认识,根除 Hp 的适应证显著放宽。

第一节　幽门螺杆菌感染的流行病学

Hp 在全球自然人群中的感染率超过 50%,经济落后、卫生条件差、文化水平低的

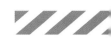

地区 Hp 感染率较高。Hp 感染率随着年龄增加而增加。近年来,Hp 感染在儿童人群中有所增多。在西方发达国家或地区,儿童与青少年中一般很少有 Hp 定植,5 岁以下更是少见,50 岁以后 50％以上的患者才有 Hp 血清学感染的依据,如法国 10 岁以内感染者仅有 3.5％。与此相反,在发展中国家 Hp 感染率较高,10 岁以内人群有一半感染 Hp。阿尔及利亚、冈比亚等国报道,有 45％～90％的儿童在 10 岁内感染了 Hp。总之 Hp 在发展中国家儿童中有较高的感染率。上海交通大学医学院附属瑞金医院许春娣等报道,上海市 7～12 岁学龄儿童人群平均 Hp 感染率为 40.93％,其中 7 岁组为 30.91％,8 岁组为 34.93％,9 岁组为 38.92％,10 岁组为 46.11％,11 岁组为48.67％,12 岁组为 47.30％。农村学生感染率为 49.83％,明显高于市区学生(31.49％),即 Hp 感染率受社会经济影响。此外,研究者发现小儿 Hp 感染率还受父母职业、家庭条件、文化水平的影响,在教师、医生、会计等类职员的家庭中,小儿 Hp 感染率仅为 32.74％,而在工人(含农工)、农民家庭中小儿 Hp 感染率达 43.90％～47.93％。中华医学会消化病学分会幽门螺杆菌学组的全国幽门螺杆菌流行病学调查显示,我国 Hp 感染率为 40％～90％,平均为 59％;现症感染率为 42％～64％,平均为 55％。

第二节　幽门螺杆菌感染的致病机制

Hp 是一种单极、多鞭毛、末端钝圆、螺旋形弯曲的革兰阴性菌,长 2.5～40 μm,宽 0.5～1.0 μm,在胃黏膜上皮细胞表面常呈典型的螺旋状或弧形。在固体培养基上生长时,除典型的形态外,有时可出现杆状或圆球状。菌体的端可伸出 2～6 条带鞘的鞭毛。在分裂时,两端均可见鞭毛。鞭毛长为菌体的 1～1.5 倍。粗约为 30 nm。鞭毛的顶端有时可见一球状物,实为鞘的延伸物。每一鞭毛根部均可见一个圆球状根基伸入菌体顶端细胞壁内侧。在其内侧尚有一电子密度降低区域。鞭毛在运动中起推进器作用,在定居过程中起抛锚作用。当周围环境不利于细菌生长时,如细菌接种量过多、延长培养、暴露空气(有氧环境)中、抗生素治疗后、低温、培养基的 pH 值升高等情况下,幽门螺杆菌会产生变异体,常见的为球形菌,也可呈长丝状、U 形菌,均为革兰阴性菌。Hp 可分为好氧、绝对厌氧、厌氧三类。它们通常在废水或废水样品中处于有氧和无氧间的过渡状态时繁殖。Hp 具有高度多样性。

Hp 致病机制非常复杂,Hp 致病因子对胃黏膜的损伤机制至今尚未完全明了。目前认为 Hp 的致病机制包括 Hp 的定植、毒素引起的胃黏膜损害、宿主的免疫应答介导的胃黏膜损伤以及 Hp 感染后促胃液素和生长抑素调节失衡所致的胃酸分泌异常等。参与 Hp 致病的因子分为定植因子和毒力因子等。其中定植因子是 Hp 感染的首要条件。Hp 本身的动力装置、黏附特性、有毒性作用的酶以及多种毒素既有利于其定植,也有助于 Hp 在高酸环境下存活。最终是否致病,有赖于 Hp 菌株的不同及宿主的差异。Hp 呈螺旋形,有鞭毛、适应性的酶,这使它能在胃腔不利的酸性环境中定植和生存。Hp 产生的毒素和有毒性作用的酶能破坏胃黏膜屏障,它还能使机体产生炎症和免疫反应,影响胃酸的分泌,导致一系列疾病的形成。Hp 能使胃十二指肠产生炎症,使人体产生免疫反应。Hp 感染后,可观察到胃黏膜细胞变性坏死,炎症细胞浸润,血清中检测到特异性抗体。炎症和免疫反应造成胃黏膜屏障的损害,导致一系列疾病的形成。长期慢性 Hp 感染,可损伤胃上皮组织,包括上皮的坏死和凋亡,造成黏膜萎缩。目前认为,Hp 导致的慢性炎症在修复过程中可导致细胞增生和氧化自由基的形成。体内自由基生成过多或清除不足时,过多的活性氧可损伤重要的生物大分子,造成细胞、组织损伤,甚至器官功能障碍。目前世界卫生组织已将 Hp 列为 I 类致癌因子。最近的研究提示根除 Hp 后可以阻止这一过程的发展。

第三节　幽门螺杆菌感染与相关疾病

Hp 感染系全世界范围内广泛存在且非常常见的细菌感染。现已证实,Hp 感染是慢性胃炎、消化性溃疡的主要病因,也是胃癌和黏膜相关淋巴组织淋巴瘤的主要危险

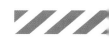

因子。越来越多的研究表明,Hp 感染与许多胃外疾病相关。

1. Hp 感染与消化性溃疡

消化性溃疡的发病通常被认为是由防御因素与损害因素失衡引起。Hp 感染与消化性溃疡尤其是十二指肠溃疡的关系最为密切,是其重要病因。流行病学调查显示,95％的十二指肠溃疡以及 70％的胃溃疡与 Hp 感染有关。几项队列研究表明,Hp 阳性者一生中患消化性溃疡疾病的风险是阴性者的 3～10 倍。根除 Hp 可明显减少消化性溃疡发生及复发的风险。

2. Hp 感染与胃癌

Hp 感染是胃癌发生的独立危险因子。Hp 感染及胃癌形成的胃黏膜组织形态学演变模式:Hp 感染相关急性胃炎→慢性活动性胃炎→萎缩性胃炎→肠上皮化生→非典型增生→胃癌。组织形态学研究表明,胃黏膜重度萎缩及肠上皮化生增加胃癌发生的风险。Hp 感染可能起着先导作用,胃癌是 Hp 长期感染与其他因素共同作用的结果。

3. Hp 感染与胃淋巴瘤

胃淋巴瘤多见于 50 岁以上的男性,起源于胃黏膜弥散的淋巴组织,绝大部分为 B 细胞淋巴瘤,主要包括黏膜相关淋巴组织淋巴瘤和弥漫大 B 细胞淋巴瘤(DLBCL),前者占所有胃淋巴瘤的 50％,后者占 45％以上。胃淋巴瘤的临床症状缺乏特征性,内窥镜检查所见胃黏膜表现常类似于萎缩性胃炎等,诊断主要依赖对胃黏膜异常部位的病理活检。

Hp 感染所引发的针对病原微生物的免疫细胞反应,以及特殊炎性病变微环境的形成与持续存在参与了胃淋巴瘤的发生和发展。临床研究显示,60％～70％的胃黏膜相关淋巴组织淋巴瘤伴有 Hp 感染,40％～60％ 抗 Hp 治疗可达到临床完全缓解。Hp 感染引起胃淋巴瘤的发生主要归咎于慢性炎性病变的持续存在。胃在生理条件下缺乏黏膜相关淋巴组织,是因为胃内环境 pH 值低,不利于淋巴细胞在胃黏膜的浸润。当胃感染 Hp 时，Hp 感染引起胃淋巴瘤的过程为胃黏膜受抗原刺激→炎症细胞浸润→细胞因子反应→免疫细胞募集→淋巴组织增殖→附加基因改变→淋巴瘤的发生，以及进一步发展。

4. Hp 感染与其他疾病

越来越多的研究表明，Hp 感染不仅与胃疾病如慢性胃炎、消化性溃疡、胃癌、胃黏膜相关淋巴组织淋巴瘤等密切相关，而且与其他系统疾病如皮肤的慢性荨麻疹、特应性皮炎等，血液系统的特发性血小板减少性紫癜、缺铁性贫血等相关。

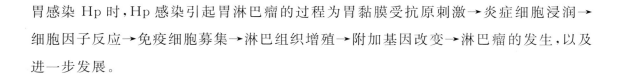

第四节　幽门螺杆菌感染与肠道菌群的关系

由于胃酸、胃蛋白酶、胃黏液层和胃蠕动等理化因素的影响，胃内的 pH 值一般处于 2.0 左右，一般细菌很难定植和过度增殖，因此胃和小肠近端菌群数量及种类比较少，而结肠内容物移动缓慢，加之其中性或弱碱性环境，成为肠道菌群定植的主要部位。人体的肠道菌群是一个复杂的微生态系统，其生理功能主要包括生物拮抗（防御感染）、参与营养物质吸收及代谢、参与免疫系统成熟和调节免疫应答等。细菌、宿主和环境三者之间相互依存、相互制约，处于动态平衡中，而一旦平衡被打破，则可能致病。

1. Hp 通过介导免疫反应影响肠道菌群

炎性免疫反应是 Hp 致病的重要机制，Hp 可以激活先天性和适应性免疫反应。Hp 在胃黏膜中的定植激活宿主先天性免疫应答，如 NOD1 可以刺激胃上皮细胞表达抗菌和促炎因子。Hp 通过干扰抗原呈递和 T 细胞反应调节来影响适应性免疫反应。Hp 感染可诱导机体产生特异性的 Th17 细胞免疫应答。活的 Hp 或 Hp 裂解物

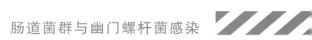

激活巨噬细胞、单核细胞产生强烈的细胞因子,包括 Th17 细胞反应分化的细胞因子。Hp 对免疫系统的影响与胃生理学及其微生物群的改变密切相关。早期定植的 Hp 可以通过改变微生态系统的平衡决定宿主的终生免疫状况,进而决定一些系统性疾病的发生和发展。同时,肠道免疫细胞参与维护健康的微生物群落,通过免疫反应调整肠道菌群组成、多样性和迁移。肠道微生态通过均衡细胞因子合成和释放而调节肠道免疫炎性反应,并通过抑制肠黏膜过度生成炎症因子而减少系统性全身性免疫应答反应。由此可看出,Hp 感染导致机体产生的免疫反应与肠道菌群之间相互影响。

2. Hp 通过促进胃肠黏膜自噬影响肠道菌群

自噬是一种可以清除细胞内废物的自食过程,能减轻细胞压力。Hp 在宿主细胞中,固有免疫防御系统识别细胞内病原体后,刺激细胞自噬以维持细胞内稳态,这反而又增加了与 Hp 相关疾病的发病风险。Hp 诱导的宿主细胞自噬可促进其定植。一项关于 Hp 感染蒙古沙鼠模型影响胃黏膜菌群多样性的研究,通过建立 Hp 蒙古沙鼠感染定植模型,模拟人胃内微环境,发现 Hp 的定植会对胃内微环境产生影响,抑制或促进部分细菌的定植和生长,从而影响菌群结构。Hp 定植显著影响胃黏膜相关微生物群多样性,并降低了微生物群各分类水平的丰度。

3. Hp 感染和根除治疗对胃肠微生物群的影响

健康人胃内存在的固有微生物群以细菌为主,种类有数百种之多,主要包括厚壁菌门、变形菌门、拟杆菌门、梭杆菌门和放线菌门等,较常见的种属是链球菌属、乳杆菌属和拟杆菌属。近年来不少研究证实,Hp 感染者胃微生物群的丰度和多样性显著降低,表现为微生物组成结构以 Hp 丰度最高,乳杆菌、链球菌、不动杆菌、普氏菌和拟杆菌属的丰度明显降低,引起胃内微生物群失调。成功根除 Hp 后,胃微生物群的丰度和多样性显著增高,可恢复至与健康者相似的水平。

关于 Hp 感染对肠道微生物群影响的研究极少,仅有的动物模型研究结果显示 Hp 感染可诱导蒙古沙鼠远端肠黏膜菌群改变,关于 Hp 对肠道微生物群影响的证据大多是 Hp 感染者根除 Hp 前后肠道菌群发生的变化。研究显示,根除 Hp 对肠道菌群多样性产生影响。对菌群的影响可能与治疗方案有一定关系,使用药物越多、方案越复杂,对肠道菌群的影响就越大。Hp 根除方案中的质子泵抑制剂(PPI)和抗生素都可能影响肠道菌群的结构和功能,加之不同抗生素或多种抗生素组合具有不同的抗菌谱,亦可导致菌群组成的不同改变,鉴于这些因素,不同治疗方案可能会对肠道菌群产生不一样的影响。综上,Hp 感染介导机体免疫应答影响胃肠道菌群,并促进胃黏膜上皮细胞的自噬,损害胃黏膜屏障,进一步促进了 Hp 的定植。Hp 感染降低了胃微生物群的多样性,对肠道微生物群也有影响;根除 Hp 可以恢复胃内正常微生物群。

第五节　益生菌在幽门螺杆菌感染防治中的作用

随着我国 Hp 对抗生素耐药率的上升,其根除率逐步下降。难治性 Hp 感染率上升,根除治疗过程中常会发生胃肠道的不良反应。反复大量抗菌药物的使用可引起敏感菌数量的减少、耐药菌的繁殖以及菌群数量和种类的失衡,质子泵抑制剂会引起胃内 pH 值升高,从而进一步导致菌群失调。目前 Hp 根除方案有高剂量双联方案、三联疗法、铋剂四联方案、非铋剂四联方案(伴同方案、序贯方案、杂合方案),以及含有辅助药物(如益生菌、胃蛋白酶)的疗法及中医中药疗法等。

益生菌是一类对宿主起有益作用的细菌,属于微生态制剂中的一种,是构成人体正常菌群的主要成分,包括乳杆菌、乳酸链球菌和双歧杆菌等,其可通过加强胃黏膜生物屏障作用、释放细胞毒素及有机酸、抑制 Hp 定植、调节细胞因子水平等机制来发挥抗 Hp 的作用。益生菌可以与 Hp 竞争结合位点,减轻和抑制 Hp 所致的炎症反应及调节免疫反应,产生抑制 Hp 的物质,减少细菌定植等,补充益生菌可减少 Hp 根除治疗中抗生素引起的肠道菌群变化和失衡,但这种影响可能仅限于避免肠道耐药菌的生长、提高 Hp 根除率及减轻抗生素引起的不良反应。第五次全国 Hp 感染处理共识指出必要时可在根除 Hp 治疗同时或根除治疗后补充微生态制剂,以降低抗菌药物对肠

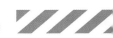

道微生态的不良影响,有些益生菌可在一定程度上降低 Hp 根除治疗引起的胃肠道不良反应。

1. Hp 根除治疗中添加益生菌对胃肠微生物群的调节

Hp 感染改变了胃内微生物群的组成,使其处于相对不健康的状态,虽然多数研究表明根除 Hp 治疗可以恢复胃内微生态平衡,但在治疗过程中添加益生菌是否会对胃内微生态平衡恢复有更大帮助仍是目前研究热点。越来越多的研究显示,Hp 根除方案中添加益生菌作为辅助治疗能有效减少根除治疗后肠道微生物群的波动,促进菌群尽快恢复至基线水平,提高肠道菌群的多样性。我国最新研究发现,采用根除 Hp 的铋剂四联方案,同时添加益生菌制剂双歧杆菌四联活菌片作为辅助治疗措施,在治疗后 2 个月,患者胃黏膜菌群多样性比单纯接受铋剂四联方案者更接近健康对照组,并可以在一定程度上增高胃黏膜内潜在益生菌的丰度。这肯定了 Hp 根除治疗中添加益生菌更有助于恢复胃内微生态平衡的结论。韩国一项研究对比了含常规质子泵抑制剂的三联方案和在其基础上添加益生菌治疗对肠道菌群的影响,发现添加益生菌能减少抗生素引起的肠道菌群紊乱。这些发现提示添加益生菌可以改善 Hp 根除后的肠道菌群紊乱,从而为临床上根除 Hp 过程中合理添加益生菌提供了一定的理论依据。

2. 益生菌辅助疗法在 Hp 根除治疗中的临床价值

益生菌辅助疗法在 Hp 根除治疗中的临床价值在于提高根除率和降低不良反应的发生率。早年的研究大多数基于三联方案中添加益生菌,结果显示益生菌能够明显降低 Hp 根除治疗的总体不良反应的发生率,包括恶心、呕吐、腹泻、便秘、上腹痛、胃口差、腹胀等;还提示在根除前和根除中联合使用益生菌可能效果更好。但各种研究存在异质性,并不能得到完全统一的结论。比如罗伊氏乳杆菌对 Hp 的总体根除率影响并不大,但添加罗伊氏乳杆菌可以提高欧洲人群的 Hp 根除率,而对非洲、亚洲人群没有影响;几乎所有的研究都显示添加罗伊氏乳杆菌能够减少腹泻、便秘和上腹痛的发生;我国一项随机双盲安慰剂对照研究发现,在标准三联方案中添加灭活的罗伊氏乳杆菌后,Hp 根除率虽然未显著高于安慰剂组,但能够明显地降低根除治疗的不良反应发生率,尤其是能够减少腹泻的发生。

　　总之,Hp 感染降低了胃微生物群的多样性,对肠道微生物群也有影响;根除 Hp 可以恢复胃内正常微生物群平衡,并对恢复肠道菌群多样性和组成也起作用。在根除治疗中添加益生菌有助于胃内正常微生物群平衡的恢复,并能提高肠道菌群的多样性,可减少 Hp 根除治疗中引起的胃肠道不良反应。至于菌株的选择,当前数据显示含有乳杆菌和双歧杆菌的单独菌株或多菌株复合制剂更值得青睐,且在根除治疗前和治疗中添加益生菌是比较好的时机。到目前为止,益生菌在 Hp 根除治疗中的积极作用已得以体现,但还有许多问题值得思考和继续研究,比如如何选择合适的菌种、菌株、剂量,用药频率和时长问题,益生菌与质子泵抑制剂、铋剂、抗生素联合使用时如何减少药物相互作用对疗效的不良影响等。期待未来能够开展更多、更全面的相关基础和临床研究,以获得更高水平的证据,为临床实践提供参考。

▶▶ 参考文献

［1］ 中华医学会消化病学分会幽门螺杆菌学组.2022 中国幽门螺杆菌感染治疗指南［J］.中华消化杂志,2022,42(11):745-756.

［2］ 陆红.幽门螺杆菌根除策略的地区差异性与我国的临床实践［J］.中华消化杂志, 2022,42(11):732-736.

［3］ Marcelis L,Tousseyn T,Sagaert X. MALT lymphoma as a model of chronic inflammation-induced gastric tumor development ［J］. Curr Top Microbiol Immunol,2019,421:77-106.

［4］ Miftahussurur M,Waskito L A,El-Serag H B,et al. Gastric microbiota and Helicobacter pylori in Indonesian population［J］. Helicobacter,2020,25（4）: e12695.

［5］ 陈烨,王志青.益生菌在幽门螺杆菌治疗中的潜在获益［J］.中华消化杂志,2022, 42(11):737-741.

［6］ Liou J M,Chen C C,Chang C M,et al. Long-term changes of gut microbiota, antibiotic resistance,and metabolic parameters after Helicobacter pylori eradication:a multicentre,open-label,randomised trial［J］. Lancet Infect Dis, 2019,19(10):1109-1120.

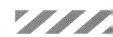

[7] Hsu P I, Pan C Y, Kao J Y, et al. Helicobacter pylori eradication with bismuth quadruple therapy leads to dysbiosis of gut microbiota with an increased relative abundance of Proteobacteria and decreased relative abundances of Bacteroidetes and Actinobacteria[J]. Helicobacter, 2018, 23(4): e12498.

[8] 周铖, 孙鹏飞, 解昕轶, 等. 质子泵抑制剂对消化道菌群组成变化的相关性研究进展[J]. 南京医科大学学报 (自然科学版), 2020, 40(9): 1386-1390, 1402.

[9] Sit W Y, Chen Y A, Chen Y L, et al. Cellular evasion strategies of Helicobacter pylori in regulating its intracellular fate[J]. Semin Cell Dev Biol, 2020, 101: 59-67.

[10] Tran L S, Tran D, De Paoli A, et al. NOD1 is required for Helicobacter pylori induction of IL-33 responses in gastric epithelial cells[J]. Cell Microbiol, 2018, 20(5): e12826.

[11] Dixon B R E A, Hossain R, Patel R V, et al. Th17 cells in Helicobacter pylori infection: a dichotomy of help and harm[J]. Infect Immun, 2019, 87(11): e00363-19.

[12] Yuan Z, Xiao S, Li S, et al. The impact of Helicobacter pylori infection, eradication therapy, and probiotics intervention on gastric microbiota in young adults[J]. Helicobacter, 2021, 26(6): e12848.

[13] Kakiuchi T, Mizoe A, Yamamoto K, et al. Effect of probiotics during vonoprazan-containing triple therapy on gut microbiota in Helicobacter pylori infection: a randomized controlled trial[J]. Helicobacter, 2020, 25(3): e12690.

[14] Tang B, Tang L, Huang C, et al. The effect of probiotics supplementation on gut microbiota after Helicobacter pylori eradication: a multicenter randomized controlled trial[J]. Infect Dis Ther, 2021, 10(1): 317-333.

[15] Yang C, Liang L, Lv P, et al. Effects of non-viable Lactobacillus reuteri combining with 14-day standard triple therapy on Helicobacter pylori eradication: a randomized double-blind placebo-controlled trial[J]. Helicobacter, 2021, 26(6): e12856

[16] Poonyam P，Chotivitayatarakorn P，Vilaichone R K. High effective of 14-day high-dose PPI-bismuth-containing quadruple therapy with probiotics supplement for Helicobacter pylori eradication：a double blinded-randomized placebo-controlled study[J]. Asian Pac J Cancer Prev，2019，20(9)：2859-2864.

（崔海燕　叶苑）

第六章
肠道微生物群在血液肿瘤中的作用

近年来通过使用宏基因组学测序技术,研究者研究发现,肠道微生物群的组成和多样性的变化与血液肿瘤的发生发展有关,肠道微生物群影响造血系统的发育,同时也影响血液肿瘤的预后分层。肠道微生物群易位在血流感染中起着重要作用,肠道菌群失调和血流感染影响血液肿瘤的治疗效果,使用益生菌和粪菌移植可恢复肠道菌群的多样性。

皮肤或口腔中含有大量微生物,但绝大多数微生物位于胃肠道中。微生物影响造血系统的发育和免疫细胞的迁移。抗生素引起的菌群失调可引起血细胞生成的多谱系改变,并能抑制多能祖细胞。研究者在B细胞淋巴瘤的小鼠模型中发现持续暴露于抗生素可抑制淋巴瘤的进展。因此,研究微生物群有助于阐明血液肿瘤中的发病机制,进而指导血液肿瘤的治疗。

一、血液肿瘤患者肠道微生物群的研究技术

血液肿瘤患者肠道微生物群的研究技术主要包括宏基因组学测序和鸟枪法测序。多数针对微生物群的研究采用宏基因组学测序的方法,扩增和测序普遍用于所有细菌

中的 16S rRNA 基因。16S rRNA 只能识别细菌或真菌,并且生物分类分辨率极其有限。鸟枪法测序是比 16S rRNA 测序更精确的测序方法,此技术能够识别任何类型的病原体,包括细菌、真菌、病毒,甚至原生动物和蠕虫的物种,由于其成本高且计算量大,该测序方法很少使用,迄今为止大多数研究分析仅限于 16S rRNA 测序。大多数血液肿瘤患者化疗后微生物群的组成和多样性会受到严重影响,并且血液肿瘤患者的微生物群受到年龄、地理、饮食和运动等因素的影响,具有显著的可变性。测序结果受到血流感染,样品的制备、存储和处理,测序技术和测序深度,以及数据库的影响。因此,根据具体研究选择特定的测序方法,并使用公共数据库分析测序结果尤为重要。

二、血液肿瘤患者肠道微生物群的组成变化

血液肿瘤患者肠道微生物群具有抵抗病原体入侵的定植抗性,如果血液肿瘤患者中微生物群的组成或多样性出现变化,其保护功能可能会受影响。梭菌科是生理条件下肠道菌群硬毛菌最常见的科之一,有研究报道 ALL 患儿肠道菌群中的梭菌科相对丰度增加。硬毛菌和拟杆菌是肠道菌群中与肥胖相关的最主要的两种细菌,两者在肠道菌群中的比例增加可能对 ALL 患儿健康有益。Nearing 等研究发现在 ALL 患儿中拟杆菌的相对丰度比健康儿童高。

白血病患者的肠道菌群中有几种细菌属于机会致病病原体,与健康人群相比,白血病患者中的这几种细菌的数量明显增加。在 ALL 患儿以及 AML 患者中,葡萄球菌、链球菌及肠球菌的数量明显增加。细菌多样性是衡量微生物菌落的重要指标,细菌多样性的减少使微生物群的功能减退并使其定植抗性降低,从而引起相关疾病,如炎症性肠病、1 型和 2 型糖尿病、肥胖症和腹腔疾病。研究显示生存期超过 5 年的白血病患者,细菌的多样性显著减少。细菌多样性的减少很可能是应用抗生素预防治疗和抗肿瘤药物治疗的结果。

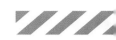

三、血流感染和微生物群易位

血流感染是血液肿瘤患者常见和严重的并发症之一,可延长患者住院时间并延误抗肿瘤治疗,增加死亡率。大约 1/3 发热伴中性粒细胞减少患者出现菌血症,抗生素经验性治疗对降低患者死亡率至关重要。在白血病患者中,由于上皮内淋巴细胞及免疫细胞数量减少,肠道相关淋巴组织的结构被破坏,导致微生物群易位。此外,应用抗生素预防治疗会严重改变微生物群的多样性,破坏肠上皮,促进微生物群易位;抗肿瘤药物治疗会损伤肠道屏障结构。越来越多的证据表明在血液肿瘤患者中微生物群易位是血流感染的主要原因。

微生物群在维持肠黏膜屏障功能中起着重要作用,其可刺激 T 细胞活化,促进分离的淋巴滤泡成熟,并产生各种短链脂肪酸和其他微生物代谢物以维持肠道屏障的功能。应用抗生素可增加肠道的通透性,研究发现,无菌小鼠或使用富含纤维饮食喂养的小鼠应用抗生素后胃肠道的黏液层明显变薄。HSCT 广泛应用于血液肿瘤的治疗,移植前通常需要进行大剂量预处理(如化疗)。Lähteenmäki 等发现在接受 HSCT 的淋巴瘤患者中,微生物群多样性显著减少,机会致病菌富集,可能导致微生物群易位。在一组 ALL 患儿中研究者也得出了类似的结论。Kusakabe 等发现,接受 allo-HSCT 的患者微生物群多样性减少与白血病/淋巴瘤的不良预后相关。因此,抗生素治疗和抗肿瘤药物治疗可破坏微生物群平衡,增加肠道通透性,最终引起微生物群易位。

四、肠道微生物群在预后分层中的应用

通过检测肠道微生物群的变化可对急性白血病的治疗预后进行分层。一项针对 ALL 患儿肠道菌群的研究发现,发热伴中性粒细胞减少的患儿变形杆菌的相对丰度增加,而肠球菌和链球菌明显增加是患儿出现感染的预测指标。一项持续两年的针对 541 例 MM 患者肠道菌群的纵向研究提出肠道菌群的多样性与患者的预后呈正相关。

Nearing 等使用宏基因组学测序比较 ALL 患儿肠道菌群相对丰度的差异,发现出现感染的患儿粪便样本中普氏杆菌几乎不存在,短孢杆菌数量的增加与感染呈明显正相关。该研究对毒力因子进行分析后发现,合并感染的患儿肠道菌群中含有较多的致病菌,这可能是通过微生物群易位导致的。

抗生素管理在抗肿瘤治疗中有重要作用,长期使用抗生素破坏了肠道菌群的平衡,可能会导致患者出现血流感染。Khoruts 等通过研究分析了 AML 患者化疗前后肠道菌群的变化,研究显示化疗后出现血流感染的患者中,α 细菌的多样性显著减少,患者中性粒细胞减少时的肠道菌群多样性明显低于中性粒细胞数正常时的肠道菌群多样性。该研究说明肠道菌群多样性的减少是患者化疗后出现血流感染的预测指标,肠道菌群失调可能导致 AML 患者预后不良。在另一项关于非霍奇金淋巴瘤患者的研究中也得出类似的结论。allo-HSCT 的严重并发症是 GVHD。Biagi 等的研究显示 36 例急性白血病患儿 HSCT 后出现 GVHD,患儿肠道菌群的多样性减少,梭菌的相对丰度增加。因此,明确肠道菌群的组成和多样性有助于评估血液肿瘤的预后。

五、肠道微生物群在血液肿瘤治疗中的应用

(一)益生菌

血液肿瘤患者化疗后通常出现胃肠道不良反应,如吸收不良和黏膜炎,口服益生菌可减少胃肠道不良反应。Reyna-Figueroa 等研究发现 60 例急性白血病患儿化疗后出现了严重的胃肠道不良反应,口服鼠李糖乳杆菌后不良反应明显减少。在急性白血病小鼠模型中,Bindels 等使用罗伊氏乳杆菌和加氏乳杆菌后小鼠的炎症反应减少并恢复了肠道稳态。在淋巴瘤小鼠模型中,Wei 等表明高纤维素饮食和衍生的丁酸酯可延缓淋巴瘤的进展,使用益生菌可减少炎症反应。

(二)粪菌移植

恢复血液肿瘤患者肠道菌群多样性的另一种方法是粪菌移植(fecal microbiota

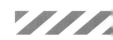

transplant,FMT)。在无菌小鼠中,FMT 有助于恢复其肠黏膜屏障功能,可有效预防或减少肠道菌群的易位。FMT 已被推荐用于抗生素治疗艰难梭菌反复感染失败的患者。耐药菌在胃肠道定植不一定会引起感染,但耐药菌易位会使抗菌治疗的疗效严重降低。1 例 63 岁 ALL 患者接受 allo-HSCT 后出现艰难梭菌的反复感染,进行 FMT 后患者的感染得到控制。1 例 MM 患者 HSCT 后出现了 β-内酰胺酶阳性的大肠杆菌和肺炎克雷伯菌感染,FMT 后感染较前好转。1 例 60 岁 Ph+ALL 患者 HSCT 后出现艰难梭菌反复感染,FMT 后感染症状未再出现。1 例 21 岁 Ph+ALL 患者接受 allo-HSCT 后出现肠道菌群失调,通过口服冷冻粪菌胶囊,肠道菌群失调得到改善。

总之,随着对肠道微生物群和血液肿瘤的认识逐步深入,肠道微生物群在血液肿瘤中的地位日益受到重视。宏基因组学测序可明确血液肿瘤患者的肠道微生物群组成,测序结果有助于抗生素的合理选择。明确微生物群的组成和多样性有助于评估血液肿瘤的预后。使用益生菌可减轻抗肿瘤药物的不良反应。此外,FMT 可恢复HSCT 后的肠道菌群的多样性。对血液肿瘤患者中的肠道微生物群的研究仍处于初步探索阶段,肠道微生物群在血液肿瘤的个体化治疗中有着广泛的应用前景,值得进一步深入研究。

▶▶ 参考文献

[1] Lynch S V,Pedersen O. The human intestinal microbiome in health and disease
[J]. N Engl J Med,2016,375(24):2369-2379.

[2] Josefsdottir K S,Baldridge M T,Kadmon C S,et al. Antibiotics impair murine hematopoiesis by depleting the intestinal microbiota[J]. Blood,2017,129(6):729-739.

[3] Staffas A,Burgos da Silva M,Slingerland A E,et al. Nutritional support from the intestinal microbiota improves hematopoietic reconstitution after bone marrow transplantation in mice[J]. Cell Host Microbe,2018,23(4):447-457,e4.

[4] Jain S,Ward J M,Shin D M,et al. Associations of autoimmunity, immunodeficiency,lymphomagenesis,and gut microbiota in mice with knockins for a pathogenic autoantibody[J]. Am J Pathol,2017,187(9):2020-2033.

［5］ Vijayvargiya P, Jeraldo P R, Thoendel M J, et al. Application of metagenomic shotgun sequencing to detect vector-borne pathogens in clinical blood samples ［J］. PLoS One,2019,14(10):e0222915.

［6］ Ten Hoopen P, Finn R D, Bongo L A, et al. The metagenomic data life-cycle: standards and best practices［J］. Gigascience,2017,6(8):1-11.

［7］ Song Y, Gyarmati P. Optimized detection of bacteria in bloodstream infections ［J］. PLoS One,2019,14(6):e0219086.

［8］ Hakim H, Dallas R, Wolf J, et al. Gut microbiome composition predicts infection risk during chemotherapy in children with acute lymphoblastic leukemia［J］. Clin Infect Dis,2018,67(4):541-548.

［9］ Nearing J T, Connors J, Whitehouse S, et al. Infectious complications are associated with alterations in the gut microbiome in pediatric patients with acute lymphoblastic leukemia［J］. Front Cell Infect Microbiol,2019,9:28.

［10］ Montassier E, Gastinne T, Vangay P, et al. Chemotherapy-driven dysbiosis in the intestinal microbiome［J］. Aliment Pharmacol Ther,2015,42(5):515-528.

［11］ Kaysen A, Heintz-Buschart A, Muller E E L, et al. Integrated meta-omic analyses of the gastrointestinal tract microbiome in patients undergoing allogeneic hematopoietic stem cell transplantation［J］. Transl Res,2017,186:79-94.

［12］ Galloway-Peña J R, Smith D P, Sahasrabhojane P, et al. The role of the gastrointestinal microbiome in infectious complications during induction chemotherapy for acute myeloid leukemia［J］. Cancer,2016,122(14):2186-2196.

［13］ Bindels L B, Neyrinck A M, Salazar N, et al. Non digestible oligosaccharides modulate the gut microbiota to control the development of leukemia and associated cachexia in mice［J］. PLoS One,2015,10(6):e0131009.

［14］ Galloway-Peña J R, Smith D P, Sahasrabhojane P, et al. Characterization of oral and gut microbiome temporal variability in hospitalized cancer patients［J］.

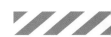

Genome Med,2017,9(1):21.

[15] Desai M S,Seekatz A M,Koropatkin N M,et al. A dietary fiber-deprived gut microbiota degrades the colonic mucus barrier and enhances pathogen susceptibility[J]. Cell,2016,167(5):1339-1353.

[16] Lähteenmäki K,Wacklin P,Taskinen M,et al. Haematopoietic stem cell transplantation induces severe dysbiosis in intestinal microbiota of paediatric ALL patients[J]. Bone Marrow Transplant,2017,52(10):1479-1482.

[17] Ingham A C,Kielsen K,Cilieborg M S,et al. Specific gut microbiome members are associated with distinct immune markers in pediatric allogeneic hematopoietic stem cell transplantation[J]. Microbiome,2019,7(1):131.

[18] Kusakabe S,Fukushima K,Maeda T,et al. Pre-and post-serial metagenomic analysis of gut microbiota as a prognostic factor in patients undergoing haematopoietic stem cell transplantation[J]. Br J Haematol,2020,188(3):438-449.

[19] Peled J U,Devlin S M,Staffas A,et al. Intestinal microbiota and relapse after hematopoietic-cell transplantation[J]. J Clin Oncol,2017,35(15):1650-1659.

[20] Khoruts A,Hippen K L,Lemire A M,et al. Toward revision of antimicrobial therapies in hematopoietic stem cell transplantation:target the pathogens,but protect the indigenous microbiota[J]. Transl Res,2017,179:116-125.

[21] Montassier E,Al-Ghalith G A,Ward T,et al. Pretreatment gut microbiome predicts chemotherapy-related bloodstream infection[J]. Genome Med,2016,8(1):49.

[22] Biagi E,Zama D,Rampelli S,et al. Early gut microbiota signature of aGVHD in children given allogeneic hematopoietic cell transplantation for hematological disorders[J]. BMC Med Genomics,2019,12(1):49.

[23] Reyna-Figueroa J,Barrón-Calvillo E,García-Parra C,et al. Probiotic supplementation decreases chemotherapy-induced gastrointestinal side effects in patients with acute leukemia[J]. J Pediatr Hematol Oncol,2019,41(6):468-472.

［24］ Wei W,Sun W,Yu S,et al. Butyrate production from high-fiber diet protects against lymphoma tumor［J］. Leuk Lymphoma,2016,57(10):2401-2408.

［25］ McDonald L C,Gerding D N,Johnson S,et al. Clinical practice guidelines for Clostridium difficile infection in adults and children:2017 update by the Infectious Diseases Society of America（IDSA）and Society for Healthcare Epidemiology of America（SHEA）［J］. Clin Infect Dis,2018,66(7):e1-e48.

［26］ Innes A J,Mullish B H,Fernando F,et al. Faecal microbiota transplant:a novel biological approach to extensively drug-resistant organism-related non-relapse mortality［J］. Bone Marrow Transplant,2017,52(10):1452-1454.

［27］ Biliński J,Grzesiowski P,Muszyński J,et al. Fecal microbiota transplantation inhibits multidrug-resistant gut pathogens:preliminary report performed in an immunocompromised host［J］. Arch Immunol Ther Exp（Warsz）,2016,64(3):255-258.

［28］ Kaito S,Toya T,Yoshifuji K,et al. Fecal microbiota transplantation with frozen capsules for a patient with refractory acute gut graft-versus-host disease［J］. Blood Adv,2018,2(22):3097-3101.

［29］ 韦丽娅,郭智.肠道微生物群与血液肿瘤［J］.国际肿瘤学杂志,2021,48(7):445-448.

［30］ 邵亮,郭智.粪菌移植在治疗急性移植物抗宿主病中的作用［J］.临床内科杂志,2023,40(1):15-19.

［31］ 元力,周道斌.肠道微生态在血液肿瘤发生发展中的作用研究进展［J］.中国微生态学杂志,2022,34(5):599-603.

（韦丽娅　张戈慧智　郭智）

第七章
造血系统肿瘤与微生态

    造血系统是机体制造血液的系统,主要包括骨髓、肝、脾、淋巴结、胸腺等造血组织器官,以及分散在全身各处的淋巴组织和单核-吞噬细胞系统。造血系统肿瘤是起源于骨髓及淋巴组织的恶性疾病,包括白血病、淋巴瘤、浆细胞瘤、骨髓增生异常综合征(MDS)及骨髓增殖性肿瘤(MPN)等。微生态学萌芽于 19 世纪末,是研究正常微生物群的结构、功能及其与宿主相互依赖和相互制约关系的学科。科学技术的快速发展带动了对微生态学的研究和探索的步伐。大量研究表明,微生态学与造血系统肿瘤的发生、发展过程有着密不可分的关系。

第一节　造血系统肿瘤概述

    造血器官是指能够生成并支持造血细胞分化、发育、成熟的组织器官。人体的造血器官起源于中胚层的原始间叶细胞,主要包括卵黄囊、骨髓、胸腺、淋巴结、肝脏和脾脏等。随着胚胎发育,造血中心转移,逐渐由卵黄囊及胎肝造血转变为骨髓造血。造血器官生成各种血细胞的过程称为造血,造血过程由造血微环境参与调节。造血微环境由骨髓基质细胞、微血管、神经和基质细胞分泌的细胞因子等构成,是造血干细胞赖以生存的场所,对造血干细胞的自我更新、定向分化、增殖及造血细胞增殖、分化、成熟调控等起重要作用。造血细胞定居在适宜的造血微环境后,在各种调控因素的作用下,完成增殖、分化、成熟和凋亡等过程。各类细胞均由造血干细胞发育而来,其生长发育过程可分为造血干细胞、造血祖细胞、原始及幼稚细胞三个阶段。造血干细胞在造血微环境中各种调控因素的作用下,按照一定规律发育成为各种成熟的血细胞。

造血系统肿瘤是指各种原因引起的发生于造血系统、造血组织和器官的一组恶性克隆性疾病。克隆性造血与淋巴组织肿瘤干细胞具有多向分化和高度自我更新的能力,同时细胞失去进一步成熟的能力,而停滞在细胞分化、发育的某个阶段。此类细胞在造血及淋巴组织中大量增殖和积聚,且不具备应有的功能,广泛浸润其他组织及器官,因此造血与淋巴组织肿瘤可以发生于机体的多个系统,临床表现多种多样。

白血病是起源于造血干细胞的恶性克隆性疾病。恶性克隆细胞增殖失控、凋亡受阻,致使白血病细胞在骨髓中大量增殖,正常骨髓造血受抑制。白血病表现为贫血、出血、感染及组织器官白血病细胞浸润的一系列症状。根据受累细胞的分化程度及细胞类型白血病分为急性髓系白血病(AML)、急性淋巴细胞白血病(ALL)、慢性髓细胞性白血病(CML)、慢性淋巴细胞白血病(CLL)等。淋巴瘤是一组起源于淋巴结或其他淋巴组织的恶性肿瘤,是一组淋巴细胞恶性增生的高度异质性肿瘤,属于造血系统和免疫系统的恶性肿瘤,起源于淋巴结和淋巴组织中的 B、T、NK 细胞,主要分为霍奇金淋巴瘤和非霍奇金淋巴瘤两大类。共同特征是无痛性、进行性淋巴结肿大或局部肿块,部分患者以不明原因发热为主要症状,可伴有乏力、消瘦、盗汗等全身症状,晚期可发展为淋巴瘤细胞白血病。浆细胞瘤是一组克隆性浆细胞或浆细胞样淋巴细胞增生性疾病,以血清或尿液中出现单克隆免疫球蛋白为特征的恶性肿瘤,主要包括多发性骨髓瘤(MM)、孤立性浆细胞瘤、髓外浆细胞瘤、华氏巨球蛋白血症及骨硬化性骨髓瘤等。该组疾病单克隆浆细胞异常增生,并分泌单克隆免疫球蛋白,从而引发一系列临床症状。临床以溶骨性病变、贫血、肾功能损害、高钙血症等为特征。骨髓增生异常综合征是起源于造血干、祖细胞的一组高度异质性克隆性疾病,以骨髓出现一系或多系病态造血,外周血一系或多系血细胞减少,临床治疗效果差和向急性白血病转化为特征。骨髓增殖性肿瘤是造血干细胞克隆性增殖所引起的一组肿瘤性疾病,骨髓中一系或多

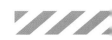

系造血细胞持续性异常增殖或伴有骨髓纤维组织增生,红细胞、白细胞、血小板数量单独或同时增多并伴有质量异常,临床常有肝、脾、淋巴结肿大,血栓形成和出血倾向。主要包括真性红细胞增多症、原发性血小板增多症及原发性骨髓纤维化。

造血系统肿瘤的治疗包括联合化疗、诱导分化治疗、靶向治疗、局部及全身放疗、手术治疗、治疗性血液成分单采、细胞免疫治疗和造血干细胞移植等针对性方法,目前联合化疗是主要的治疗手段,而诱导分化治疗是一种全新的治疗途径,造血干细胞移植是根治血液肿瘤最重要的不可或缺的手段。随着科学技术的发展与进步,新的理论与技术不断被引入造血系统肿瘤的诊治,微生态学就是其中重要的一个分支。

第二节　微生态学的由来及研究概况

微生态学理论认为任何生物群落与环境组成的总体,只要有一定的界限,就可以成为一个生态系统。生态系统总是在发展变化的,其发展到一定阶段,系统内群落间的营养联系和反馈调节使它的结构和功能保持相对稳定是其固有基本规律。当这一生态系统处于细胞水平和(或)分子水平时则称为微生态系统。所以,体内的任何局部组织都可构成该组织的微生态系统,而在组织中其生物群落则为细胞群落,细胞的生存环境实质上为基质环境。组织微生态系统也与宏观生态系统一样具有生态系统所固有的三大功能,即以细胞群落为核心进行的能量流动、物质循环和信息传递的功能及其规律。

1929 年,英国人 Fleming 发现了抗生素,1945 年,美国将其投入工业化生产,从此开创了抗生素时代。抗生素在挽救人类感染性疾病方面做出了巨大贡献,因而得到广泛的应用。抗生素在消灭致病菌的同时引起了机体的菌群失调,严重者导致二重感染和细菌的耐药性。为了解决菌群失调的问题,人们不得不研究正常微生物群与其宿主的相互关系,因而作为生命科学分支的微生态学应运而生。可以说抗生素时代促进了微生态学的兴起和发展。

微生态学是在 1977 年由德国 Volker Rush 提出的。自 20 世纪 70 年代以来,随着悉生生物学、厌氧培养技术、电镜技术、细胞分子生物学,特别是近年来宏基因组学、蛋白质组学、转录组学、代谢组学等的兴起,微生态学研究进入了快车道。近年来,微生态学迅速成为国际研究热点,学科信息迅速增加,该领域受到国内外的科学家和研究组织的一致重视。国内外的研究表明,微生态系统是人体的一个具有生理功能的"器官",这是因为微生态菌群在人体免疫、代谢、营养等方面有重要的作用,尤其在感染的预防与感染的发生上有重要的作用。随着微生态研究的深入,我们更加清楚地认识到微生态对宿主的重要性,微生态系统既可以为宿主带来有益性作用,也可以致病。

微生态学是研究微生物群与其宿主关系的生命科学分支。动物、植物、微生物在自然界既是大生态的组成部分,又交互构成神秘的微生态。人类微生态学主要涉及人体五大微生态系统,即肠道、口腔、泌尿生殖道、皮肤和呼吸道。其中肠道微生态是人体最大、最复杂的微生态系统。肠道内的微生物包括细菌、病毒和真菌等,其中 99％以上的微生物是细菌,可以分为厚壁菌门、拟菌门、放线菌门和变形菌门等,其余为病毒、古细菌或者真菌。小肠内主要菌群为链球菌属、韦荣球菌属和乳酸菌属,而大肠及远端肠道则包含厌氧菌,主要为拟杆菌属、梭菌属、双歧杆菌属,以及兼性厌氧菌,如肠杆菌属、肠球菌属及大肠杆菌、克雷伯菌、变形杆菌等。这些微生物在物质代谢、免疫调节、造血、抗炎和抗肿瘤等方面发挥重要作用。儿童和成年人肠道微生物群的多样性水平相似,但组成和功能不同,肠道微生物群在生命形成的初期变化迅速,成年后基本稳定,随年龄的增长稳定性及功能逐渐减退。儿童以双歧杆菌和粪杆菌为主,可以促进发育,而成人以拟杆菌为主,主要参与炎症、肥胖等病理过程。微生态系统已经被视为除神经、呼吸、消化、循环、内分泌、泌尿系统等之外的一个新的生理系统。自出生起,微生态就在整个生命过程中承担着不可或缺的重要生理功能。近年来,生物学技术的飞速发展极大地推动了对微生态学的研究和探索。

微生态学是指微生物生态学或微生境生态学。人体微生态学特指研究人体微生物的生态学,可按人体部位分类,如上所述。胃肠道微生态学较早且更多地受到关注。人体微生态学的研究对象为微生物群或微生物组,范畴包括微生物群(组)的特征及其与宿主的相互作用关系。微生态学发展朝气蓬勃,在于它从一个新的角度和层面揭示

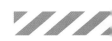

了生命的本质和疾病发生发展的规律。大生态学也就是宏观生态学,是研究生命体与外环境关系的科学,而微生态学是研究生命体与内环境的关系,外因通过内因而起作用。内因即内环境,代表机体与正常微生物群的相互关系。这为认识生命的本质和疾病的本质提供了理论基础。

人的肠道中栖息着大量微生物,其种类有一千余种,细菌总量高达 10^{14} 数量级,而人体细胞总数为 10^{13} 数量级。换句话讲,一个生命体,自身细胞只占百分之十,而百分之九十是微生物。这些种类繁多的肠道菌群参与宿主的物质代谢、生理性调控、化学物质的转化以及能量和信息的交换,人体所摄入的食物和药物都将由人体自身及共生的微生物共同处理和代谢。肠道微生物群产生的代谢产物都会随着血液和营养一起运送到各个组织细胞中,每个细胞的生命活动都受到肠道菌群的影响。大量的研究证实,定植于人体肠道的微生物群直接参与了宿主的各种代谢过程,发挥着重要独特的作用,并能产生多种有益于人体的代谢产物,促进人类的健康。在国内,微生态学研究起步于 19 世纪 80 年代,先由魏曦、刘秉阳教授提出,后由其学生康白教授发起,成立学会,1989 年,《中国微生态学杂志》创刊。学会的创立、杂志的创刊、院校专业的设置、微生态制剂的普及,使微生态学得以蓬勃发展。它与抗生素一样,为防治人类疾病做出了巨大贡献。

第三节　造血系统与微生态的关系

从早期胚胎发育到人体各组织器官的成熟及衰老,再到各类疾病的发生发展,微生物群影响众多人体病理生理过程。近期研究表明,肠道菌群在正常造血中发挥重要作用。肠道菌群能够刺激淋巴细胞、巨噬细胞和固有层中的树突状细胞,维持造血干细胞和造血祖细胞以及淋巴细胞、单核细胞和中性粒细胞的活性,进而有助于造血功能稳态的建立以及增强先天性和适应性免疫系统对细菌和病毒感染的警戒作用。广谱抗生素会大幅度破坏肠道菌群的平衡和多样性，即破坏肠道微生态，导致造血功能受损及增加细菌和病毒感染。肠道微生态失调会导致人类造血功能受抑，与一些疾病的发病相关，也会造成不良的血液学反应，如贫血及中性粒细胞减少。

微生物群由多种微生物（如细菌、病毒、真菌和古生菌）组成，它们定居于人体内，形成对人体健康至关重要的生态系统。造血功能是指造血干细胞在一定微环境和一定因素的调节下，增殖分化为各种类型的造血祖细胞，再分化为各种类型的完全成熟的血细胞，包括红细胞、白细胞和血小板。造血功能部分受生长因子和细胞因子等外部因素的调控，部分受内部表观遗传和转录的调控。多种因素都可能影响造血功能，如骨髓移植过程中造成的骨髓严重损伤影响造血功能，某些药物的毒副作用和化学毒物也会破坏骨髓造血功能，多种自身免疫病（如自身免疫性溶血性贫血、伊文思综合征、原发免疫性血小板减少症、再生障碍性贫血等血液病，系统性红斑狼疮、干燥综合征等风湿免疫性疾病）均可破坏造血细胞和（或）血细胞。重新建立正常的造血功能和免疫系统是治疗这些疾病的关键。

在接受抗生素治疗的患者中，可以更直接地观察到微生态失调与造血功能改变之间的联系。长期应用抗生素后肠道菌群失调，与血液学异常有着密切的关系。一项研究显示，5%～15%的患者在接受 β-内酰胺类抗生素治疗 10 天或更长时间后可出现中性粒细胞减少症。同样，患者在使用青霉素治疗时也出现了中性粒细胞减少症，94%的患者在停止抗生素治疗后中性粒细胞数恢复。这些研究均表明，使用抗生素破坏肠道微生态平衡可能对造血功能有显著的影响。虽然长期的抗生素治疗可以明显影响造血功能，但其抑制机制仍有争议。早期研究表明，β-内酰胺类抗生素可直接抑制造血祖细胞分化。然而，这些发现基于体外研究，β-内酰胺类抗生素仅在超过最大抑制浓度（600 mg/mL）一半时显示出抑制作用。此浓度远远高于临床常用浓度（50 mg/mL）。因此，对上述观点有学者质疑。Josefsdottir 等研究表明，肠道微生物调节造血的机制：细菌的代谢产物通过血液进入骨髓，激活 MyD88 依赖性 TLR 途径和 NOD1 途径，诱导骨髓间充质干细胞产生干扰素，干扰素激活 STAT1 信号通路，抑制造血干祖细胞增殖，并且代谢产物中的多糖可直接作用于造血干祖细胞产生抑制作用，两种方式共同参与抑制造血。Iwamura 等发现 MyD88、Nod2 和 Stat1 可能都参与了稳态造血的调控，这些信号通路在微生物介导的造血过程中相互作用，共同调节稳态造血。目前关

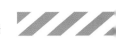

于肠道微生态和造血关系的大部分了解来自小鼠的研究,抗生素通过破坏肠道微生物群而损害小鼠的造血功能。抗生素治疗可引起外周血细胞及骨髓细胞减少。对于完全缺乏微生物群的无菌小鼠,骨髓细胞数量明显减少,这种造血异常与抗生素治疗小鼠相似,再使用抗生素进行处理并不会进一步抑制造血功能。将抗生素与造血祖细胞一起培养,抗生素并不会直接抑制造血祖细胞的增殖,说明抗生素的这种影响是间接的。造血功能改变与粪便微生物群的减少相关,并且造血功能可以通过粪菌移植部分恢复。这些发现表明抗生素治疗引起的造血改变是通过微生物群的改变来介导的。另有研究表明,在某些情况下,微生物群会引发一系列血液系统疾病,许多血液系统疾病的发生与造血微环境稳态破坏相关。慢性病性贫血、再生障碍性贫血均与感染和炎症过程有关,提示红细胞和微生物群之间可能存在重要的关系。

第四节 造血系统肿瘤与微生态研究进展

造血系统肿瘤是起源于骨髓和淋巴组织的恶性肿瘤。受肿瘤本身的影响,多数造血系统肿瘤患者机体中免疫活性细胞产生、增殖及分化能力下降,各淋巴细胞亚群活性与数量均出现异常。在人体中,各种各样的微生物共同构建了一个复杂的微生态系统,对机体的多种代谢与免疫功能产生重要影响。肠道微生态是机体微生态最重要的组成部分,在人出生时就已建立,具有稳定、多样的特点,而且具有抗感染、抗炎和免疫调节的作用。

越来越多的证据表明,微生态系统可通过影响炎症反应、DNA 损伤和凋亡来参与多种肿瘤的发生。微生物与宿主相互作用,并受遗传、环境、生活方式等的干预,这些因素共同影响肿瘤的发生、发展。个体间的微生态有差异,但其组成和功能是相对稳定的。目前,较多的针对肠道肿瘤与微生态关系的研究发现,免疫系统的一种基因AIM2 在决定结肠癌侵袭性方面发挥着重要作用。AIM2 基因能够影响肠道菌群,当利用遗传学方法使 AIM2 功能减退,再使用化合物处理时,机体会出现更多的肠道肿瘤。AIM2 除了发挥免疫功能外,还能够抑制小肠干细胞的异常增殖,而当 AIM2 发生功能异常时,其对小肠干细胞异常增殖的抑制作用就会解除,引发肿瘤。一些细菌已被确定为促癌细菌,目前研究最多的是梭杆菌和肠杆菌等。研究显示结肠癌患者体内梭杆菌数量明显多于健康对照,肿瘤部位的梭杆菌明显多于癌旁正常组织,肿瘤局部炎症因子的水平与梭杆菌数量呈正相关,且在结肠癌发生的最早期梭杆菌数量就有了明显的变化。作用机制可能是通过产生一种黏附分子 FadA,使其通过一系列信号传导调节癌基因及抑癌基因,最终诱发结肠癌。肠杆菌特别是具有黏附侵袭特性的大肠杆菌,通过合成各种毒力因子破坏 DNA 双链结构,并引起染色体不稳定的遗传毒性,从而增加染色体的畸变和基因突变频率。在造血系统肿瘤中,微生态研究也逐步展开。微生态系统在造血系统肿瘤的发生、发展及疾病的某些特定阶段中起到了举足轻重的作用。

一、白血病

1. 微生态对白血病发生、发展的影响

感染、辐射、化学制剂和遗传因素均为白血病的致病因素,白血病的发生、发展也与异常的表观遗传修饰密切相关。肠道菌群与生活方式直接相关,使用抗生素、化疗药物会导致肠道微生态失衡,肠道菌群则可通过表观遗传修饰来调节宿主基因的表达。研究肠道菌群如何调控潜在的表观基因组途径或许可以帮助确定白血病潜在的治疗靶点。研究表明,肠道微生态中的肠杆菌可产生大量脂多糖,应用脂多糖处理实验小鼠,小鼠 T 细胞源性蛋白激酶(TOPK)的表达水平和活性均增高,而 TOPK 在多种恶性肿瘤中高表达。Uchida 等的研究结果表明,TOPK 可能是 CML 发生的关键信号分子。Stedtfeld 等的研究结果表明,Th1 及调节性 T 细胞的 IL-10 表达水平与拟杆菌属的丰度关系密切。Nursal 等发现,血清 IL-10 水平的变化与 AML 的发病密切相关。Bindels 等将表达 BCR-ABL 基因的 B 细胞注入小鼠体内,构建 BaF 小鼠模型,模

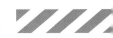

拟白血病的病理状态。该研究发现,小鼠肠道内乳酸杆菌较空白对照组明显减少,而将 BaF 小鼠肠道内乳酸杆菌数量恢复至正常范围,可以降低小鼠体内 IL-4、膜辅因子蛋白(membrane cofactor protein,MCP)-1、G-CSF 和 IL-6 的水平,从而抑制白血病细胞的增殖,延缓疾病的进展。在 Bindels 等进行的另一项研究中,研究者对白血病小鼠肠道菌群进行干预后发现,在减少肠杆菌并增加乳酸杆菌数量后,肠道微生态的平衡逐渐恢复,同时与未接受干预的对照组白血病小鼠相比,实验组小鼠血液系统肿瘤细胞扩散速度减慢,肿瘤进展延缓,生存时间显著延长。另有研究表明,肠道微生物群中存在杀灭肿瘤细胞的微生物,其中以放线菌门细菌为主,其次是变形菌门和厚壁菌门的细菌,它们可以在恶性细胞形成肿瘤之前将其清除,将健康人群的粪便微生物和肿瘤细胞共同培养,发现其有广谱的抗瘤活性,不仅可以防止肿瘤转移,也可以清除已经转移的肿瘤细胞,但具体机制尚不清。"延迟感染理论"认为人类的免疫系统如果没有在生命早期接触足够的微生物,则拥有基因突变的易感儿童在接触某种感染时可能因免疫系统功能失常而罹患白血病。据报道,阴道分娩、母乳喂养可降低儿童白血病的发生率,两者通过影响生命早期肠道菌群的定植在激活新生儿免疫系统功能中发挥着关键作用。另外,发展为前体 B-ALL 的儿童出生时都有免疫功能失调,说明肠道菌群可能通过调控免疫系统参与白血病的疾病进程,但潜在机制尚不清楚。研究表明,CLL 与肠道微生态失衡和慢性炎症之间有着密切联系,肠道微生物可能通过慢性炎症破坏细胞增殖和凋亡的平衡,启动不必要的固有免疫和适应性免疫反应,促进 CLL 发展,CLL 患者肠道菌群失调可能是该病的致病因素之一。综上所述,肠道微生态可以通过多个环节,影响白血病的发生、发展。

2. 白血病患者微生态的变化

白血病患者常伴有肠道菌群失调。ALL 小鼠盲肠菌群中梭菌纲、梭菌目、乳杆菌科、乳杆菌属减少,肠杆菌科、肠杆菌目、拟杆菌门增加。与健康人相比,初诊时 ALL 患者肠道中毛螺旋菌科和产丁酸盐的罗斯氏菌属含量显著降低,而拟杆菌属含量增加,微生物多样性也显著减少。然而,另有研究显示白血病小鼠肠道中缺少拟杆菌属。在儿童 ALL 成年生存者中,肛门菌群微生物多样性降低,棒状杆菌属等放线菌门富集,柔嫩梭菌减少,并展现出慢性炎症和 T 细胞激活增加等免疫失调迹象。因此,菌群重建以维持肠道微生态平衡对改善白血病治疗效果及延长患者生存期可能有重要意义。目前主要通过检测粪便中的微生物来研究肠道微生物，但粪便中的微生物群与肠道黏膜中检测到的微生物群有很大的不同，而且粪便微生物的时间变异率很大，因此，需要更多的研究确定粪便微生物群对肠道微生物群的代表性。

3. 微生态与白血病患者感染的关系

感染在白血病患者中非常常见，尤其是在化疗后。感染的大部分致病菌来自肠道。白血病患者接受化疗后，肠道微生态平衡遭到破坏，益生菌数量减少，肠杆菌、肠球菌、真菌等病原菌或者条件致病菌过度生长，机体免疫功能减退，肠道抵抗微生物定植能力下降，尤其是化疗后并发粒细胞减少的患者，其潜在致病菌或者病原体数量的增加，可使患者发生感染的风险增加，病原微生物可突破肠道黏膜屏障进入外周血循环，造成内源性感染。Sivan 等通过对 CLL 的研究发现，双歧杆菌喂养处理可诱导小鼠针对肿瘤产生特异性 T 细胞，且显著抑制 PD-L1 表达。PD-1 与 PD-L1 结合，激活相关信号通路可引起肿瘤细胞发生免疫逃逸，并可抑制细胞糖酵解，减少吞噬作用，以及阻碍 BTK 信号传导，从而影响 CLL 患者的免疫及代谢功能。Hakim 等对 199 例 ALL 患儿化疗前后粪便标本进行分析发现，化疗后粪便微生物的多样性显著下降，表现为拟杆菌门减少，梭菌科及肠球菌科增加。拟杆菌门的减少与多种疾病相关。另外，化疗前变形菌的相对丰度可以预测发热伴中性粒细胞减少是否发生，在化疗过程中肠球菌科或链球菌科控制肠道菌群，其相对丰度可以预测化疗后期的感染及胃肠道反应。Galloway-Peña 等分析了 34 例 AML 患者的口腔及粪便微生物，得出了类似的结论，化疗期间微生物丰度逐渐下降，丰度越低的患者越容易发生感染，这表明化疗前微生物的测量及干预有助于减少化疗相关的并发症。微生物群不仅是抵御疾病的第一道防线，还可以作为疾病的预测因子。关于造血干细胞移植、AML 和淋巴瘤的研究也得出了类似的结论。肠球菌是人体肠道菌群中一种常见的条件致病菌，在巨噬细胞、中性粒细胞和上皮细胞中可以存活较长时间，能有效抑制巨噬细胞的活化，其过度生长与使用抗生素及宿主的炎症反应相关。抗生素的应用减少了其他共生菌（如肠杆菌），使耐药的肠球菌生长更快，或是炎症环境更有利于肠球菌的繁殖。肠球菌介导的免疫抑制可以增强感染过程中其他微生物的毒力。

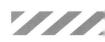

4. 微生态与白血病治疗的关系

化疗仍是治疗白血病常用的手段之一。肠道微生物和白血病化疗的作用是相互的,化疗影响微生物与人体的共生关系,肠道微生物紊乱影响化疗效果。肠道微生物对白血病化疗药物的代谢及作用具有重要的影响。肠道微生物对化疗药物的调节是通过微生物的酶及代谢产物在药物进行转化时改变药物的疗效和毒性来实现的,对不同化疗药物发挥的作用不同,主要通过免疫调节、细菌移位、代谢、酶的降解以及细菌多样性来实这一作用,其中免疫调节是核心机制。多项研究结果均证实,在大鼠模型中,采用伊立替康和(或)5-氟尿嘧啶化疗诱导的大鼠,与空白对照大鼠相比,其肠道内侵袭性细菌,如梭菌属、肠球菌属和肠杆菌属的数量增加,而益生菌包括乳酸杆菌、双歧杆菌和拟杆菌的数量减少。甲氨蝶呤作为另一种广泛应用的抗肿瘤药物和免疫抑制剂,其大剂量的化疗方案已是防治髓外白血病的有效方法,但是甲氨蝶呤在杀伤肿瘤细胞的同时也可造成肠黏膜损伤,以及肠道内主要微生物组成发生变化,如肠道菌群数量、多样性的减少等,从而影响白血病患者的病情及预后。同时,肠道微生态也反过来影响化疗药物的疗效。肠道微生态与血液系统肿瘤患者化疗药物相互作用,通过干预肠道微生态可减少治疗相关不良反应,提高疗效,改善患者预后。

通过修复肠道微生态提高白血病治疗成功率并改善预后是未来白血病治疗的新方向。另外,肠道菌群通过表观遗传修饰来调节宿主基因的表达,可能是驱动白血病发生的重要因素。深入探索肠道菌群与白血病表观遗传调控分子协同调控白血病发生、发展的分子机制对阐明疾病的发生机制、寻找可干预靶点具有深远的意义。总之,肠道菌群有望成为白血病的生物标志物、诊断工具和精准治疗的靶点。

二、淋巴瘤

大量研究表明,肠道菌群对免疫系统的影响分为直接影响和间接影响,并且从多个方面来导致淋巴瘤的形成。直接影响主要是指肠道微生物群诱导基因突变及过度的氧化反应破坏 DNA 而导致肿瘤。细菌还可以直接影响免疫细胞，导致氧化应激，抑制 NF-κB，从而造成细胞的坏死。黏膜相关淋巴组织淋巴瘤 90% 以上与幽门螺杆菌（Hp）感染相关，在 Hp 感染中研究者也观察到过度的氧化应激反应。在抗生素根除胃的 Hp 感染的黏膜相关淋巴组织淋巴瘤患者中，有 70% 表现出黏膜相关淋巴组织淋巴瘤的缓解，进一步表明这种常见的微生物感染在淋巴瘤发病及治疗中具有重要作用。间接影响指肠道菌群的种类和数量变化导致免疫反应及免疫细胞改变，从而影响淋巴细胞。节段丝状细菌（一种不可培养的梭状芽孢杆菌）可以导致 T 细胞活性的改变，如增加 IL-10、IL-17 和 IFN-γ 的释放。脆弱拟杆菌可诱导 Th17 细胞的免疫反应而导致淋巴瘤。某些特定类型淋巴瘤的发病与微生物存在明确的相关性。研究指出微生物在淋巴瘤发病中的作用，这些微生物包括 EBV、HCV、Hp 和 HIV。病毒感染与淋巴瘤发病也密切相关，如 T 细胞病毒 1 与成人 T 细胞白血病/淋巴瘤，EBV 与伯基特淋巴瘤及移植后淋巴增殖性疾病，以及人类疱疹病毒 8 型与多中心型巨大淋巴结增生症。研究证实，微生态在淋巴瘤的发生和发展中起到了重要作用。

我国学者报道了针对弥漫大 B 细胞淋巴瘤（DLBCL）患者的研究结果。通过 16S rRNA 基因测序检测了 25 例未经治疗的 DLBCL 患者和 26 名健康志愿者粪便样本的微生物群组成。α 多样性分析表明，两组间物种多样性和丰度差异不显著。β 多样性分析提示差异有统计学意义。DLBCL 患者肠道菌群呈连续进化关系，由变形菌门进化为志贺杆菌属。它们的丰度显著高于对照组。在属水平上，阿里松氏菌属、毛螺旋属和罗斯氏菌属在 DLBCL 患者中比对照组更丰富。功能预测显示，与对照组相比，DLBCL 组的硫胺代谢与苯丙氨酸、酪氨酸和色氨酸生物合成显著减少。该研究结果明确表明 DLBCL 患者的肠道菌群发生了显著变化。该研究还强调了 DLBCL 患者微生物多样性和组成与对照组的根本差异，为将来发病机制和新的治疗方向的研究提供了理论基础。

三、多发性骨髓瘤

Calcinotto 等的研究表明，肠道富含解肝素普雷沃菌的多发性骨髓瘤（MM）模型小

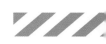

鼠,IL-17分泌明显增多,骨髓及血清中的 IL-17 能促进浆细胞中 STAT3 磷酸化,诱导嗜酸性粒细胞活化,释放细胞因子。肠道微生物中的解肝素普雷沃菌能促进 IL-17 细胞的分化,使分泌产生 IL-17 的细胞定植在肠道并迁移至骨髓,释放 IL-17,使浆细胞中 STAT3 磷酸化,在活化的嗜酸性粒细胞的协同作用下,加速 MM 的进展。在冒烟性多发性骨髓瘤(SMM)患者的骨髓内,高水平的 IL-17 预示着患者病情发展更快。Jian 等的研究中,通过注射 5TGM1 骨髓瘤细胞人工诱导 C57BL/KaLwRij 小鼠形成 MM,用 MM 小鼠的粪菌和正常小鼠的粪菌对该小鼠进行粪菌移植实验。实验中分组为 MM 粪菌移植组、正常粪菌移植组、空白组。结果显示,MM 粪菌移植组小鼠的 MM 进展较快,正常粪菌移植组小鼠的 MM 进展较慢。在 MM 粪菌移植组小鼠的骨髓、血清和盲肠中检测到较高水平的 L-谷氨酰胺,在 MM 粪菌移植组小鼠的盲肠检测到较高水平的尿素、尿素酶和谷氨酰胺合成酶。因此,推测丰富的 MM 相关肠道细菌能有效地水解尿素,重新合成 L-谷氨酰胺,这可能会加速 MM 的发展。我国学者研究分析 MM 患者应用大剂量美法仑(不同给药方式)治疗后消化道出血的特点,发现在 MM 患者中,大剂量美法仑预处理后出现的消化道出血等不良反应与给药方式有关。预处理前、后的肠道微生态差异显著。调节预处理前、后肠道微生态状态对于降低消化道出血等不良反应的发生率和增强移植安全性均有帮助。

肠道微生物还可能通过慢性炎症促进 MPN 发展。MPN 患者的外周血炎症因子 TNF-α 和 IL-10 水平明显高于正常人,炎症状态与肠道微生物解肝素普雷沃菌密切相关。

总之,造血系统肿瘤与微生态之间的因果关系,是造血系统肿瘤微生态研究领域的重点和热点。近年来,随着相关研究的深入,研究者发现肠道微生态与血液系统肿瘤的发生、发展关系密切。维持微生态的正常和稳定,对造血系统肿瘤的治疗效果和预后有十分重要的意义。因此,控制造血系统肿瘤患者肠道微生物的策略,如通过粪菌移植纠正肠道微生态失衡,精准杀灭肠道致病菌等,恢复血液肿瘤患者肠道微生物群多样性,有可能成为血液肿瘤重要的治疗方法。随着宏基因组学、转录组学、蛋白质组学、代谢组学等技术的不断革新,关于造血系统肿瘤患者微生态的研究必将从量变到质变,从更多维度、更深层次揭示造血系统肿瘤患者微生态结构和功能。多组学技术的发展大大加快了造血系统肿瘤相关的临床转化研究的进展。饮食调整、微生态调节剂的补充、肠道微生态环境的重建等微生态干预措施为造血系统肿瘤的预防和治疗提供了新的靶点和途径。

▶▶ 参考文献

[1] Poitout-Belissent F, Vitsky A, Smith M A, et al. Methodologies and emerging technologies for the evaluation of the hematopoietic system[J]. Toxicol Pathol, 2022, 50(7): 867-870.

[2] Cazzola M. Introduction to a review series: the 2016 revision of the WHO classification of tumors of hematopoietic and lymphoid tissues[J]. Blood, 2016, 127(20): 2361-2364.

[3] Lu D, Huang Y, Kong Y, et al. Gut microecology: why our microbes could be key to our health[J]. Biomed Pharmacother, 2020, 131: 110784.

[4] Yu V W, Scadden D T. Hematopoietic stem cell and its bone marrow niche[J]. Curr Top Dev Biol, 2016, 118: 21-44.

[5] Arber D A, Orazi A, Hasserjian R, et al. The 2016 revision to the World Health Organization classification of myeloid neoplasms and acute leukemia[J]. Blood, 2016, 127(20): 2391-2405.

[6] Tseng Y D, Ng A K. Hematologic malignancies[J]. Hematol Oncol Clin North Am, 2020, 34(1): 127-142.

[7] Auberger P, Tamburini-Bonnefoy J, Puissant A. Drug resistance in hematological malignancies[J]. Int J Mol Sci, 2020, 21(17): 6091.

[8] Chen X, Song E. The theory of tumor ecosystem[J]. Cancer Commun (Lond), 2022, 42(7): 587-608.

[9] Koos B, Kamali-Moghaddam M, David L, et al. Next-generation pathology—surveillance of tumor microecology[J]. J Mol Biol, 2015, 427(11): 2013-2022.

[10] Blaser M J. Antibiotic use and its consequences for the normal microbiome[J]. Science, 2016, 352(6285): 544-545.

[11] Goodrich J K, Waters J L, Poole A C, et al. Human genetics shape the gut

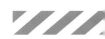

microbiome[J]. Cell,2014,159(4):789-799.

[12] Josefsdottir K S,Baldridge M T,Kadmon C S,et al. Antibiotics impair murine hematopoiesis by depleting the intestinal microbiota[J]. Blood,2017,129(6): 729-739.

[13] Iwamura C,Bouladoux N,Belkaid Y,et al. Sensing of the microbiota by NOD1 in mesenchymal stromal cells regulates murine hematopoiesis[J]. Blood,2017, 129(2):171-176.

[14] Zmora N, Zilberman-Schapira G, Suez J, et al. Personalized gut mucosal colonization resistance to empiric probiotics is associated with unique host and microbiome features[J]. Cell,2018,174(6):1388-1405. e21.

[15] Zhao P,Gao Q,He Q,et al. Prevalence and clinical outcomes of hepatitis B virus infection in patients with aplastic anemia[J]. Int J Hematol,2017,106(4):484-489.

[16] Shah S,Qin S,Luo Y,et al. AIM2 inhibits BRAF-mutant colorectal cancer growth in a caspase-1-dependent manner[J]. Front Cell Dev Biol,2021,9: 588278.

[17] Uchida E,Suwa S,Yoshimoto R,et al. TOPK is regulated by PP2A and BCR/ABL in leukemia and enhances cell proliferation[J]. Int J Oncol,2019,54(5): 1785-1796.

[18] Stedtfeld R D,Chai B,Crawford R B,et al. Modulatory influence of segmented filamentous bacteria on transcriptomic response of gnotobiotic mice exposed to TCDD[J]. Front Microbiol,2017,8 (7):1708.

[19] Nursal A F,Pehlivan M,Sahin H H,et al. The associations of IL-6,IFN-γ, TNF-α,IL-10, and TGF-β1 functional variants with acute myeloid leukemiain Turkish patients[J]. Genet Test Mol Biomarkers,2016,20(9):544-551.

[20] Bindels L B,Neyrinck A M,Claus S P,et al. Synbiotic approach restores intestinal homeostasis and prolongs survival in leukaemic mice with cachexia [J]. ISME J,2016,10(6):1456-1470.

[21] Greaves M. A causal mechanism for childhood acute lymphoblastic leukaemia [J]. Nat Rev Cancer,2018,18(8):471-484.

[22] Marcotte E L,Thomopoulos T P,Infante-Rivard C,et al. Caesarean delivery and risk of childhood leukaemia:a pooled analysis from the Childhood Leukemia International Consortium (CLIC)[J]. Lancet Haematol,2016,3(4):e176-e185.

[23] Chua L L,Rajasuriar R,Azanan M S,et al. Reduced microbial diversity in adult survivors of childhood acute lymphoblastic leukemia and microbial associations with increased immune activation[J]. Microbiome,2017,5(1):35.

[24] Sivan A,Corrales L,Hubert N,et al. Commensal bifidobacterium promotes antitumor immunity and facilitates anti-PD-L1 efficacy[J]. Science,2015,350 (6264):1084-1089.

[25] Hakim H,Dallas R,Wolf J,et al. Gut microbiome composition predicts infection risk during chemotherapy in children with acute lymphoblastic leukemia[J]. Clin Infect Dis,2018,67(4):541-548.

[26] Galloway-Peña J R,Smith D P,Sahasrabhojane P,et al. Characterization of oral and gut microbiome temporal variability in hospitalized cancer patients[J]. Genome Med,2017,9(1):21.

[27] Zhou B L,Xia X Y,Wang P Q,et al. Induction and amelioration of methotrexate-induced gastrointestinal toxicity are related to immune response and gut microbiota[J]. EbioMedicine,2018,33(33):122-123.

[28] Yuan L,Wang W,Zhang W,et al. Gut microbiota in untreated diffuse large B cell lymphoma patients[J]. Front Microbiol,2021,12:646361.

[29] Jian X,Zhu Y,Ouyang J,et al. Alterations of gut microbiome accelerate multiple myeloma progression by increasing the relative abundances of nitrogen-recycling bacteria[J]. Microbiome,2020,8(1):74.

[30] Ge Q F,Wang Y,Zhu H L,et al. Gastrointestinal bleeding secondary to high-dose melphalan pretreatment in patients with multiple myeloma was associated with the mode of melphalan administration [J]. Evid Based Complement

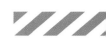

Alternat Med,2022,2022:2088217.

［31］ 韦丽娅,郭智.肠道微生物群与血液肿瘤[J].国际肿瘤学杂志,2021,48(7):445-448.

［32］ 元力,周道斌.肠道微生态在血液肿瘤发生发展中的作用研究进展[J].中国微生态学杂志,2022,34(5):599-603.

（卢博　许晓军）

第八章

肠道微生态与肿瘤相关性

肠道微生态是人体最庞大、最重要的微生态系统,是激活和维持肠道生理功能的关键因素。越来越多的研究关注肠道微生物对人体内各个组织器官的影响,以及与各种疾病之间的关系,并逐渐向临床转化。利用粪菌移植(fecal microbiota transplants,FMT)、肠道微生态调节剂、基因工程细菌等微生态治疗策略治疗艰难梭菌感染、炎症性肠病(inflammatory bowel disease,IBD)、移植物抗宿主病(graft versus host disease,GVHD)等较传统方法有更好的疗效。肠道微生物参与肿瘤的发生、进展以及治疗反应及其毒性副作用。随着肠道微生态与肿瘤相关研究的不断深入,在二代测序(NGS)、生物信息学等方法和技术推动下,肠道微生态研究开启了新的篇章。肠道微生态维持宿主免疫系统功能,在抗肿瘤药物治疗过程中发挥关键作用。

第一节　肠道微生态与肿瘤发生、发展的相关机制

1. 概况

肠道微生态与恶性肿瘤发生、发展密切相关,肿瘤患者普遍存在肠道微生物丰度、多样性和组成特征改变,其中,肠道微生态诱导结直肠癌(colorectal cancer,CRC)发生

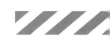

中的作用和机制的相关研究较为深入。CRC 发生是由食物成分或饮食引起肠道微生物组成逐步紊乱,加上癌基因或抑癌基因的遗传改变所致。CRC 患者肠道菌群组成特征发生显著改变。与对照组健康人群相比,厚壁菌门菌数减少,拟杆菌门菌数增加。聚酮合酶阳性大肠杆菌、脆弱拟杆菌(enterotoxigenic bacteroides fragilis,ETBF)和具核梭杆菌等特定菌群常在 CRC 组织内富集。此外,在肝癌、胆管细胞癌、胰腺癌等消化道肿瘤及乳腺癌等远离消化道肿瘤患者中都普遍存在肠道菌群失调现象。

2.肠道微生物通过损伤黏膜上皮 DNA 促进肿瘤发生、发展

肠道微生物可产生活性氧(reactive oxygen species,ROS)等,激活促肿瘤生长信号通路,诱导基因甲基化,直接或间接损伤细胞 DNA 稳定性,促进肿瘤发生、发展。这些具有致突变、促癌作用的活性物质常被称为基因毒素。研究证实大多数 CRC 患者存在肿瘤抑制基因 APC 突变,通过调控 β-catenin 水平调节 Wnt 信号通路,进而调节慢性炎症、细胞周期和增殖过程。对家族性腺瘤性息肉病(familial adenomatous polyposis,FAP)患者的研究显示,携带聚酮合成酶基因岛的大肠杆菌和脆弱拟杆菌产生肠毒素(enterotoxigenic bacteroides fragilis,ETBF)可诱发上皮细胞 DNA 损伤,激活 Wnt 信号通路,对遗传性 CRC 的发生、发展起关键作用。

3.肠道微生态通过诱导免疫抑制促进肿瘤发生、发展

恶性肿瘤发生与慢性炎症有关,并受到宿主免疫系统的严密监视,肠道微生态可能通过诱导肠黏膜局部和全身炎症,促进抑制性免疫微环境形成,促进肿瘤细胞发生免疫逃逸,诱导肿瘤发生。有研究显示肠道微生态影响肠道固有层免疫细胞浸润,尤其是 Treg 细胞和 Th17 细胞。应用炎症相关肿瘤模型研究肠道微生物群落对不同的小鼠模型肿瘤易感性的差异,结果显示,肠道微生态失衡小鼠结肠肿瘤易感性增加,伴有肿瘤内耗竭性 $CD8^+$ T 细胞浸润增加。肠道微生物异常生长过度刺激 $CD8^+$ T 细胞增殖、活化,促进慢性炎症和 T 细胞耗竭,诱导抑制性免疫微环境形成,增加肿瘤易感性。这说明适应性免疫在肠道微生物调节肿瘤易感性中有重要作用,肠道微生态对肿瘤发生而言可能是"双刃剑",T 细胞耗竭是其潜在的重要机制。

第二节　肠道微生态与肿瘤放射治疗

放射治疗作用的主要靶点为双链 DNA 分子,可直接作用于 DNA 双链造成损伤,也可通过电离辐射诱导细胞内水分子解离产生 ROS 等方式间接诱导 DNA 损伤。放射线除可直接影响微生物存活外,也可通过造成正常黏膜上皮的变化等间接方式影响微生物的寄生环境,造成微生态变化。而微生态的变化可能反过来影响放射治疗的效果和放射治疗副作用的发生、发展。

1. 放射治疗改变肠道微生物组成结构特征

成人肠道菌群构成相似且相对稳定,放射治疗可使肠道微生物群发生显著改变,改变程度存在明显个体差异。有研究通过细菌 16S rRNA 基因的高通量测序,分析接受辐射小鼠肠道微生物变化,探讨电离辐射对大、小肠菌群组成的影响。结果显示辐射引起肠道细菌组成在属水平上的显著改变,只是不同位置消化道变化程度存在差异。通过队列研究观察盆腔照射后肿瘤患者粪便中菌群多样性变化时,16S rRNA 基因测序分析显示发生腹泻的肿瘤患者的微生物多样性呈现出一个渐进的变化,放射治疗后微生物相似度指数明显下降,而在无腹泻肿瘤患者和健康志愿者中,微生物多样性相对较为稳定。更为重要的是,研究者发现放射治疗后对腹泻的敏感性可能与初始肠道微生物定植位置不同有关。

2. 肠道微生态对放射治疗诱导肿瘤特异性免疫反应有重要调节作用

临床前和临床研究均已证实,放射治疗尤其是立体定向消融放射治疗(stereotactic body radiation therapy,SBRT)可诱导肿瘤特异性免疫反应,产生远隔效应,显著改善肿瘤患者疗效,延长生存期。Paulos 等首次报道肠道微生态在放射治疗诱导全身免疫反应中的作用和影响。他们发现肠道微生物可改善淋巴细胞清除或基因缺陷的荷瘤

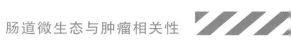

小鼠对特异性 CD8$^+$ T 细胞过继治疗的抗肿瘤活性。肠道微生物这种增强免疫系统攻击肿瘤的能力,可能与脂多糖的释放激活 CD14/TLR-4 信号通路、诱导炎症反应、激活 DC 细胞和特异性 T 细胞有关。TLR4 激动剂可用于改善过继 T 细胞免疫治疗反应。显然,调节肠道微生物对优化肿瘤放射、免疫联合治疗策略有重要的临床意义。

3. 靶向肠道微生态策略减少放射性肠损伤

　　尽管放射治疗技术对肿瘤周围正常组织的保护作用不断改善,放射性损伤(radiation injury,RI)仍然是限制放射治疗应用、影响放射治疗效果的重要因素。其中,增殖活跃、更新频繁的肠道黏膜上皮细胞对射线尤其敏感,是仅次于骨髓易发生辐射损伤的组织。少部分患者出现严重放射性肠损伤(radioactive enteritis,RE)甚至危及生命。同时,射线使肠道黏膜损伤、黏膜屏障被破坏、肠黏膜供血不足等,常导致肠道微生态失衡、致病性肠道菌群增殖、肠道菌群移位等,进一步加重放射性肠损伤。目前,谷氨酰胺、抗生素、粒细胞-巨噬细胞集落刺激因子、硫糖铝等药物治疗放射性肠炎的效果无显著改善。有限临床数据显示自由基清除剂氨磷汀对头颈部、肺和盆腔的放射性黏膜炎有预防作用,可减少放射性黏膜炎发生。鉴于肠道菌群在维持肠道微生态平衡和完整性方面起着重要作用,靶向肠道微生态策略对减少放射性肠损伤发生、有效管理放射性肠损伤有潜在的应用前景。

第三节　肠道微生态治疗在放射损伤中的应用

　　针对肠道微生态的治疗可改善放射性肠损伤,如益生菌是一类活菌制剂,可通过与肠上皮发生直接或间接的作用改善肠道微生态,进而调节肠黏膜屏障,促进宿主细胞抗氧化作用,改善放射性肠损伤。使用益生菌防护放射治疗引起的放射性肠损伤是一种安全有效的方法。益生元是食物中一种不被消化或难以被消化的寡糖类,其可以被肠道细菌发酵,也可以选择性刺激肠内细菌的增殖,与肠道菌群协同维护宿主的健康。益生元化学性质稳定,具有抗胃酸、抗消化酶类且不能被肠道吸收的优点,可以在肠道内稳定发挥作用。

FMT 指将健康人粪便中的功能菌群移植到患者胃肠道内,重建新的肠道菌群,以实现肠道及肠道外疾病的治疗。该方法已在治疗艰难梭菌感染、溃疡性结肠炎、克罗恩病方面取得了不俗的进展。对于该方法是否可用于肠道放射性肠损伤尚处在探索阶段。在放射损伤动物模型中,研究者通过高通量测序发现雄性与雌性小鼠的胃肠道细菌群落的组成不同,并与对放射性毒性的敏感度有关,粪菌移植可提高照射后雄性和雌性小鼠的生存率,增加外周血白细胞计数并改善胃肠道功能和肠上皮完整性。实验中可观察到 FMT 促进了血管新生,提示 FMT 有作为慢性放射损伤治疗方案的潜能。

第四节　肠道微生态与肿瘤免疫治疗

肠道是机体重要的免疫应答场所,具有巨大的免疫潜能,可以有效地抵抗病原体毒素及其代谢物的入侵。肠道微生物及其代谢产物对肠道和全身免疫系统有重要调节作用。肠道微生态失衡、特定代谢产物变化导致肠道和全身免疫系统紊乱,进而影响肿瘤组织微环境,是形成抑制性肿瘤微环境的重要机制。同时,特定肠道微生态及其代谢产物显著影响肿瘤免疫治疗反应及免疫相关不良反应(immune related adverse effect,irAE)。基于肠道微生态的策略为提升肿瘤免疫治疗低应答率提供了新的思路和线索。免疫治疗这种低应答率的原因和机制仍不清楚,潜在的机制包括肿瘤低频突变、肿瘤异质性、抑制性肿瘤微环境形成等。肿瘤免疫治疗反应及 irAE 受肠道微生态多样性和组成特征影响。肠道微生物失衡,影响肿瘤免疫治疗反应,增加 irAE 风险。精准操纵肠道微生物既可改善免疫治疗反应,又可有效管理 irAE。

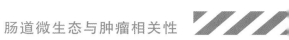

1.抗肿瘤免疫治疗依赖于肠道微生态多样性组成特征

过继细胞治疗(adoptive cell therapy,ACT)、使用免疫检查点抑制剂(immune checkpoint inhibitor,ICI)等免疫治疗策略受到广泛关注和深入研究,并逐步应用于血液系统肿瘤、实体肿瘤临床实践,显著延长患者生存期。用于过继治疗的免疫细胞主要包括肿瘤浸润淋巴细胞(tumor infiltrating lymphocyte,TIL)、树突状细胞(dendritic cell,DC)、自然杀伤(natural killer,NK)细胞、嵌合抗原受体 T(chimeric antigen receptor T,CAR-T)细胞等。CAR-T 细胞治疗是近年来发展最为迅速的 ACT 策略。CAR-T 细胞可克服肿瘤局部抑制性微环境,对肿瘤的杀伤作用不受主要组织相容性复合体(major histocompatibility complex,MHC)限制,在难治性 B 细胞白血病/淋巴瘤等血液肿瘤治疗方面取得显著效果,长期反应仍需要更多观察。由于缺乏特异性肿瘤抗原、肿瘤异质性、抑制性微环境等原因,CAR-T 细胞治疗实体肿瘤收效甚微。目前,肠道微生物在调节 CAR-T 细胞抗肿瘤反应中的作用尚不清楚。

2.肠道微生物对 ICI 治疗的影响

肿瘤细胞多种免疫"刹车"分子信号通路表达水平上调,是肿瘤发生免疫逃逸的重要机制。基于 ICI 的免疫治疗策略,通过阻断共抑制信号通路、恢复 T 细胞功能,增强 T 细胞介导的免疫杀伤效应,显著改善血液肿瘤及实体肿瘤患者的生存情况。最常见的 ICI 药物是针对细胞毒性 T 淋巴细胞相关抗原 4(cytotoxic tlymphocyte-associated protein-4,CTLA-4)、细胞程序性死亡受体 1(programmed death-1,PD-1)及其配体(programmed death-ligand 1,PD-L1)的单克隆抗体。然而,肿瘤异质性和免疫调节机制的复杂性固化了这种新治疗策略的低应答特性,使得 ICI 不可避免出现原发和继发耐药。探索新的生物标志物、优化免疫联合治疗是提升 ICI 反应性的重要途径。研究证实,肠道微生态菌群可以调节 ICI 抗肿瘤效应。Wargo 等应用 16S rRNA 测序和全基因组测序观察接受抗 PD-1 免疫治疗恶性黑色素瘤患者的粪便样品和口腔拭子。结果发现,肠道梭菌、瘤胃球菌促进杀伤性 CD8+T 细胞肿瘤内浸润,PD-1 抗体治疗反应性高。相反,拟杆菌促进肿瘤微环境内 Treg 细胞、髓源性抑制细胞浸润,抑制免疫治疗反应。通过进一步观察 FMT 策略发现,移植抗 PD-1 治疗反应患者的粪便微生物的荷瘤小鼠免疫细胞浸润显著增加,接受 ICI 治疗后肿瘤生长得到有效控制。肠道微生物影响 ICI 治疗反应,但相关机制待阐明。免疫相关性结肠炎发生率较低,这种差异是否与肠道微生物的不同有关尚不清楚。综上所述,研究进一步佐证了特定肠道菌群对肿瘤微环境的重要调节作用及对免疫治疗反应的影响。同时也表明,精准操纵特定肠道微生态组成特征可改善免疫治疗反应的可行性。这为优化肿瘤免疫治疗提供了新的思路。

3. 抗生素通过干扰肠道微生物组成结构影响 ICI 治疗

抗生素应用可无差别抑制、清除人体微生态系统的致病菌和有益菌,长时间应用会导致肠道菌群失调、共生菌落多样性和丰度显著减少、致病性病原微生物增加,影响微生态功能。有研究显示肠道菌群的完整性影响各种抗肿瘤治疗效果。广谱抗生素应用导致肠道菌群失调,干扰患者肠道黏膜局部和系统免疫功能,显著降低 ICI 的疗效。临床研究也证实在免疫治疗前或免疫治疗期间,使用过广谱抗生素的患者,疾病控制率明显降低,生存时间明显减少。在这项纳入 360 名使用 ICI 的 RCC(肾细胞癌)、NSCLC(非小细胞肺癌)患者的临床试验中,有近 13% 的 RCC 患者、20% NSCLC 患者在接受免疫药物治疗前 30 天内使用过 β-内酰胺类或喹诺酮类广谱抗生素。结果发现,无论是 RCC 或 NSCLC,未接受过抗生素治疗的患者中位 OS 显著延长。尽管如此,抗生素应用对 ICI 治疗的影响存在争论。

总之,从肿瘤筛查到诊断的各个阶段,平衡肠道菌群都可能会改善患者生存质量。关于微生物组特征、微生物、微生物代谢产物作用于宿主免疫系统潜在机制的研究,迫切需要标准化的菌群多组学研究。识别菌群关键代谢标志物和通路是研究方向,代谢组学可能会在未来几年于肿瘤与微生态研究中发挥更大的作用。肠道微生态与肿瘤以及宿主免疫存在复杂的相互作用,每一种肿瘤本身就是一种不断进化的与邻近肿瘤发生相互作用的生态系统,细胞、基质细胞和肿瘤微环境相互作用。通过人体微生物采样、宏基因组测序和生物信息学等确定预测性微生物生物特征并进行干预,将使肿瘤患者获得临床益处。虽然目前大多数研究正在阐明肠道微生态对肿瘤发生、发展及治疗的影响,需要我们进一步认识肠道微生态与肿瘤相关性,但是很明显,肿瘤与微生态学科才刚刚开始。

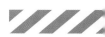

参考文献

[1] 朱宝利.人体微生物组研究[J].微生物学报,2018,58(11):1881-1883.

[2] 中国抗癌协会肿瘤与微生态专业委员会.肠道微生态与造血干细胞移植相关性中国专家共识[J].国际肿瘤学杂志,2021,48(3):129-135.

[3] Khoruts A,Staley C,Sadowsky M J. Faecal microbiota transplantation for Clostridioides difficile:mechanisms and pharmacology[J]. Nat Rev Gastroenterol Hepatol,2021,18(1):67-80.

[4] 安江宏,钱莘,骆璞,等.肠道微生态与肿瘤的诊断和治疗[J].国际肿瘤学杂志,2021,48(7):436-440.

[5] Pleguezuelos-Manzano C,Puschhof J,Rosendahl Huber A,et al. Mutational signature in colorectal cancer caused by genotoxic pks+E. coli[J]. Nature,2020,580(7802):269-273.

[6] Dejea C M,Fathi P,Craig J M,et al. Patients with familial adenomatous polyposis harbor colonic biofilms containing tumorigenic bacteria[J]. Science,2018,359(6375):592-597.

[7] Chung L,Thiele Orberg E,Geis A L,et al. Bacteroides fragilis toxin coordinates a pro-carcinogenic inflammatory cascade via targeting of colonic epithelial cells[J]. Cell Host Microbe,2018,23(2):203-214. e5.

[8] Hang S,Paik D,Yao L,et al. Bile acid metabolites control Th17 and Treg cell differentiation[J]. Nature,2019,576(7785):143-148.

[9] Yu A I,Zhao L,Eaton K A,et al. Gut microbiota modulate CD8 T cell responses to influence colitis-associated tumorigenesis[J]. Cell Rep,2020,31(1):107471.

[10] Loman B R,Jordan K R,Haynes B,et al. Chemotherapy-induced neuroinflammation is associated with disrupted colonic and bacterial homeostasis in female mice[J]. Sci Rep,2019,9(1):16490.

[11] Panebianco C,Andriulli A,Pazienza V. Pharmacomicrobiomics:exploiting the drug-microbiota interactions in anticancer therapies[J]. Microbiome,2018,6(1):92.

[12] Guthrie L,Gupta S,Daily J,et al. Human microbiome signatures of differential

colorectal cancer drug metabolism[J]. NPJ Biofilms Microbiomes,2017,3:27.

[13] Daillère R,Vétizou M,Waldschmitt N,et al. Enterococcus hirae and barnesiella intestinihominis facilitate cyclophosphamide-induced therapeutic immunomodulatory effects[J]. Immunity,2016,45(4):931-943.

[14] Cui M,Xiao H,Li Y,et al. Faecal microbiota transplantation protects against radiation-induced toxicity[J]. EMBO Mol Med,2017,9(4):448-461.

[15] Routy B,Le Chatelier E,Derosa L,et al. Gut microbiome influences efficacy of PD-1-based immunotherapy against epithelial tumors[J]. Science,2018,359(6371):91-97.

[16] Pitt J M,Vétizou M,Daillère R,et al. Resistance mechanisms to immune-checkpoint blockade in cancer:tumor-intrinsic and-extrinsic factors[J]. Immunity,2016,44(6):1255-1269.

[17] Brandi G,Frega G. Microbiota:overview and implication in immunotherapy-based cancer treatments[J]. Int J Mol Sci,2019,20(11):2699.

[18] Gopalakrishnan V,Spencer C N,Nezi L,et al. Gut microbiome modulates response to anti-PD-1 immunotherapy in melanoma patients[J]. Science,2018,359(6371):97-103.

[19] 韦丽娅,郭智.肠道微生物群与血液肿瘤[J].国际肿瘤学杂志,2021,48(7):445-448.

[20] Chalabi M,Cardona A,Nagarkar D R,et al. Efficacy of chemotherapy and atezolizumab in patients with non-small-cell lung cancer receiving antibiotics and proton pump inhibitors:pooled post hoc analyses of the OAK and POPLAR trials[J]. Ann Oncol,2020,31(4):525-531.

[21] Derosa L,Hellmann M D,Spaziano M,et al. Negative association of antibiotics on clinical activity of immune checkpoint inhibitors in patients with advanced renal cell and non-small-cell lung cancer[J]. Ann Oncol,2018,29(6):1437-1444.

（郭智　王钧　王强）

第九章
肿瘤化疗与肠道微生态

化疗在抗肿瘤治疗中处于基石地位,常用的化疗药物包括烷化剂、生物碱类、抗肿瘤类抗生素、激素、抗代谢药物等。对于实体肿瘤而言,术前的新辅助化疗能够降低肿瘤负荷,清除微小转移灶,增加手术成功切除的概率;术后的巩固化疗可以杀灭体内残存的癌细胞,使得侵袭性的恶性肿瘤有相当的比例得以治愈。对于血液系统的恶性肿瘤和一些特殊类型的实体瘤,单纯化疗,或以化疗辅以免疫和靶向治疗,可以取得较好的疗效,如淋巴瘤、白血病、精原细胞瘤、绒癌等。

人体和与人体共生的微生物群落构成了人体微生态系统,与人体的代谢和免疫息息相关,也在肿瘤的发生、发展和治疗过程中发挥重要的作用。微生态包括肠道、呼吸道、皮肤、口腔等部位微生态,其中最重要、最复杂的微生态系统是肠道微生态。根据宏基因组学预测,肠道微生物组中包含的基因种类,大约是人类基因的 150 倍。肠道微生态在激活和维持肠道的生理功能中必不可少,肠道微生态失衡会引起慢性腹泻、胃肠道感染等疾病。

化疗不仅对肿瘤有细胞毒作用,也会影响机体的神经活动和免疫功能,改变微生态的组成特征和多样性。同时,化疗与微生态的作用是相互的,微生态的变化和组成影响化疗对肿瘤的疗效以及化疗药物的毒性反应,微生态的某些特征能够预测肿瘤对部分化疗药物的反应。根据化疗和肠道微生态的密切联系,针对菌群的调节治疗已成为辅助化疗的重要靶点。

第一节　化疗对肠道微生态的影响

肠道微生态是由肠道内细菌、真菌和病毒及其所生活的环境组成的复杂生态系统。化疗药物除了作用于肿瘤细胞外,还对肠道菌群和消化道黏膜上皮细胞等发挥毒性作用。消化道黏膜属于增生活跃的组织,部分化疗药物(如氟尿嘧啶等),对消化道黏膜的损伤作用非常明显。黏膜损伤后,一部分肠道的定植菌群失去附着位点,部分细菌及其产物(内毒素等)进入体内循环后会激发全身免疫反应,进而导致菌群结构的变化。多项研究表明,化疗可导致肠道菌群多样性下降,菌群比例失调;尤其使益生菌比例下降,机会致病菌比例上升,引起肠道功能失衡,进而导致肠道炎症和感染等。

在一项针对接受化疗的急性髓系白血病患儿的粪便样本的研究中,肠道菌群的总量和多样性显著下降,其中拟杆菌、梭状芽孢杆菌、双歧杆菌等厌氧菌属显著减少,而致病性肠球菌的数量显著增加。在大鼠实验中,对 5-氟尿嘧啶处理后的大鼠进行肠道菌群检测后发现,空肠中梭状芽孢杆菌、乳酸杆菌和链球菌的数量减少,埃希氏菌的比例上升;同时还可以观察到空肠的杯状细胞数量减少,而空化的杯状细胞数量增加,肠道黏蛋白分泌减少,肠道表面的黏液屏障被损伤。在 8 例接受造血干细胞移植前桥接化疗的淋巴瘤患者的肠道菌群分析中,也观察到了相似的结果,即化疗后双歧杆菌、乳酸菌和柔嫩梭菌等益生菌减少,而大肠杆菌等条件致病菌数量增加。在应用大剂量甲氨蝶呤处理的大鼠中,肠道菌群的总量和多样性显著减少,厌氧菌和链球菌的减少最为显著,其中肠道菌群的减少与腹泻和肠绒毛的缩短程度相关。这表明甲氨蝶呤诱发黏膜炎可能是损伤肠道菌群的关键步骤。伊立替康是一种拓扑异构酶Ⅰ的抑制剂,干扰 DNA 合成,用于胰腺癌和结肠癌的治疗。伊立替康化疗后粪便菌群分析显示,肠杆菌和梭状芽孢杆菌数量增加,乳酸菌、双歧杆菌和拟杆菌属的数量减少。值得一提的是,肠道菌群的这些变化与黏膜损伤或炎症相关的其他疾病中观察到的变化相类似,提示其可能是化疗诱导组织损伤所致。口服谷氨酰胺降低伊立替康的毒性可部分缓解肠道微生态的这种变化。

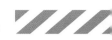

　　与其他脏器相比，胃肠道暴露于更多的微生物环境中，肠道免疫系统和微生物菌群之间逐渐达成一种平衡状态，使得肠道菌群既可以促进肠道免疫系统应答而发挥抗菌作用，也能诱导形成免疫耐受和抑制免疫反应，避免过度炎症反应造成肠黏膜损伤。正常情况下，乳酸菌和双歧杆菌可以通过黏附、嵌合等方式，定植于肠道上皮表面形成膜样结构，抑制致病菌黏附和增殖，并且能够通过合成分泌乳酸、短链脂肪酸、醋酸等酸性物质，调节肠道环境，抑制革兰阴性菌的生长。化疗在杀伤肿瘤的同时，也会在肠道内产生活性氧自由基等细胞毒性物质，影响肠道微生态，损伤正常菌群。化疗还会通过抑制 DNA 复制等细胞毒作用直接损伤肠黏膜上皮细胞(IEC)，导致肠道菌群失去附着位点，削弱正常菌群的微生物拮抗作用和抗炎作用。

　　肠道微生态与机体的免疫反应是双向的。一方面，肠道定植菌群会刺激免疫系统产生杀菌肽和分泌型 IgA，参与固有免疫反应；还能够与黏膜中巨噬细胞 Toll 样受体结合，激活巨噬细胞向经典活化巨噬细胞(1 型巨噬细胞)转化，分泌 IFN、IL-1 等炎性因子，促进固有免疫应答。另一方面，定植菌群也可以在肠道黏液屏障中繁殖，最大限度避免宿主免疫系统杀伤。细菌的脂多糖(LPS)持续暴露于 Toll 样受体，从而使 Toll 样受体的下游级联信号发生脱敏。脆弱杆菌属的包膜多糖 A(PSA)能够使 T 细胞向调节性 T 细胞分化并且促进后者分泌 IL-10，减弱抗炎免疫应答，促进肠道组织修复。化疗药物可诱导机体产生 ROS，并且激活 NF-κβ 通路，增加炎症因子的释放，如 TNF-α、IL-6，肠道上皮的杯状细胞快速释放黏蛋白，使肠道菌群失去附着位点，且更频繁地与 Toll 样受体结合，从而使原有的平衡被打破，增强局部的炎症反应，进一步损伤肠道黏膜和破坏微生态。

第二节　肠道微生态对化疗效果的影响

　　化疗可以作用于肠道微生态，肠道微生态也能反过来影响化疗的效果，包括抗肿瘤的正效应和毒副作用。目前认为，肠道微生态主要从免疫调节和药物代谢转化两方面影响化疗的效果。化疗药物的效应和机体的抗肿瘤免疫反应密切相关。对弥漫大B细胞淋巴瘤的肿瘤微环境的分析显示,肿瘤微环境中缺乏免疫细胞浸润的亚型对化疗的反应率和缓解率更低,生存期更短。阿霉素类药物对肿瘤细胞发挥细胞毒作用后,还可以暴露肿瘤细胞表面抗原成分,树突状细胞摄取这些抗原后,向T细胞呈递,激发抗肿瘤免疫反应。肠道微生态对药物代谢的差异性是个体对药物反应差异性的重要原因,由肠道微生态产生的酶是其中的关键因素,其催化药物的代谢反应。这也与化疗后肠道微生态中菌群失调和多样性下降相关。比如γ变形菌可以生成胞苷脱氨酶,参与吉西他滨的代谢,使之失活,使用伊立替康化疗后共生菌群被重新激活,产生β-葡萄糖醛酸酶,诱导腹泻。

环磷酰胺(CTX)广泛用于白血病、淋巴瘤和乳腺癌等肿瘤化疗,CTX化疗后会造成肠黏膜损伤,使其通透性增加。在小鼠实验中,CTX造成部分革兰阳性细菌转移到肠系膜淋巴结和脾脏等淋巴器官中,诱导炎性免疫反应,使IL-17等细胞因子分泌增加,刺激T细胞分化为Th17细胞和记忆性Th1细胞,增强CTX抗肿瘤效应,而使用阿霉素时则没有观察到这种现象。在应用万古霉素和硫酸黏菌素处理小鼠后,肠道菌群的多样性和总量下降,Th17细胞增加,抗肿瘤效果也随之受到抑制。特定的肠道菌群,如海氏肠球菌也参与CTX的治疗。海氏肠球菌能够从小肠中转移到次级淋巴器官,诱导系统性Th17细胞参与免疫反应,还能使肿瘤微环境中浸润的细胞毒性CD8$^+$T细胞增加,CD4$^+$调节性T细胞显著减少,促进抗肿瘤效应。尽管作用机制不完全相同,但是上述肠道菌群都是通过促进免疫反应增强CTX的抗肿瘤作用。

肠道微生态也能影响奥沙利铂的疗效,但作用机制却并不与CTX相同。奥沙利铂是一种铂类化疗药物,应用奥沙利铂后,肠道的炎症反应显著增加,诱导肠道内髓细胞产生ROS,进而发挥其抗肿瘤活性。但是在抗生素处理后的小鼠中,应用奥沙利铂后并没有观察到ROS的生成增加,这减弱了其抗肿瘤效应。在结直肠癌患者中,肠道微生态的具核梭杆菌丰度增加,具核梭杆菌通过TLR固有免疫通路和特异性微RNA激活自噬通路,诱导结直肠癌对奥沙利铂耐药。

在结肠癌和胰腺癌患者中,肿瘤微环境中的γ变形菌通过产生胞苷脱氨酶使吉西他滨($2',2'$-二氟脱氧胞苷)代谢为其无活性形式$2',2'$-二氟脱氧尿苷,失去抗肿瘤活性。应用环丙沙星可以恢复吉西他滨的疗效。5-氟尿嘧啶(5-FU)可以干扰嘧啶类的

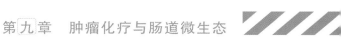

代谢,发挥抗肿瘤作用。而肠道微生态的变形菌属和厚壁菌属可以将 5-FU 代谢为活性降低的二氢氟尿嘧啶。该过程与机体 5-FU 代谢相似,降低 5-FU 抗肿瘤效应,并在结直肠癌患者的肠道微生态中普遍存在。体外试验表明,大肠杆菌可以通过释放维生素 B_6 和维生素 B_9,改变核苷酸的代谢途径来影响 5-FU 的抗肿瘤效果。而在体外的结肠癌模型中,分离微生态的植物乳杆菌的上清液,可以诱导肿瘤细胞凋亡和减少肿瘤干细胞来增加 5-FU 的细胞毒性。

针对晚期局部直肠癌(LARC)的研究发现 LARC 患者与健康人群的肠道微生态的构成和特征均存在显著差异。在接受新辅助放化疗的患者中,应答者和无应答者之间的肠道微生态也表现出了显著的差异。在应答者中,观察带产丁酸盐的菌群增加;而在无应答者中,微生态中科氏杆菌和梭杆菌增加。这表面肠道微生态不仅可以影响化疗反应,也能作为预测化疗效果的生物标志物。抗生素的使用可以干扰和破坏肠道微生态,进而影响化疗的疗效。在顺铂治疗肺癌小鼠模型中,应用抗生素组的生存率明显降低,而联合乳酸杆菌治疗则可以提高生存率。这表明抗生素杀灭肠道共生菌群,抑制了化疗的抗肿瘤反应。在实际的临床环境中,在接受革兰阳性球菌抗生素治疗的慢性淋巴细胞白血病患者中,对氟达拉滨和环磷酰胺的反应率低于未使用抗生素组,总生存期短于未使用抗生素组,且疾病的进展明显提前。而在接受环磷酰胺和顺铂治疗的复发淋巴瘤患者中,应用抗生素造成了反应率下降和无进展生存期减少。抗生素的使用并不绝对意味着更差的预后,如上文所提到的,环丙沙星能够增强吉西他滨的抗肿瘤效果。

第三节　肠道微生态对化疗毒副反应的影响

肠道微生态不仅能够影响化疗的抗肿瘤效应,也能影响化疗的毒副反应。肠道菌群可以分泌特定的酶类参与化疗药物的代谢和转化。在应用伊立替康处理的小鼠模型中，化疗后肠道菌群产生的葡萄糖醛酸酶显著增加。该酶可以把伊立替康在胃肠道的代谢产物 7-乙基-10-羟基喜树碱葡萄糖醛酸(SN-38G)转化为 7-乙基-10-羟基喜树碱(SN-38)，SN-38 水平的升高会增加伊立替康对胃肠道的毒性，导致严重的腹泻和黏膜炎。而同时应用 β-葡萄糖醛酸酶抑制剂则可以防止上述症状发生。有意思的是，毒副反应固然影响患者的生活质量，但其出现和化疗的抗肿瘤效应之间没有必然的联系。在一项关于索拉非尼治疗晚期肝细胞癌患者的研究中，发生 2～3 级的腹泻与更长的总生存期相关。

除参与药物代谢外，肠道菌群在修复局部微生态方面也发挥重要的作用。阿霉素化疗可诱导空肠干细胞凋亡显著增加和严重的黏膜炎。小鼠实验表明，肠黏膜上皮细胞的凋亡并不依赖于肠道菌群，但肠道菌群对损伤后修复的启动和维持是必要的，包括分裂细胞的增殖和隐窝的增生。调控微生物网络，改变肠道菌群是减轻化疗药物毒副作用的一个理想的靶点。小鼠实验表明，5-FU 联合双歧杆菌治疗可显著降低肠道黏膜炎的严重程度和减少炎症反应，对化疗后的菌群失调也有一定的抑制作用。短乳杆菌 CD2 含片可显著降低大剂量放化疗后严重口腔黏膜炎的发生率。增加高纤维素饮食和益生元的摄入能够促进肠道微生态中短链脂肪酸生成，进而促进双歧杆菌和乳酸杆菌的生长和活性，促进肠道黏膜修复，改善化疗后肠道黏膜炎症。

肠道微生态不仅能够参与局部反应，还可以通过分泌某些特定的细胞因子和神经递质，向中枢神经系统传递信息，影响中枢内环境的稳态和神经活动。在接受奥沙利铂处理的小鼠中，无菌小鼠和应用抗生素小鼠与正常小鼠相比，对痛觉的敏感程度减轻。有关的反应是通过细菌表面的脂多糖和巨噬细胞的 Toll 样受体 4(TLR4)相互结合介导的。敲除掉 TLR4 基因后，小鼠的痛觉反应明显减轻。这表明，肠道微生态也能参与中枢神经系统活动的调节。在一项关于应用紫杉醇的小鼠的研究中，不仅观察到肠道菌群数量和多样性的改变，还观察到细菌内毒素释放入循环系统，血液中循环趋化因子 1(CXCL1)和中枢系统中炎症因子(IL-6、TNF-α 等)增加，进而导致宿主出现疲劳、记忆力下降等现象。这表明化疗后肠道菌群可以引起全身和中枢的炎症反应，进而对宿主的精神状态和行为产生影响。

总之，关于肠道微生态和疾病之间的联系一直是研究的热点内容。越来越多的证据表明，肠道微生态在肿瘤发生、发展和治疗等方面发挥着重要作用。针对微生态的

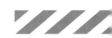

靶向治疗可作为传统肿瘤治疗的辅助手段,或标准治疗失败后的二线治疗方案。同时,调节肠道微生态不失为提高化疗效果、降低毒副反应的一种可行策略。关于益生菌、益生元、抗生素调节肠道微生态的研究和临床应用也日渐广泛。尽管肠道微生态的治疗前景广阔,但对于肠道微生物网络、肠道菌群和机体内环境的联系的认识和探索仍有待提高和加强。同时,实验室的小鼠肿瘤模型也和肿瘤患者的实际情况有着一定的差距,也许并不能够真实反映临床实践情况。所以,在临床转化前,仍需要更多的桥接研究。如果能够更深入地阐明化疗药物、肿瘤、微生态和机体之间相互作用的复杂网络,可能会为肿瘤患者的临床治疗和管理指明一个新方向。

▶▶ 参考文献

[1] Montassier E,Gastinne T,Vangay P,et al. Chemotherapy-driven dysbiosis in the intestinal microbiome[J]. Aliment Pharmacol Ther,2015,42(5):515-528.

[2] Montassier E,Batard E,Massart S,et al. 16S rRNA gene pyrosequencing reveals shift in patient faecal microbiota during high-dose chemotherapy as conditioning regimen for bone marrow transplantation[J]. Microb Ecol,2014,67(3):690-699.

[3] Fijlstra M,Ferdous M,Koning A M,et al. Substantial decreases in the number and diversity of microbiota during chemotherapy-induced gastrointestinal mucositis in a rat model[J]. Support Care Cancer,2015,23(6):1513-1522.

[4] Wright G W,Huang D W,Phelan J D,et al. A probabilistic classification tool for genetic subtypes of diffuse large B cell lymphoma with therapeutic implications [J]. Cancer Cell,2020,37(4):551-568.

[5] Zimmermann M,Zimmermann-Kogadeeva M,Wegmann R,et al. Mapping human microbiome drug metabolism by gut bacteria and their genes[J]. Nature,2019,570(7762):462-467.

[6] Geller L T,Barzily-Rokni M,Danino T,et al. Potential role of intratumor bacteria in mediating tumor resistance to the chemotherapeutic drug gemcitabine [J]. Science,2017,357(6356):1156-1160.

[7] Daillère R,Vétizou M,Waldschmitt N,et al. Enterococcus hirae and barnesiella

intestinihominis facilitate cyclophosphamide-induced therapeutic immunomodulatory effects[J]. Immunity,2016,45(4):931-943.

[8] Yu T C,Guo F F,Yu Y N,et al. Fusobacterium nucleatum promotes chemoresistance to colorectal cancer by modulating autophagy[J]. Cell,2017,170(3):548-563.e16.

[9] Spanogiannopoulos P,Kyaw T S,Guthrie B G H,et al. Host and gut bacteria share metabolic pathways for anti-cancer drug metabolism[J]. Nat Microbiol,2022,7(10):1605-1620.

[10] An J,Ha E M. Combination therapy of lactobacillus plantarum supernatant and 5-fluouracil increases chemosensitivity in colorectal cancer cells[J]. J Microbiol Biotechnol,2016,26(8):1490-1503.

[11] Yi Y,Shen L,Shi W,et al. Gut microbiome components predict response to neoadjuvant chemoradiotherapy in patients with locally advanced rectal cancer:a prospective,longitudinal study[J]. Clin Cancer Res,2021,27(5):1329-1340.

[12] Rigby R J,Carr J,Orgel K,et al. Intestinal bacteria are necessary for doxorubicin-induced intestinal damage but not for doxorubicin-induced apoptosis[J]. Gut Microbes,2016,7(5):414-423.

[13] Kato S,Hamouda N,Kano Y,et al. Probiotic bifidobacterium bifidum G9-1 attenuates 5-fluorouracil-induced intestinal mucositis in mice via suppression of dysbiosis-related secondary inflammatory responses[J]. Clin Exp Pharmacol Physiol,2017,44(10):1017-1025.

[14] Panebianco C,Andriulli A,Pazienza V. Pharmacomicrobiomics:exploiting the drug-microbiota interactions in anticancer therapies[J]. Microbiome,2018,6(1):92.

[15] Shen S,Lim G,You Z,et al. Gut microbiota is critical for the induction of chemotherapy-induced pain[J]. Nat Neurosci,2017,20(9):1213-1216.

[16] Loman B R,Jordan K R,Haynes B,et al. Chemotherapy-induced neuroinflammation is associated with disrupted colonic and bacterial

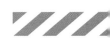

homeostasis in female mice[J]. Sci Rep,2019,9(1):16490.

[17] Rosshart S P,Vassallo B G,Angeletti D,et al. Wild mouse gut microbiota promotes host fitness and improves disease resistance[J]. Cell,2017,171(5):1015-1028. e13.

[18] Zitvogel L,Pitt J M,Daillère R,et al. Mouse models in oncoimmunology[J]. Nat Rev Cancer,2016,16(12):759-773.

[19] 郭智,王钧,王强. 肠道微生态与肿瘤[J]. 临床内科杂志,2022,39(8):568-570.

[20] 安江宏,钱莘,骆璞,等. 肠道微生态与肿瘤的诊断和治疗[J]. 国际肿瘤学杂志,2021,48(7):436-440.

（王承稷　王亮）

第十章
肿瘤免疫治疗与微生态

    通过改变微生态间接增强免疫原性以加强免疫治疗已成为肿瘤治疗的新方向。目前较为热门的免疫治疗有靶向 CTLA-4 和 PD-1/PD-L1 的免疫检查点抑制剂（ICI）治疗以及靶向 CD19 的 CAR-T 细胞形式的细胞疗法等。这些治疗方法的局限性在于只有少数接受治疗的患者对这些药物有反应，这少部分患者在后续又有一部分发生获得性耐药。动态的微生态环境会影响患者对免疫疗法的敏感性，而免疫治疗本身也常常会导致人体微生态的改变。因此微生态靶向疗法与 ICI 治疗或细胞疗法的合理组合将构成下一代基于免疫的肿瘤治疗方法。

    人体微生态会改变肿瘤微环境（tumor microenvironment，TME），肿瘤微环境是指肿瘤细胞存在的周围微环境，包括周围的血管、免疫细胞、成纤维细胞、骨髓源性炎症细胞、各种信号分子和细胞外基质。肿瘤和微环境密切相关，不断进行交互作用，肿瘤可以通过释放细胞信号分子影响其微环境，促进肿瘤的血管生成和诱导免疫耐受，而微环境中的免疫细胞可影响癌细胞生长和发育。肿瘤免疫环境的复杂性和多样性对于免疫治疗有着重要影响，证据表明患者对免疫治疗的敏感性和耐药性与肿瘤微环境密切相关。进一步分析和了解肿瘤免疫微环境将有助于免疫治疗反应性的改善。

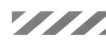

第一节　免疫治疗改变肿瘤微环境

根据组织芯片和免疫组化的数据分析有关肿瘤免疫浸润物特征,肿瘤免疫微环境的特点为细胞毒性淋巴细胞分布于肿瘤边缘或陷入纤维巢内。大多与各种上皮性肿瘤有关,如大肠癌、黑色素瘤和胰腺导管腺癌。其中肿瘤边缘的 Ly6Clo F4/80 hi 肿瘤相关巨噬细胞被认为可以阻止 CTL(细胞毒性 T 细胞)浸润到肿瘤内部。缺乏免疫活化标志的表达和被排斥在肿瘤核心以外是免疫忽视的特征,使得机体获得性免疫系统无法识别应答病原体或恶性肿瘤。肿瘤微环境内含有大量的淋巴细胞(包括幼稚和活化的常规 T 细胞、调节性 T 细胞、B 细胞和树突状细胞)。三级淋巴结构通常存在于侵袭性肿瘤的边缘和基质中,其细胞组成与淋巴结类似,并被认为是淋巴募集和免疫激活的部位。

1. 肿瘤微环境对肿瘤的影响

肿瘤是否继续发展或发展的速度在某些程度上取决于肿瘤微环境内的 T 细胞的比例和特征。$CD4^+$ T 细胞和 $CD8^+$ T 细胞是公认的抗肿瘤免疫细胞,通过释放 IFN-γ、穿孔素和颗粒酶 B 等肿瘤毒性细胞因子杀死肿瘤细胞。Treg 细胞是一类控制自身免疫反应的细胞群,肿瘤内的 Treg 细胞分泌的 TGF-β 和 IL-10 能产生一个免疫抑制环境,有助于减弱 $CD4^+$ T 细胞、$CD8^+$ T 细胞及 NK 细胞产生的抗肿瘤效应。对肿瘤标志物具备特异性识别能力和有高反应性的 T 细胞统称为肿瘤特异性 T 细胞。将具备识别肿瘤、对抗肿瘤能力的 T 细胞从微环境中分离出来,去除如 Treg 细胞等因素的抑制和避免过早耗竭,给予适宜条件体外扩增后回输肿瘤特异性 T 细胞,可杀伤肿瘤,这在黑色素瘤临床试验中表现出极好的治疗效果。肿瘤特异性 T 细胞的价值还在于可协同 ICI 治疗。实体肿瘤内部存在浸润 T 细胞是使用 ICI 治疗的前提条件。

2. 免疫检查点抑制性肿瘤微环境

PD-1 和 CTLA-4 是免疫检查点中较广为人知的,它们使 T 细胞丧失对肿瘤的反应性,并成为肿瘤细胞使免疫系统失去抗肿瘤免疫功能的目标。基于 CTLA-4 和 PD-1/PD-L1 抑制剂的成功,更多可供选择的免疫检查点的阻断被临床前和临床研究广泛关注。其中,对于 LAG-3(一种在效应 T 细胞和 Treg 细胞上表达的细胞表面分子)的研究最为深入。LAG-3 以类似于 PD-1 的方式抑制效应 T 细胞活性并上调 Treg 细胞活性,从而为肿瘤的生长创造了可耐受的微环境。在小鼠模型中,LAG-3 的抑制作用与 PD-1 的抑制作用具有协同作用,并能使 T 细胞对树突状细胞 Toll 样受体(TLR)疫苗的刺激产生强烈的反应,这表明共同信号阻断可以恢复有利的免疫微环境,可以对抗原刺激产生反应。另一个被广泛研究的介导 T 细胞凋亡的抑制性检查点是 TIM-3,其在多种类型的免疫细胞上表达。TIM-3 在 TIL 上表达水平的上调与多种不同类型肿瘤的不良预后相关,而抗 TIM-3 似乎能够激活产生 IFN-γ 的 CD8$^+$ T 细胞,尽管可能加剧自身免疫介导的反应(包括肺炎)。肺癌的临床前模型表明,TIM-3 表达水平上调可能是阻断 PD-1 治疗时获得性耐药的机制。TIM-3 抑制与抗 CTLA-4 或抗 PD-1 的组合已显示出临床前疗效,并且许多相关临床试验正在进行中。

第二节　肠道微生态与机体免疫

1.肠道微生态的组成及功能

随着科技的进步,人体肠道微生物数量和分类在持续修正。这些微生物主要是细菌,还包括古生菌、真菌、病毒和蠕虫等。多数微生物存在于远端肠道。目前已知肠道微生物群影响宿主免疫功能,合成必需维生素,影响宿主细胞增殖和血管形成,调节神经信号转导及肠道内分泌功能等,肠道菌群失调会导致炎症性肠病、风湿病、肥胖、糖尿病、特应性过敏等。目前大多数关于微生物组的研究文献都集中在细菌或细菌组上。尽管细菌在微生物群落中占主导地位,但病毒、古细菌和真菌也在维持肠道稳态

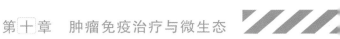

方面发挥作用。病毒和真菌生物群落丰度较低，缺乏特征性识别和分类优化工具，相关研究较少。肠道病毒组主要包括 DNA 或 RNA 噬菌体，真菌主要包括曲霉属、念珠菌属、镰刀菌属、青霉菌属和酵母菌属，肠道古细菌主要是产甲烷菌以及嗜盐微生物古菌，蠕虫物种通过宿主-寄生虫相互作用进行免疫调节。另外，一些传染性非共生 DNA 和 RNA 病毒（人乳头瘤病毒、人类疱疹病毒 8 型、EB 病毒、巨细胞病毒、丙型肝炎病毒和人嗜 T 细胞病毒）有致癌性。

2. 免疫治疗改变肠道微生物群

由于饮食习惯和抗生素暴露等，患者的肠道菌群构成各不相同。研究发现肠道内具核梭杆菌在结肠癌组织中大量富集且能够抑制免疫，减少 T 细胞在肿瘤组织中的浸润，之后的研究证明具核梭杆菌能够促进结肠癌的发生和发展（通过给小鼠口服具核梭杆菌可以诱导结肠癌的产生），进一步的研究证明具核梭杆菌在结肠癌原位和肝转移灶都能被检测到，这意味着具核梭杆菌可能能够跟随肿瘤细胞一起转移到肝。另有研究发现肠道微生物分泌的肌苷可增强 ICI 的治疗效果，这为开发基于微生物的辅助疗法提供了新的思路。在该研究中，研究人员分离了三种细菌：假长双歧杆菌、约翰逊乳杆菌和龈乳杆菌。它们在四种小鼠肿瘤模型中显著增强了 ICI 的效果。其中，肠道假长双歧杆菌通过代谢产物肌苷增强了免疫治疗的效果。

3. 肠道微生态与免疫系统

肠道微生物组在免疫治疗中的作用越来越多受到关注。细菌、病毒和真菌通过巨噬细胞激活固有免疫系统，进而通过 T 细胞如 Th1 细胞、Th17 细胞和 Treg 细胞来激活适应性免疫系统。需要注意的是，肠道中性菌即条件致病菌（如肠杆菌），在肠道微生态平衡时是无害的，但在某些条件下它们具有攻击性。有害细菌，即肠道病原体，主要包括霍乱弧菌、沙门菌、志贺菌、变形杆菌和致病性大肠杆菌。如果人体肠道内有害细菌过多，免疫系统就会被削弱，甚至会产生致癌物等有害物质。肠道菌群在人体环境中起着重要作用，能刺激机体产生大量淋巴细胞和淋巴组织，从而促进全身免疫系统和黏膜免疫系统的正常发育和逐渐成熟。肠道菌群失调可促进多种恶性肿瘤的发展，如胃肠道恶性肿瘤。与其他内脏和黏膜组织相比，肠道在机体稳态下持续暴露于饮食和肠道微生物群。微生物群介导的抗原特异性 T 细胞和肿瘤新抗原特异性 T 细胞的调节具有高水平的 T 细胞受体(TCR)多样性,是宿主抵御众多环境病原体的能力的关键决定因素。肠道微生物群诱导 CD4$^+$T 细胞分化为各种辅助性 T 细胞亚群,如肠外周 Foxp3 Treg 细胞和 Th17 细胞。由肠道微生物群产生的 Treg 细胞可防止来自饮食和肠道微生物的免疫反应,固有淋巴细胞 (ILC)可以通过调节 IL-7 的表达来调节组织驻留 T 细胞的维持,尤其是组织驻留记忆 CD8$^+$T 细胞。局部 CD8$^+$T 细胞是靶向细胞内病原体和肿瘤细胞的基础。此外,肠道中的 CD8$^+$T 细胞,尤其是 IEL,通过响应肠道微生物群产生抗菌因子和组织修复因子,有助于组织稳态和上皮修复。这些效应 T 细胞中,Th17 细胞具有促炎作用并具有抗肿瘤功能,而 IL-10 介导的 Treg 细胞具有抗炎作用并导致效应 T 细胞的抑制,CD8$^+$T 细胞产生的 IFN-γ 具有抗肿瘤作用。除了细胞免疫系统,肠道上皮 Peyer 斑被认为是一个组织良好的生发中心,其由不同的 B 细胞库组成,其分泌的 IgA 抗体是体液免疫的关键部分。

第三节　免疫疗法及免疫检查点抑制剂

1. 免疫检查点疗法

免疫系统在肿瘤防治中至关重要,致癌因素导致基因突变形成肿瘤,但肿瘤的持续进展取决于其逃避宿主免疫监视的能力。免疫检查点的生理作用是限制免疫应答,通过"关闭"CTL 来实现自我耐受、避免自我攻击过程,但这也导致肿瘤细胞逃逸 T 细胞攻击。癌细胞通过免疫检查点直接抑制 CD8$^+$T 细胞来逃避免疫。免疫疗法是加强或诱导免疫系统的治疗技术,以主动非特异性、主动特异性和被动方式(如给予肿瘤抗原、DNA 或 RNA 疫苗、树突状细胞疫苗、抗肿瘤抗原受体、CAR-T 细胞、溶瘤病毒抗体等)。还有免疫疗法针对免疫细胞(如 T 细胞)和(或)癌细胞上的免疫检查点的抗

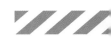

体,通过激活肿瘤特异性免疫反应起作用。

2. ICI 及不良反应

ICI 适应证已扩大到黑色素瘤、霍奇金淋巴瘤和其他实体瘤,如非小细胞肺癌、结肠癌和肾细胞癌等。ICI 可单药或与化疗及其他 ICI 联合使用,促进 T 细胞活化并靶向肿瘤细胞。目前研究最广泛的是 CTLA-4 和 PD-1 / PD-L1。ICI 治疗是许多不同类型肿瘤治疗的新标准。与 ICI 相关的独特不良反应称为免疫相关不良反应(irAE)。irAE 与 T 细胞活化作用机制有关。几乎所有器官系统都可能受到 irAE 的影响,包括皮肤、胃肠道、肺部、内分泌和心血管系统。不良反应从轻微到危及生命,可能持续数周,不易管理。对于轻度 irAE 对症治疗就足够,Ⅱ～Ⅳ级的 irAE 需要评估是否需要停止治疗并应用免疫抑制治疗。

3. 肠道微生态与 ICI 的管理

ICI 治疗中 10%～30% 的受试者出现 3 级及以上 irAE。荟萃分析表明,使用 PD-1 单药的 14% 患者,接受 CTLA-4 单药治疗的 34% 患者,进行 ICI 联合治疗的 55% 患者可能存在严重的中毒反应,需要住院治疗和使用高剂量免疫抑制剂。irAE 发展的分子机制仍然不明确,也缺乏预测标志物来识别有中毒风险的个体,随着 ICI 治疗成为肿瘤治疗的核心支柱,irAE 的发病率将随着 ICI 的使用而显著增加。流行病学研究揭示了抗生素对免疫治疗的有害影响,抗生素治疗可引起肠道微生物群紊乱,可能降低相关的 ICI 获益。有研究发现,长时间使用抗生素使免疫治疗的风险加倍,并使患者生存期缩短了 20 个月。目前临床试验和常规治疗的结果将使用抗生素与接受免疫治疗的患者的总生存率和反应率低相关联,抗生素应用可能与肠道微生物群受损有关,从而影响免疫细胞的发育和功能。在抗生素抑制肠道益生菌后,Th1/Th2 细胞和 Treg 细胞的数量和性能发生变化,抗菌肽表达水平低、IgA 分泌减少以及 IFN-γ 水平下调,机体更容易受到感染。抗生素影响肠道微生物群,也可能干扰 ICI 的功效。目前评估微生物群、抗生素和 ICI 之间关系的研究多是回顾性的,建议在评估后不用或仅选用窄谱抗生素。

4. ICI 的耐药与肠道微生态

肿瘤对 ICI 耐药分为原发耐药及继发耐药。原发耐药是指肿瘤细胞通过改变与 DNA 损伤反应相关的细胞信号通路或免疫识别相关的过程来获得对 ICI 的耐药性。机制：①肿瘤新抗原的呈递或表观遗传学改变，影响免疫反应激活和效应 T 细胞募集；②肿瘤 MHC Ⅱ/Ⅰ 结构的改变影响抗原呈递；③干扰素信号通路功能失调导致抗肿瘤 T 细胞效应功能不足。继发耐药影响因素包括肿瘤微环境、年龄等宿主因素、遗传背景、合并症、饮食、抗生素和类固醇的使用、代谢和肠道微生物群等。任何判断及评估耐药、及时调整药物包括联合用药对患者的预后有重要价值。

5. 基于微生态的 ICI 调节

使用益生菌与 FMT 来调节微生物组在一些临床和实验模型中产生了效果，而且大多数并不一致，并且可能无法提供一致的临床益处。例如，益生菌（单菌株或多菌株）被认为是肠道微生物组天然、安全和有益的调节剂，但它们的功效取决于菌株和剂量，而且并非所有益生菌都能对抗所有疾病。又如，利用抗 PD-1 应答者的粪便制备粪菌样本（显示出有利的共生细菌组成），然后通过内窥镜将粪菌移植到抗 PD-1 耐药且肠道组成不佳的患者体内。这种方法与难治性艰难梭菌感染的治疗策略相同。丰富的肠道微生物菌群在 PD-1 免疫治疗和 T 细胞反应中充当免疫佐剂，可能与 PD-1/PD-L1 免疫治疗有很密切的联系。有大量 T 细胞浸润的热肿瘤，对肿瘤免疫治疗的反应率较高。靶向抑制 Vps34，可以将"冷肿瘤"转化为"热肿瘤"，从而增强 PD-L1/PD-1 阻断疗法的疗效。

6. 肠道微生物群与免疫检查点疗法

在小鼠模型中，喂养双歧杆菌可以通过重新激活树突状细胞来增强抗 PD-L1 的效果，树突状细胞可以增强 CD8$^+$T 细胞反应，从而击败肿瘤。在分析了欧洲和美国 100 名抗 PD-1 的肺癌和肾癌患者的肠道微生物后，发现抗 PD-1 疗法应答者黏液中的阿克曼西亚菌明显比不应答者丰富，并且应答者肠道中海氏肠球菌更多而不应答者肠道中溶血葡萄球菌更多。关于患者对于免疫疗法有无应答的研究表明，黏液嗜酸杆菌能促

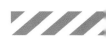

使 IL-12 的产生和嗜肠 CD4$^+$T 细胞增加。黏液嗜酸杆菌是一种椭圆形革兰阴性细菌,优先定植于肠道的黏液层。这些细胞在肿瘤床、肿瘤引流区淋巴结和肠系膜淋巴结中表达趋化因子受体 CCR9,对抗 PD-1 反应起辅助作用。在治疗基线上,粪菌丰度较高的患者有预先存在的抗癌免疫反应,在这些患者中发现有较高数量的细胞毒性 CD8$^+$T 细胞渗入肿瘤床。在小鼠模型中,无菌小鼠对抗 CTLA-4 免疫疗法的反应性较低,但无菌小鼠在口服多形拟杆菌或脆弱拟杆菌后,又可以重新恢复对该疗法的反应性。研究表明,多形拟杆菌和脆弱拟杆菌可以促使树突状细胞成熟并调节 IL-2 依赖性的 Th1 细胞应答。尽管抗 CTLA-4 单抗有效,但伊匹单抗(即抗 CTLA-4 药物)可能引起亚临床结肠炎,在接受抗 CTLA-4 治疗的患者中,新发免疫介导性结肠炎的患者的拟杆菌丰度明显低于接受伊匹单抗治疗的非结肠炎患者。

第四节　展　　望

　　免疫疗法在治疗肿瘤方面非常成功,T 细胞介导的细胞免疫可以识别并杀伤肿瘤细胞,T 细胞通过 TCR 与肿瘤细胞表面的主要组织相容性复合体(MHC)的特异性抗原结合,TCR 与 MHC 分子的相互作用受一系列免疫检查点的调控,并且这种相互作用可以激活或抑制 T 细胞。CTLA-4 和 PD-1 协同 PD-L1 是抑制免疫反应的分子,可预防自身免疫病。在肿瘤微环境中,基质细胞和癌细胞经常过度表达这种共抑制配体和受体。PD-1 与 PD-L1 结合后可以传递抑制 T 细胞活性的信号,并且可以导致肿瘤细胞的免疫逃逸。所以 PD-1 及其配体 PD-L1 在免疫耐受中发挥着重要作用。

　　到目前为止,阻断 CTLA-4 和 PD-1/PD-L1 轴的免疫疗法在临床上获得了巨大的成功,ICI 已经得到世界各地多个监管机构的批准,现在被认为是包括晚期黑色素瘤、非小细胞肺癌、头颈癌、膀胱癌或肾细胞癌在内的广泛实体和血液肿瘤疾病的治疗标准。抗生素引起的生物失调与 ICI 免疫疗法的治疗效果差有关,这表明生物失调与不

良的治疗结果之间存在因果联系,由此可见肠道微生物群在针对不同的免疫检查点的
抑制中发挥了作用。肠道微生物群对肿瘤的影响取决于微生物群、肿瘤和免疫系统之
间的相互作用。人肠道微生物群参与宿主免疫应答并调节肿瘤免疫周期的多个步骤,
包括抗原呈递、T 细胞启动和激活等。结合微生物组和宿主多组学表征的方法(如 16S
rRNA 基因扩增子测序、微生物组的鸟枪法测序、宏基因组学测序和代谢组学表征以
及宿主的单细胞 RNA 测序)以及结合临床前模型(无菌小鼠模型),可以改善 ICI 在肿
瘤患者治疗中的效果。此外,抗生素的使用已被证明是影响 ICI 疗效的动态因素。识
别微生物群将促进临床治疗个体化,例如使用窄谱抗生素或 FMT 等。希望通过调节
肠道微生物群改善免疫治疗的效果。

▶▶ 参考文献

[1] Di Pilato M,Kim E Y,Cadilha B L,et al. Targeting the CBM complex causes
Treg cells to prime tumours for immune checkpoint therapy[J]. Nature,2019,
570(7759):112-116.

[2] Chandran S S,Klebanoff C A. T cell receptor-based cancer immunotherapy:
emerging efficacy and pathways of resistance[J]. Immunol Rev,2019 ,290(1):
127-147.

[3] Hu Y,Li J,Ni F,et al. CAR-T cell therapy-related cytokine release syndrome
and therapeutic response is modulated by the gut microbiome in hematologic
malignancies[J]. Nat Commun,2022,13(1):5313.

[4] Sevcikova A,Izoldova N,Stevurkova V,et al. The impact of the microbiome on
resistance to cancer treatment with chemotherapeutic agents and immunotherapy
[J]. Int J Mol Sci,2022,23(1):488.

[5] Samanta S. Potential impacts of prebiotics and probiotics on cancer prevention
[J]. Anticancer Agents Med Chem,2022,22(4):605-628.

[6] Renga G,Nunzi E,Pariano M,et al. Optimizing therapeutic outcomes of immune
checkpoint blockade by a microbial tryptophan metabolite[J]. J Immunother
Cancer,2022,10(3):e003725.

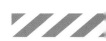

[7] Guardamagna M, Berciano-Guerrero M A, Villaescusa-González B, et al. Gut microbiota and therapy in metastatic melanoma: focus on MAPK pathway inhibition[J]. Int J Mol Sci, 2022, 23(19): 11990.

[8] Huang J, Liu D, Wang Y, et al. Ginseng polysaccharides alter the gut microbiota and kynurenine/tryptophan ratio, potentiating the antitumour effect of antiprogrammed cell death 1/programmed cell death ligand 1 (anti-PD-1/PD-L1) immunotherapy[J]. Gut, 2022, 71(4): 734-745.

[9] He Y, Huang J, Li Q, et al. Gut microbiota and tumor immune escape: a new perspective for improving tumor immunotherapy[J]. Cancers (Basel), 2022, 14(21): 5317.

[10] Najafi S, Majidpoor J, Mortezaee K. The impact of microbiota on PD-1/PD-L1 inhibitor therapy outcomes: a focus on solid tumors[J]. Life Sci, 2022, 310: 121138.

[11] Wei L Y, Xie J, Wang Y Q, et al. The efficacy of PD-1 inhibitors in the maintenance treatment of diffuse large B-cell lymphoma: a single-center retrospective analysis[J]. J Cancer Res Ther, 2022, 18(2): 525-531.

[12] Wang D Y, Salem J E, Cohen J V, et al. Fatal toxic effects associated with immune checkpoint inhibitors: a systematic review and meta-analysis[J]. JAMA Oncol, 2018, 4(12): 1721-1728.

[13] Kaymak I, Williams K S, Cantor J R, et al. Immunometabolic interplay in the tumor microenvironment[J]. Cancer Cell, 2021, 39(1): 28-37.

[14] Lu Y, Yuan X, Wang M, et al. Gut microbiota influence immunotherapy responses: mechanisms and therapeutic strategies[J]. J Hematol Oncol, 2022, 15(1): 47.

[15] Xu H, Cao C, Ren Y, et al. Antitumor effects of fecal microbiota transplantation: implications for microbiome modulation in cancer treatment[J]. Front Immunol, 2022, 13: 949490.

[16] Wang H, Zhou J, Guo X, et al. Use of glucocorticoids in the management of

immunotherapy-related adverse effects[J]. Thorac Cancer,2020,11(10):3047-3052.

[17] Ting N L,Lau H C,Yu J. Cancer pharmacomicrobiomics:targeting microbiota to optimise cancer therapy outcomes[J]. Gut,2022,71(7):1412-1425.

[18] 王钧,王强,郭智.肠道微生态与免疫检查点抑制剂的临床应用管理[J].临床内科杂志,2023,40(1):20-23.

[19] 郭智,王钧,王强.肠道微生态与肿瘤[J].临床内科杂志,2022,39(8):568-570.

[20] 赵佳颖,章如意,郑怡,等.肠道微生态与结直肠癌及其免疫治疗相关的研究进展[J].结直肠肛门外科,2022,28(3):233-238.

[21] 金怡,郑怡,张航瑜,等.肠道微生态对肿瘤免疫治疗的影响[J].传染病信息,2018,31(4):372-376.

[22] 肖俊娟,毕振旺,李岩.肠道微生态与肿瘤免疫调节的相关研究[J].国际肿瘤学杂志,2017,44(1):34-37.

（戴文　黄靖　王钧）

第十一章

肿瘤靶向治疗与微生态

在过去的几十年里,实体和血液系统恶性肿瘤的全身治疗主要是采用化学治疗,然而这种治疗方式不可避免地要面临耐药和对正常组织引起严重毒性等问题。为了解决这些问题,肿瘤的治疗需要更先进、更有效、毒性更低的治疗方式,以最小的不良后果达到治疗疾病的目的。恶性肿瘤的生长信号具备自给自足的特性,失去对生长抑制的敏感性。它们还可以逃避细胞凋亡,具有无限的复制潜能,能诱导血管生成和具有转移特点。利用这些特异性/选择性标志物将肿瘤与正常对应物进行表型区分,针对这些肿瘤相关的特异性分子研发作为靶点的治疗手段即靶向治疗应运而生。近年来,以免疫检查点抑制剂(ICI)为代表的靶向治疗改变了恶性肿瘤的治疗策略。本章汇总了靶向治疗与微生态的相关研究结果,以探讨微生态在肿瘤靶向治疗中的作用。

第一节　单克隆抗体与微生态

一、免疫检查点抑制剂

1. ICI 与微生态组成

PD-1 及 CTLA-4 是 ICI 的关键治疗靶点,在肠道微生物群的宿主免疫调节中发挥作用。目前已有相关研究初步探索了免疫疗法对肠道微生物群组成的影响，但研究结果不尽相同。最近的多项系统综述表明，对 ICI 有应答者和无应答者之间的肠道微生物群组成和功能存在差异。一项应用 16S rRNA 评估微生物群组成的系统综述发现，虽然没有特定的共生细菌与 ICI 疗效相关，但细菌多样性水平高和高应答者、相关细菌种类占比高的患者预后更好。应用宏基因组研究微生态在 ICI 治疗反应中作用的荟萃分析显示，在对免疫检查点抑制反应良好的患者中，普拉梭菌、巴恩斯氏菌丰度高且微生物的 B 族维生素代谢更为丰富。同样，治疗有效患者的微生物群的组成在应用 ICI 单药治疗和联合治疗中是相似的。宏基因组分析表明粪便拟杆菌和狄氏副拟杆菌水平与晚期黑色素瘤患者接受 CTLA-4 和 PD-1 抑制剂的疗效相关。39 例转移性黑色素瘤患者接受伊匹单抗、纳武利尤单抗、伊匹单抗加纳武利尤单抗或派姆单抗治疗，所有类型治疗的应答者均富集粪拟杆菌。在纳武利尤单抗应答者中，肠道微生物群中富集了普拉梭菌、多形拟杆菌和丝状霍尔德曼氏菌。非小细胞肺癌患者接受纳武利尤单抗治疗后的粪便样本与健康对照相比，理研菌科、普雷沃菌、链球菌、乳酸菌、普通拟杆菌、颤螺菌和肠杆菌科富集。

2. ICI 与代谢组学

靶向药物的菌群分类差异可能与代谢组学的差异有关，不同肿瘤及不同的治疗药物亦存在差异。与健康对照相比，患者接受 ICI 后，健康共生物种大量减少，粪便中短链脂肪酸（SCFA）含量大量下降，而肠道微生物群组成的变化在肿瘤患者应用 ICI 联合化疗组却没有显著改变。接受 ICI 治疗的非小细胞肺癌患者的血清代谢组学检查提示，应答者中醋酸盐和 3-羟基丁酸盐富集。这表明这些分类学上的差异可能是肿瘤本身，而不是随后治疗方式产生的影响。对 PD-1 单抗（如纳武利尤单抗）敏感的非小细胞肺癌患者与治疗不敏感的患者相比，粪便中短链脂肪酸和萜烯水平更高；而关于转移性黑色素瘤患者应用 ICI 治疗的研究显示，治疗有效患者的粪便中花生酸的水平更高。应用 CTLA-4 治疗的小鼠，丁酸的加入影响了治疗反应。造成这些结果的原因可能是短链脂肪酸对调节性 T 细胞的作用，从而抑制了抗肿瘤免疫反应。补充丁酸和丙酸都使健康小鼠胸腺外调节性 T 细胞的生成增加。在肾细胞癌和黑色素瘤患者中，肾嘌呤与色氨酸比值的变化可以预测患者对 ICI 的反应。最近的一项研究表明，在四种

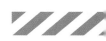

不同的小鼠肿瘤模型中，一种免疫调节代谢物肌苷可以通过改变 T 细胞表达来增强 ICI 的疗效。肠道微生物群的改变还可导致甘油磷脂代谢水平的改变，这可能会影响肿瘤微环境中免疫相关细胞因子 IFN-γ 和 IL-2 的表达，从而调节 PD-1 抗体在微卫星稳定型结直肠癌荷瘤小鼠免疫治疗中的效果。

3. ICI 疗效与微生态

肠道微生物群的异常改变将影响 ICI 治疗的效果，并导致原发耐药。对免疫检查点抑制无应答的恶性黑色素瘤患者拟杆菌目丰度更高，抗 PD-1 治疗患者、PFS 更长的患者肠道微生物群细菌多样性更多，梭菌目、普拉梭菌、瘤胃菌科相对丰度更高。另一项研究中 COX 回归分析显示，副血链球菌携带者的 OS 更长（危险比（HR）为 6.9），马氏拟杆菌携带者的 PFS 更长（HR3.79）。相比之下，胃链球菌科（未分类种）的携带量与较短的 OS（HR0.18）和 PFS（HR 0.11）相关。肠道假长双歧杆菌通过产生代谢物肌苷来增强免疫治疗反应。免疫治疗诱导的肠黏膜屏障功能的减退导致肌苷全身易位的增加和抗肿瘤 T 细胞的激活。肌苷的作用还依赖于 T 细胞中腺苷 A2A 受体的表达及共刺激。一项对 11 例 NSCLC 患者的小样本研究表明，颗粒链菌属丰度的增加与纳武利尤单抗治疗反应的改善呈正相关。在胰腺癌的小鼠模型中，口服抗生素可消耗肠道微生物群，使抗肿瘤免疫反应增加，肿瘤负荷减少。此外，抗生素治疗有助于减小肿瘤大小，并增强 T 细胞活化。发表在 *JAMA Oncology* 的研究表明，在常规临床实践中，使用 ICI 治疗未经选择的患者，其中治疗前应用广谱抗生素治疗的患者治疗反应和 OS 更短，同步应用抗生素治疗的患者却无此现象。大量的临床研究检验了抗生素对实体肿瘤 ICI 治疗效果的影响。最近的两项荟萃分析研究了在接受 ICI 治疗前不久或治疗期间使用抗生素对治疗效果的影响，结论提示，抗生素治疗与 OS 减少和 PFS 减少相关。恶性黑色素瘤抗 CTLA-4 单抗伊匹木单抗的疗效依赖于拟杆菌属，特别是多形拟杆菌或脆弱拟杆菌。一项利用 RNA-seq 数据集（n＝2269）和四个单细胞 RNA-seq 数据集生成"与 FOLFIRI 耐药和微环境相关的特征"的新研究表明，SFM 亚型与不同的结果相关，其中包括肠道微生物组成，并进一步影响了结直肠癌的治疗反应。在一项探讨抗生素的使用对 ICI 治疗晚期肿瘤患者生存率影响的 I 期临床试验中，研究者发现参加试验前 30 天内使用抗菌药物可能会影响患者的生存率。一项关于晚期非小细胞肺癌患者的研究发现，ICI 应答者细菌种类比无应答者更丰富。乳酸菌和梭状芽孢杆菌含量丰富的患者在接受 ICI 治疗后，往往比丰度较低的患者有更长的治疗失败时间。最近的一项回顾性研究调查了抗生素对晚期非小细胞肺癌患者 ICI 疗效的影响，阴性结果仅与 PD-1 高表达的患者应用抗生素相关。这表明，使用抗生素可能只会损害对 ICI 敏感的肿瘤患者的 ICI 疗效，但是通过限制抗生素的使用可能无法克服ICI 关键的耐药性。鉴于这些相互作用并不局限于某一特定种类的抗生素，因此单纯凭借抗生素来诱导微生物群的改变并不能完全解释上述影响。中国的一项研究发现，人参多糖可以改变肠道微生物群和肾素与色氨酸的比例，增强 PD-1/PD-L1 抑制剂的抗肿瘤作用。通过重塑肠道微生物群，可以使无应答者向有应答者转变。应用人参多糖和 PD-1/PD-L1 抑制剂的联合治疗模式可以使接受无应答者粪菌移植的小鼠恢复对PD-1 抑制剂的敏感性。除此之外，非小细胞肺癌患者免疫治疗的肠道代谢组学分析提示，2-戊酮和三烷与早期进展显著相关，而短链脂肪酸、赖氨酸和烟酸与患者长期获益显著相关。

目前针对益生菌的研究中，非胃肠道肿瘤的研究多集中在特定的双歧杆菌和艾克曼菌。它们在免疫治疗应答者中富集，并在临床前模型中能诱导更好的抗肿瘤免疫反应。在临床前啮齿动物模型中，特异性双歧杆菌菌株已被证明可以通过增强免疫细胞功能和肿瘤浸润来增强抗 PD-1 免疫治疗或化疗的抗肿瘤作用。值得注意的是，与肿瘤治疗有协同作用的双歧杆菌菌株（两歧双歧杆菌 K57、K18 和 MG31）和没有协同作用的菌株（两歧双歧杆菌 BO6、R71 和 CKDB001）之间没有明显的遗传差异，与免疫治疗的相互作用似乎是由于特定菌株对宿主免疫激活的效应。嗜黏蛋白艾克曼菌是一种肠道微生物，可在啮齿动物和人类中降解黏蛋白，改善代谢和免疫。最近关于微生物群在抗 PD-1 疗效中的作用的研究发现，嗜黏蛋白艾克曼菌在恶性黑色素瘤 ICI 应答者中富集。有新的证据表明，使用非特异性的益生菌还可能降低 ICI 功效：一小群黑色素瘤患者应用传统的益生菌后对 ICI 的应答率下降 70%。一个更大样本的关于黑色素瘤患者的研究也提示，商业化的益生菌可降低微生物物种多样性，影响 ICI 的治疗反应和缩短患者生存期。相反，一项对接受 ICI 治疗的晚期非小细胞肺癌患者的回顾性分析表明，丁酸梭菌 MIYAIRI 588 益生菌治疗延长了 PFS 和 OS，即使是接受抗生素的患者也是如此。

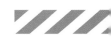

其他微生物修饰药物与免疫治疗的临床结果的相关性较小。质子泵抑制剂通常用于胃食管反流的治疗,已知可降低微生物多样性和改变微生物群组成,因此可能与ICI的疗效产生相互作用。在接受抗PD-1帕博利珠单抗治疗的非小细胞肺癌患者的队列中,质子泵抑制剂与ICI反应不佳和OS减少相关。然而,对多种肿瘤患者的大规模回顾性分析并没有检测到质子泵抑制剂和ICI疗效之间的相互作用。回顾性研究还评估了其他已知可能影响微生物群的药物,如非甾体抗炎药、他汀类药物、阿片类药物、抗维生素K、左旋甲状腺素、维生素D_3、抗心律失常药物、二甲双胍和间苯三酚,似乎均与ICI疗效没有相互作用。因此,使作用抗生素可能使免疫治疗效果降低,其他微生物修饰药物对患者OS和PFS的影响目前仍十分有限。

4. ICI 与 FMT

最近的临床试验探索了FMT是否能够改善ICI的反应性,为微生物群组成的差异可能是导致患者间疗效差异这一推断提供了初步证据基础。关于肠道微生物群调节黑色素瘤患者对抗PD-1免疫治疗的反应的研究发现,宏基因组学研究揭示了应答者中肠道细菌的功能差异,包括合成代谢途径的富集。免疫图谱显示,肠道有良好微生物群的应答者以及接受应答者FMT的无菌小鼠的全身和抗肿瘤免疫功能增强。一项针对应用ICI治疗转移性恶性黑色素瘤的研究发现,将2名治疗后达到完全缓解及部分缓解的患者的FMT移植给10名无应答的患者。经过FMT后患者肿瘤微环境中出现免疫细胞浸润增加和基因表达的有益改变。针对抗PD-1治疗难治性黑色素瘤患者的另一项研究还观察了辅助FMT对15名患者的影响,发现其中6名患者达到了临床获益标准。FMT后对PD-1单抗应答者表现出$CD8^+$T细胞激活和与ICI应答有关的粪便菌群丰度增加。来自胰腺癌的研究表明,无论是使用有应答者还是无应答者的粪便对小鼠进行FMT均能够调节肿瘤微生物群,激活T细胞和使肿瘤缩小。无菌鼠和经抗生素治疗的小鼠对抗CTLA-4治疗具有耐药性,但这种耐药性可以通过补充活的脆弱拟杆菌、应用脆弱拟杆菌多糖免疫或脆弱拟杆菌特异性T细胞的过继治疗来逆转。患者粪便样本的宏基因组检测显示,使用对ICI无反应患者的粪便对小鼠进行FMT后,通过口服补充嗜黏蛋白艾克曼菌,其相对丰度与疗效有关。通过IL-12依赖的方式,招募$CCR9^+CXCR3^+CD4^+$T细胞进入小鼠肿瘤,恢复了应用无反应者FMT

的小鼠对 PD-1 治疗的敏感性。中国的一项 I 期临床试验（NCT04130763）目前正在用 FMT 和免疫治疗对免疫治疗耐药的胃肠道恶性肿瘤患者进行再挑战，而美国的一项试验（NCT0479322）将探索对转移性 CRC 和错配修复缺陷的患者进行 FMT 和免疫治疗。

5. ICI 不良反应与微生态

Wang 等报道了第一个通过 FMT 成功治疗 ICI 相关结肠炎的病例，并发现治疗后肠道微生物群重建和结肠黏膜内调节性 T 细胞的比例相对增加。这表明调节肠道微生物群可能消除 ICI 相关结肠炎。在治疗黑色素瘤时，拟杆菌的富集与 ICI 毒性的发生率较低相关。最近的一项综述通过探讨几项研究表明，特别是在黑色素瘤患者中，厚壁菌门的瘤胃菌科与 ICI 的治疗效率和治疗相关毒性之间存在相关性。有证据表明，ICI 诱导的结肠炎与基线微生物群相关，使用伊匹单抗治疗的转移性黑色素瘤患者的基线微生物群组成富含拟杆菌门的细菌，发生结肠炎的可能性较小。结肠炎的发展与多胺转运和与 B 族维生素生物合成相关的细菌减少相关，而免疫治疗前使用抗生素与晚期黑色素瘤患者结肠炎的更高发生率相关。基线肠道微生物群可预测使用伊匹单抗治疗的转移性黑色素瘤患者的临床反应和结肠炎。富含粪杆菌和其他厚壁菌门的基线肠道微生物群与伊匹单抗临床获益和伊匹单抗诱导的结肠炎更频繁发生相关。此外，在最近的一项病例研究中，通过 FMT 成功治疗了 2 例 ICI 诱导的结肠炎患者，这进一步证明微生物群参与了 ICI 诱导的胃肠道不良事件的发生。另一项研究发现肠道菌群变异与随后免疫相关腹泻的发展相关。在门水平上，无腹泻患者中拟杆菌门丰度较高，而厚壁菌门丰度较低，变形菌门的细孔菌含量较低。

ICI 诱导的小鼠模型黏膜炎可通过补充短双歧杆菌的益生菌而逆转，最近的一项研究探讨了微生物群在晚期黑色素瘤患者联合免疫治疗中的作用，发现肠拟杆菌和肠道 IL-1β 表达的增加与 ICI 引发的毒性相关。在联合免疫治疗的临床前小鼠模型中发现，IL-1 受体拮抗剂和抗生素治疗均可使亚临床结肠炎的发生率降低，而补充肠拟杆菌却加重损伤。预防性使用抗 TNF 药物与 ICI 联合的试验正在进行中，以探讨这种联合治疗方案能否减少肠道毒性和增强抗肿瘤作用。既往在自身免疫病的临床前研究中，抗 TNF 疗法已被证明可以调节微生物群组成，推测其可能通过影响肠道微生物群来减少肠道毒性。

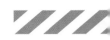

二、抗人表皮生长因子受体 2(HER-2)靶向药物

有证据表明,肠道微生物群的组成可以增强或降低抗 HER-2 治疗乳腺癌的疗效。Di Modica 等研究了共生菌组成与 HER-2 阳性患者使用曲妥珠单抗临床疗效的关系,发现使用抗生素会影响抗 HER-2 治疗的效果。(通过减少 CD4$^+$T 细胞和自然杀伤细胞的募集,降低肠道细菌多样性而发挥作用)。移植了使用抗生素小鼠的粪便的小鼠也无法从抗 HER-2 治疗中获益。抗 HER-2 治疗后获得完全病理肿瘤缓解的小鼠肠道微生物多样性显著增加,无反应者的小鼠梭状芽孢杆菌减少,拟杆菌种类增加。另一项针对患者的研究发现了两个微生物群,即梭状芽孢杆菌和拟杆菌,据此来区分患者抗 HER-2 治疗是否获得完全应答。应答者具有较高的梭状芽孢杆菌丰度和较低的拟杆菌丰度。将应答者和无应答者的粪菌移植到剔除肠道菌群的小鼠,小鼠对曲妥珠单抗的最终反应与所移植粪便的患者一致。

三、抗 CD20 单抗

目前还没有研究检测到抗 CD20 药物是否可以直接影响人类的肠道微生物群。脆弱芽孢杆菌定植和抗 CD20 处理的无菌小鼠肠道细菌 IgA 涂层减少,并容易被野生型细菌入侵,失去其单株稳定性。IgA 涂层不仅对病原体清除很重要,而且还是维持脆弱芽孢杆菌等共生菌稳定定植的需要。

四、抗 CD52 单抗

一项关于小鼠的研究表明,阿仑单抗可以通过减少肠上皮内淋巴细胞来增加肠道通透性。同样,一项关于食蟹猴的研究也观察到了肠道微生物组成的短暂变化。这些变化出现在阿仑单抗治疗后的第 1 天，在第 9 天恢复正常，并一直保持到第 56 天。在回肠黏膜中，肠杆菌目和普雷沃菌分别在治疗后和第 6 天富集。同样，结肠黏膜存在相似的肠杆菌增加。在粪便微生物群中，梭状芽孢杆菌目在第 1~9 天增加，普拉梭菌在淋巴细胞消耗后趋于减少。这提示阿仑单抗可能通过消耗上皮内淋巴细胞来影响肠道通透性，同时影响微生物组成。

五、KRAS/BRAF 突变

针对中国结直肠癌微生物群组成和宿主驱动基因突变的综合分析显示：KRAS 突变型与普拉梭菌、罗斯氏菌属、巨单胞菌属、蓝绿藻菌属密切相关。值得注意的是，Spearman 相关分析显示，KRAS 突变与双歧杆菌数目呈负相关，与普拉梭菌数目呈正相关。肠道微生物群是否可以作为与结直肠癌患者生存相关的预后生物标志物？对相关机制的探索性研究发现，肠道中有大量具核梭杆菌和脆弱拟杆菌的患者的肿瘤组织中有明显的 BRAF 和 KRAS 过表达，提示该人群预后不良。与正常黏膜相比，结直肠癌组织中具核梭杆菌显著增加，并与 KRAS 突变状态和肿瘤大小相关。

菊粉联合治疗可克服黑色素瘤对 MEKi 的耐药性。菊粉诱导的肠道微生物群控制 NRAS 突变体黑色素瘤肿瘤的生长和改善 MEKi 耐药。在同基因 C57BL/6 小鼠中，单独使用 MEKi 有效控制 MaN-RAS1 皮下移植瘤的小鼠，其肠道微生物群中存在 14 个种富集，且与肿瘤大小相关。

第二节　小分子靶向药物与微生态

酪氨酸激酶抑制剂是用于口服的具有高度可变生物利用度的小分子药物，其吸收

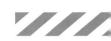

程度可以通过消耗脂肪和改变胃肠道 pH 值的药物(如质子泵抑制剂)来改变,并可能影响微生物群的组成。奥希替尼是一种表皮生长因子受体-酪氨酸激酶抑制剂,已被证明可以改变非小细胞肺癌患者的微生物群组成。与治疗前相比,治疗后肠道微生物标志物发生了变化。然而,没有发现肠道微生物群的变化与奥希替尼治疗后肠道副作用减少和疗效提高相关。

多种治疗肾细胞癌的 TKI 均可改变肾细胞癌患者及小鼠的微生物群组成。研究者应用 TKI 治疗肾细胞癌后经检测发现,TKI 可诱导菌群变化,例如诱导嗜黏蛋白艾克曼菌过表达。同时研究者给予两种不同遗传背景的小鼠杀瘤剂量的抗血管生成 TKI(舒尼替尼、阿昔替尼或卡博替尼)超过 3 周,并收集这些小鼠的粪便。在 BALB/c 和 C57BL/6 两种小鼠中发现这三种 TKI 均可显著诱导 α 多样性和 β 多样性,并具有显性差异。应用舒尼替尼和卡博替尼的小鼠体内具有免疫调节功能的斯尼斯氏菌丰度更高。应用这三种 TKI 治疗后,在 C57BL/6 小鼠肠道中均发现具有免疫刺激作用的惰性真杆菌的过表达。TKI 可以诱导免疫刺激效应等微生物群显著变化,有助于提高 ICI 对肾细胞癌患者的疗效。研究者应用 VEGF-TKI 治疗转移性肾细胞癌,探讨了粪便微生物群中拟杆菌与 VEGF-TKI 治疗反应的相关性,发现抗生素靶向处理粪便中的拟杆菌属,可以改善应用 VEGF-TKI 患者的 PFS。

吲哚胺 2,3-双加氧酶 1(IDO1)抑制剂为肿瘤的辅助免疫调节药物,最近有临床试验针对其进行探索。在临床前模型中,IDO1 抑制剂可促进抗肿瘤免疫应答。此外,IDO1 抑制剂还被证明可以增强化疗和 ICI 的效果,尽管在不同的癌种和临床试验中得到的结果并不一致。因为包含色氨酸模拟物,IDO1 抑制剂很可能与肠道微生物群产生相互作用。一些菌群可以通过增强色氨酸酶和其他细菌酶的表达来代谢色氨酸,改变宿主色氨酸的可用性和代谢过程。1-甲基色氨酸是第一个被评估为具有抗癌作用的 IDO1 抑制剂,已被证明会削弱 IDO1 在体外的抗菌和免疫调节作用,因此可能增加感染的风险。虽然大多数 IDO1 抑制剂不能被色氨酸酶处理,但一些微生物可以将这些模拟物感知为一种氨基酸,从而诱导色氨酸酶的表达,许多微生物因而会耗尽肠道中可用的色氨酸。其中一些 IDO1 抑制剂可被肠道微生物群代谢,例如,体外模型预测艾卡哚司他将产生一种主要药物代谢物,且能在患者血浆中检测到三种代谢物。

一项临床前研究表明,肿瘤内皮细胞对 TKI 福瑞替尼更敏感,与健康对照小鼠相比,克唑替尼和卡博替尼对经抗生素治疗的小鼠更有效,这进一步验证了抗生素治疗对肠道微生物群的影响。最近的一项研究评估了应用 TKI 治疗转移性肾细胞癌时摄入添加动物双歧杆菌的酸奶的益处，发现食用动物双歧杆菌的患者和对照组之间的临床获益率并没有差异。

应用 VEGF-TKI 治疗后出现腹泻的转移性肾细胞癌患者，拟杆菌属的表达水平较高，而普雷沃菌的表达水平则较低。此外，与既往健康受试者的报道结果进行比较后发现，接受 VEGF-TKI 治疗的患者双歧杆菌的相对丰度较低。一项探讨晚期肝癌患者应用索拉非尼引起的不良事件与微生物组的关系的研究发现，非手足综合征组的口腔源性细菌的丰度相对较高，可能导致更严重的肠道微生态失衡，从而影响肠肝的再循环。此外，短链脂肪酸在肠道中的代谢在腹泻组和非腹泻组之间可能有所不同。使用奈拉替尼治疗 HER-2＋乳腺癌有良好的效果，但引起显著的胃肠道毒性。Chi 等开展了一项探索性研究，目的是了解肠道微生物群与奈拉替尼诱导的腹泻之间的关系。瘤胃梭菌属和拟杆菌属丰度高的患者奈拉替尼相关腹泻的发生风险低。特定的代谢物如 SN-38（伊立替康的活性代谢物）或拉帕替尼（HER2＋的 EGFR/HER2 双酪氨酸激酶抑制剂）可能参与了肠道微生物群的改变。出现严重腹泻或炎症性疾病的患者体内变形菌门数目较多，同样，在使用拉帕替尼治疗的大鼠中也发现变形菌门增多与高腹泻发生率相关。一项 I 期临床研究结果表明，肠道微生态治疗可能成为管理晚期肾细胞癌患者 TKI 依赖性腹泻的一个有前途的治疗选择。最近关于临床试验使用益生菌治疗腹泻的荟萃分析表明，目前仅发现有限的低级别证据支持益生菌可以预防或减少腹泻的发生和减轻腹泻的严重程度，现有的证据并不支持广泛应用益生菌可治疗细胞毒药物和（或）酪氨酸激酶抑制剂（如达可替尼）所导致的腹泻。既往临床前模型观察到的效果是否可以最终转化为临床患者群体的获益？这仍需要更深入的研究来验证。

第三节　其他肿瘤靶向药物与微生态

大肠杆菌是结直肠癌治疗的目标细菌之一。针对大肠杆菌素激活肽酶（ClbP）的

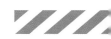

小分子抑制剂的体外研究显示，该毒素以剂量依赖的方式激活后续途径。使用小鼠结肠环模型的研究显示，该毒素抑制了大肠杆菌素的基因毒性并显著抑制了肿瘤的生长。关于胃肠胰神经内分泌肿瘤的研究显示，幽门螺杆菌（Hp）可刺激人微血管内皮细胞（HMEC-1）的血管内皮生长因子受体的表达和胃上皮细胞的表皮生长因子受体的表达。携带Ⅳ型分泌系统的 Hp 菌株通过表皮生长因子受体激活胃泌素启动子。表皮生长因子受体也可以被 Hp-整合素-β1 之间的相互作用激活。Hp 感染可通过胃上皮细胞中细胞毒素相关基因 A 蛋白激活 c-Met 的表达，从而激活 ERK1、ERK2。抑制 p53可能对 Hp 有益，使其能够改变细胞内稳态，而不会触发细胞周期阻滞或凋亡。另外，Kadosh 等通过用几种已知与肿瘤发生相关的细菌代谢物处理 p53 突变的小鼠空肠类器官，进行了代谢物的筛选。他们发现，细菌代谢物没食子酸使 Wnt 的活性显著增强，使细胞增殖加快。没食子酸是植物乳杆菌和枯草杆菌在人肠道中的代谢物，通过表观遗传机制逆转 p53 突变对 Wnt 的抑制功能。这项研究展现了细菌衍生的代谢物影响肿瘤突变的机制。草螺菌属和链型杆菌属的丰度较高，分别与 NRAS 和 TP53 的突变相关，而巴恩斯氏菌的丰度较低与突变的 RAS 基因相关。丁酸盐属于 HDACi，HDACi 的作用机制涉及染色质和非组蛋白乙酰化状态的改变。因此，致癌细胞中的致癌信号通路可以因丁酸盐和其他 HDACi 失活。这提示微生态在这些肿瘤的发生和进展中的潜在作用，其为后期靶向治疗提供了可能性。表达 BRAFV600E 的人黑色素瘤 A375 细胞异种移植的小鼠，在生酮饮食治疗后，肿瘤大小增加。核杆菌可促进肿瘤生长。相关研究表明，核杆菌 Fap2 蛋白通过与 T 细胞免疫球蛋白和 ITIM 结构域相互作用抑制自然杀伤细胞毒性，并调节细菌在结直肠肿瘤中的定植，诱导人淋巴细胞死亡。2020 年 ASCO-SITC 临床免疫肿瘤学研讨会报道了高纤维饮食后细菌多样性的变化可使抗 PD-1 治疗增效，并显著改善了黑色素瘤患者的 PFS。这些结果为概念化的"精确饮食"的设计提供了思路，未来，研究者可能会根据个体的特定致癌突变谱来预防肿瘤或延缓肿瘤的进展。

在一项研究中，利用藻类提取物获得了金 NPs（Au@CB）。将该提取物作为一种保护剂，嵌入颗粒，使它们保持分离，从而避免聚集和合并。使用 Au@CB 作用于两种结直肠癌细胞系（HT-29 和 Caco-2）和成纤维细胞细胞系 PCS-201-010 后进行检测，结果显示 Au@CB 有较强的细胞毒性活性，尤其是对 HT-29 细胞效果更明显。在另一项研究中,研究人员检测了一种果实提取物及其生物银 NPs(AgNPs)对结肠癌和肝癌细胞的抗癌活性。他们采用色谱法对埃及乳杆菌不同水提物进行分离,检测其对结肠癌和肝癌细胞的抑制作用,发现不同的组分可以分别调节外部和内在途径的基因表达。

　　总之,关于微生态肿瘤治疗的探索,我们仍有很多努力的方向。对于微生态检测,我们仅采用测序的方式可能远远不够。免疫治疗反应存在的差异可能不是某些菌群,例如双歧杆菌所引起的基因差异所致,这表明代谢组学或其他分析也可能是必要的。微生物组可以在日、周、月和年内发生变化,如果未来基于微生物组的治疗方法能取得成功,消除微生物组的正常变化至关重要。在这方面,仅对横断面队列中的微生物群进行分析显然是不合适的,因此,在纵向研究队列中通过监测微生物的稳定性、恢复力和组成,将更好地辨别出精准的疾病相关微生物信号和组成。另外,对于是否可以通过口服益生菌或益生元来克服某些菌群的"缺乏",是否需要以菌落形成单位作为最小剂量,以及该种治疗方法是否有效等方面仍需进一步探索。目前越来越多的肿瘤患者接受细胞毒性化疗和靶向药物的一线联合治疗,对这种抗肿瘤联合治疗模式下的微生物群的变化仍知之甚少,需要更深入的临床探究。

▶▶ 参考文献

[1] Pierrard J,Seront E. Impact of the gut microbiome on immune checkpoint inhibitor efficacy-a systematic review[J]. Curr Oncol,2019,26(6):395-403.

[2] Limeta A,Ji B,Levin M,et al. Meta-analysis of the gut microbiota in predicting response to cancer immunotherapy in metastatic melanoma[J]. JCI Insight,2020,5(23):e140940.

[3] Andrews M C,Duong C P M,Gopalakrishnan V,et al. Gut microbiota signatures are associated with toxicity to combined CTLA-4 and PD-1 blockade[J]. Nat Med,2021,27(8):1432-1441.

[4] Heshiki Y,Vazquez-Uribe R,Li J,et al. Predictable modulation of cancer treatment outcomes by the gut microbiota[J]. Microbiome,2020,8(1):28.

[5] Vernocchi P,Gili T,Conte F,et al. Network analysis of gut microbiome and metabolome to discover microbiota-linked biomarkers in patients affected by non-

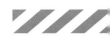

small cell lung cancer[J]. Int J Mol Sci,2020,21(22):8730.

[6] Ghini V,Laera L,Fantechi B,et al. Metabolomics to assess response to immune checkpoint inhibitors in patients with non-small-cell lung cancer[J]. Cancers (Basel),2020,12(12):3574.

[7] Zizzari I G,Di Filippo A,Scirocchi F,et al. Soluble immune checkpoints,gut metabolites and performance status as parameters of response to nivolumab treatment in NSCLC patients[J]. J Pers Med,2020,10(4):208.

[8] Coutzac C,Jouniaux J M,Paci A,et al. Systemic short chain fatty acids limit antitumor effect of CTLA-4 blockade in hosts with cancer[J]. Nat Commun, 2020,11(1):2168.

[9] Mager L F,Burkhard R,Pett N,et al. Microbiome-derived inosine modulates response to checkpoint inhibitor immunotherapy[J]. Science,2020,369(6510): 1481-1489.

[10] Xu X,Lv J,Guo F,et al. Gut microbiome influences the efficacy of PD-1 antibody immunotherapy on MSS-Type colorectal cancer via metabolic pathway [J]. Front Microbiol,2020,11:814.

[11] Wind T T,Gacesa R,Vich Vila A,et al. Gut microbial species and metabolic pathways associated with response to treatment with immune checkpoint inhibitors in metastatic melanoma[J]. Melanoma Res,2020,30(3):235-246.

[12] Mager L F,Burkhard R,Pett N,et al. Microbiome-derived inosine modulates response to checkpoint inhibitor immunotherapy[J]. Science,2020,369(6510): 1481-1489.

[13] Botticelli A,Vernocchi P,Marini F,et al. Gut metabolomics profiling of non-small cell lung cancer (NSCLC) patients under immunotherapy treatment[J]. J Transl Med,2020,18(1):49.

[14] Sethi V,Vitiello G A,Saxena D,et al. The role of the microbiome in immunologic development and its implication for pancreatic cancer immunotherapy[J]. Gastroenterology,2019,156(7):2097-2115. e2.

[15] Petrelli F, Iaculli A, Signorelli D, et al. Survival of patients treated with antibiotics and immunotherapy for cancer: a systematic review and meta-analysis[J]. J Clin Med, 2020, 9(5): 1458.

[16] Katayama Y, Yamada T, Shimamoto T, et al. The role of the gut microbiome on the efficacy of immune checkpoint inhibitors in Japanese responder patients with advanced non-small cell lung cancer[J]. Transl Lung Cancer Res, 2019, 8(6): 847-853.

[17] Ochi N, Ichihara E, Takigawa N, et al. The effects of antibiotics on the efficacy of immune checkpoint inhibitors in patients with non-small-cell lung cancer differ based on PD-L1 expression[J]. Eur J Cancer, 2021, 149: 73-81.

[18] Lee S H, Cho S Y, Yoon Y, et al. Bifidobacterium bifidum strains synergize with immune checkpoint inhibitors to reduce tumour burden in mice [J]. Nat Microbiol, 2021, 6(3): 277-288.

[19] Tomita Y, Ikeda T, Sakata S, et al. Association of probiotic *clostridium butyricum* therapy with survival and response to immune checkpoint blockade in patients with lung cancer[J]. Cancer Immunol Res, 2020, 8(10): 1236-1242.

[20] Cortellini A, Di Maio M, Nigro O, et al. Differential influence of antibiotic therapy and other medications on oncological outcomes of patients with non-small cell lung cancer treated with first-line pembrolizumab versus cytotoxic chemotherapy[J]. J Immunother Cancer, 2021, 9(4): e002421.

[21] Baruch E N, Youngster I, Ben-Betzalel G, et al. Fecal microbiota transplant promotes response in immunotherapy-refractory melanoma patients [J]. Science, 2021, 371(6529): 602-609.

[22] Davar D, Dzutsev A K, McCulloch J A, et al. Fecal microbiota transplant overcomes resistance to anti-PD-1 therapy in melanoma patients[J]. Science, 2021, 371(6529): 595-602.

[23] Riquelme E, Zhang Y, Zhang L, et al. Tumor microbiome diversity and composition influence pancreatic cancer outcomes[J]. Cell, 2019, 178(4): 795-

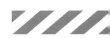

806. e12.

[24] Mohiuddin J J, Chu B, Facciabene A, et al. Association of antibiotic exposure with survival and toxicity in patients with melanoma receiving immunotherapy [J]. J Natl Cancer Inst, 2021, 113(2): 162-170.

[25] Liu T, Xiong Q, Li L, et al. Intestinal microbiota predicts lung cancer patients at risk of immune-related diarrhea[J]. Immunotherapy, 2019, 11(5): 385-396.

[26] Sun S, Luo L, Liang W, et al. *Bifidobacterium* alters the gut microbiota and modulates the functional metabolism of T regulatory cells in the context of immune checkpoint blockade[J]. Proc Natl Acad Sci U S A, 2020, 117(44): 27509-27515.

[27] Liu B, Yang L, Cui Z, et al. Anti-TNF-α therapy alters the gut microbiota in proteoglycan-induced ankylosing spondylitis in mice [J]. Microbiologyopen, 2019, 8(12): e927.

[28] Yuan D, Tao Y, Wang H, et al. A comprehensive analysis of the microbiota composition and host driver gene mutations in colorectal cancer[J]. Invest New Drugs, 2022, 40(5): 884-894.

[29] Li Y, Elmén L, Segota I, et al. Prebiotic-induced anti-tumor immunity attenuates tumor growth[J]. Cell Rep, 2020, 30(6): 1753-1766. e6.

[30] Le Naour J, Galluzzi L, Zitvogel L, et al. Trial watch: IDO inhibitors in cancer therapy[J]. Oncoimmunology, 2020, 9(1): 1777625.

[31] Jenkins S V, Alimohammadi M, Terry A S, et al. Dysbiotic stress increases the sensitivity of the tumor vasculature to radiotherapy and c-Met inhibitors[J]. Angiogenesis, 2021, 24(3): 597-611.

[32] Dizman N, Hsu J, Bergerot P G, et al. Randomized trial assessing impact of probiotic supplementation on gut microbiome and clinical outcome from targeted therapy in metastatic renal cell carcinoma[J]. Cancer Med, 2021, 10 (1): 79-86.

[33] Yamamoto K, Kuzuya T, Honda T, et al. Relationship between adverse events

and microbiomes in advanced hepatocellular carcinoma patients treated with sorafenib[J]. Anticancer Res,2020,40(2):665-676.

[34] Wong C W,Yost S E,Lee J S,et al. Analysis of gut microbiome using explainable machine learning predicts risk of diarrhea associated with tyrosine kinase inhibitor neratinib:a pilot study[J]. Front Oncol,2021,11:604584.

[35] Ianiro G,Rossi E,Thomas A M,et al. Faecal microbiota transplantation for the treatment of diarrhoea induced by tyrosine-kinase inhibitors in patients with metastatic renal cell carcinoma[J]. Nat Commun,2020,11(1):4333.

[36] Sarhadi V,Lahti L,Saberi F,et al. Gut microbiota and host gene mutations in colorectal cancer patients and controls of iranian and finnish origin [J]. Anticancer Res,2020,40(3):1325-1334.

[37] 郭智,王钧,王强.肠道微生态与肿瘤[J].临床内科杂志,2022,39(8):568-570.

[38] 安江宏,钱莘,骆璞,等.肠道微生态与肿瘤的诊断和治疗[J].国际肿瘤学杂志,2021,48(7):436-440.

[39] 陈琳琳,李后开.靶向肠道微生态:中药药效机理研究的新机遇与挑战[J].上海中医药杂志,2020,54(2):14-20.

（梁婧　刘晓琳）

第十二章
血液肿瘤化疗后感染与肠道微生态改变

　　肿瘤患者化疗后必将经历中性粒细胞减少阶段,因此感染就成为化疗相关死亡的主要危险因素。相比于实体肿瘤,血液肿瘤化疗后粒细胞缺乏的时间更长,程度更深。实体肿瘤化疗后粒细胞缺乏伴发热的发生率为 $10\%\sim50\%$,而血液肿瘤化疗后粒细胞缺乏伴发热的发生率可达 80% 以上,感染相关病死率可接近 10% 。感染的病原菌谱一直处于变化中,易受当地流行病学、药物预防、中心静脉置管以及其他医疗设备使用的影响。常见的化疗后感染病原菌多种多样,包括细菌、真菌、病毒、蠕虫、不典型病原体。近年来,对于血液肿瘤患者肠道微生态的研究开始兴起。微生物群影响造血系统的发育和免疫细胞的迁移。抗生素引起的菌群失调可引起血细胞生成的多谱系改变,并能抑制多能祖细胞。血液肿瘤患者化疗后引起的感染与肠道微生态的改变有密切的关系,恢复血液肿瘤肠道微生物群多样性有可能成为血液肿瘤重要的治疗方法。

第一节　血液肿瘤化疗后感染

血液肿瘤包括急性白血病、慢性白血病、淋巴瘤、骨髓瘤、骨髓增生异常综合征等疾病,都会影响人体的免疫系统或大剂量化放疗时引起中性粒细胞减少甚至缺乏。感染是血液肿瘤患者常见的合并症和重要死因之一,特别是血流感染(BSI)与肺炎。国内多中心流行病学资料显示,年龄>40岁、血流动力学不稳定、既往耐药菌的定植或感染、BSI和肺部感染是粒细胞缺乏伴发热患者死亡的独立危险因素。

据统计,60%~70%的白血病/淋巴瘤患者死于感染。由于血液肿瘤患者化疗后骨髓抑制明显和中性粒细胞减少,加之免疫力低下,感染的机会增多,常成为患者病情加重、治疗失败甚至死亡的主要原因,严重影响了肿瘤的治疗和预后,故查找并分析感染的途径及病因成为临床医师必须面对的问题。我国粒细胞缺乏伴发热的病原流行病学资料大多来源于BSI数据,与国外调查结果基本一致。致病菌以革兰阴性杆菌为主,占50%以上。常见革兰阴性杆菌包括大肠杆菌、肺炎克雷伯菌、铜绿假单胞菌、嗜麦芽窄食单胞菌和鲍曼不动杆菌;常见革兰阳性球菌包括肠球菌、链球菌、金黄色葡萄球菌和凝固酶阴性葡萄球菌。病原谱因感染部位和危险因素不同存在差异。从细菌分布看,大肠杆菌、铜绿假单胞菌、肺炎克雷伯菌、阴沟肠杆菌和肠球菌等主要致病菌多数在体内有定植,这提示血液肿瘤化疗后感染很大一部分是内源性感染。预防性使用抗生素可延缓粒细胞缺乏患者发热和菌血症的发生并可使耐药菌株减少,可能与抑制内源性细菌感染有很大关系。肠球菌是肠道和生殖道的正常菌群,由于对大多数常用的抗生素有天然耐药能力,以及通过突变或质粒耐药基因转移获得对其他抗生素的耐药性,正越来越多地成为医院感染的病原菌。耐万古霉素肠球菌逐年增加。研究结果显示,血液肿瘤化疗后感染主要为内源性细菌感染,革兰阴性菌是主要致病菌。国内前瞻性、多中心流行病学研究显示,接受化疗的血液恶性肿瘤患者中,侵袭性真菌感染总发生率为2.1%,其中骨髓增生异常综合征(MDS)/急性髓系白血病(AML)患者侵袭性真菌感染发生率最高,尤其在诱导化疗期间。

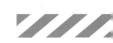

近年来肿瘤分子靶向治疗的应用也导致侵袭性真菌感染风险增高，尤其是使用布鲁顿酪氨酸激酶（Bruton's tyrosinekinase，BTK）抑制剂时。国外的一项研究显示，在接受 BTK 抑制剂治疗的复发/难治慢性淋巴细胞白血病（CLL）患者中侵袭性真菌感染的发生率可达 7.1%，其中 81.8% 为曲霉菌感染，多数发生在 BTK 抑制剂使用的前 3 个月内。值得注意的是，发生侵袭性真菌感染的患者中 40% 有中枢神经系统受累。念珠菌和曲霉菌是血液病患者侵袭性真菌感染最常见的致病菌。真菌血症以念珠菌感染多见；肺部侵袭性真菌感染以丝状真菌感染为主，其中曲霉菌为主要致病菌。中国医院侵袭性真菌病监测网（CHIF-NET）2015—2017 年监测数据显示，从全国 77 家医院念珠菌血症患者中分离鉴定出的 4010 株念珠菌中，常见病原菌依次为白色念珠菌（32.9%）、近平滑念珠菌（27.1%）、热带念珠菌（18.7%）、光滑念珠菌（12.0%）等；但在内科住院病房分离的菌株中，最常见的为热带念珠菌（37.3%）。

近年来，随着唑类药物的广泛预防性应用，非曲霉属丝状真菌的比例呈现升高趋势。IFI 是血液系统恶性肿瘤重要死亡原因之一。国外数据显示，过去 20 年中侵袭性真菌感染相关病死率整体呈下降趋势，但造血干细胞移植后侵袭性真菌感染相关病死率仍高达 50%。国内多中心研究数据显示，血液系统恶性肿瘤接受化疗者总病死率仅 1.5%，侵袭性真菌感染患者病死率为 11.7%。据报道，急性白血病患者 IFI 感染的发病率达 8%～30%，且发病率呈上升趋势，以肺部真菌感染多见。国内多中心临床研究提示，血液系统恶性肿瘤化疗患者中男性、既往真菌感染病史、疾病未缓解时接受诱导或再诱导化疗、中心静脉置管、化疗后发生粒细胞缺乏、粒细胞缺乏持续超过 10 天、化疗后出现低蛋白血症 7 项临床指标为侵袭性真菌感染相关独立危险因素。侵袭性真菌感染由于临床表现多样，死亡率高，严重影响化疗效果，加之目前缺乏特异性强、灵敏度高的诊断指标，早期诊断困难，治疗周期长，花费巨大，逐渐成为临床需要迫切解决的难题。

血液肿瘤患者化疗后体内潜伏的病毒容易引发感染，其中 EBV 和 CMV 感染是威胁患者临床疗效和生存的重要并发症之一。CMV 感染是导致异基因造血干细胞移植患者感染和预后不良的主要原因之一。慢性 HBV 感染是病毒复制与宿主抗病毒反应相互作用的一个自然过程。随着化疗药物在血液肿瘤治疗中的广泛应用，合并 HBV 感染的血液肿瘤患者化疗后 HBV 再激活的现象受到了研究者的关注。有研究表明，HBV 再激活在血液肿瘤中的发生率为 19%～48%，对于该类患者，化疗后 HBV 再激活有可能使患者被迫中断化疗或延期化疗,甚至引起肝炎相关性死亡。化疗后粒细胞缺乏,机体抵抗力差,也可引起体内带状疱疹病毒激活及结核杆菌感染,故对应用免疫抑制剂、化疗的患者提前行预防性抗病毒治疗至关重要。IFD还包括非典型病原体感染。非典型病原体主要是指能引起呼吸道感染的一组病原体,包括肺炎支原体(MP)、肺炎衣原体(CP)、嗜肺军团菌(LP)、脲原体属(主要引起泌尿生殖道感染)和沙眼衣原体(多引起沙眼及泌尿生殖道感染)等。非典型病原体已成为引起社区获得性肺炎(CAP)的主要病原体,在下呼吸道感染中的地位日益受到人们的重视。

第二节　肠道微生态的影响

化疗药物对肠道微生态的破坏及血液肿瘤患者化疗后使用抗生素对肠道微生物正常菌群的影响,一方面造成肠道菌群失调;另一方面直接损伤肠黏膜细胞。二者均可造成肠黏膜免疫功能紊乱。小肠黏膜损伤时黏膜的吸收面积减少,肠壁的通透性被破坏,肠道细菌失去定植的界面,最终导致益生菌减少和肠道菌群紊乱。机体肠黏膜屏障功能被破坏,肠道菌群微生态失衡,免疫功能及全身防御系统受到抑制可导致肠道细菌和内毒素移位,进一步发展可引起肠源性感染。有关抗生素对肠道菌群影响的早期研究重点往往集中于抗生素引起的腹泻和肠炎,而对于那些虽未发生腹泻和肠炎,但肠道菌群已严重紊乱的病例则未给予足够的重视。抗生素对肠道菌群的影响是多方面的,首先是肠道内某些细菌过度生长的影响,如酵母菌过度生长可导致免疫功能低下患者全身感染,艰难梭菌可引起伪膜性肠炎,增加二重感染的机会。其次是促使肠道内耐药菌株的产生,以及降低肠道菌群原有抵御外来细菌侵入的能力,即定植抗力。造成上述改变的原因主要是抗生素的使用不当使肠道内正常菌群特别是其中的专性厌氧菌的数量大大减少,形成一个"细菌真空",而这一真空只能由外来的致病菌、条件致病菌和肠道内的耐药共生菌的过度生长来填补。

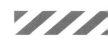

　　抗生素引起肠道菌群改变对宿主的影响也是多方面的,有些甚至是非常严重的。某些细菌在肠道内过度生长导致腹泻和肠炎,这是抗生素对肠道菌群不良影响最明显、最直观的临床表现,其中以艰难梭菌致伪膜性肠炎最为严重,常可导致患者死亡。肠道中耐药菌株种类和数量的增多,势必会增加宿主被耐药菌感染的机会,而且一旦发生耐药菌感染,很难控制。定植抗力降低使体外致病菌、条件致病菌有机会在肠道定植并大量繁殖,可导致严重后果。定植抗力的降低是耐药菌株在医院患者,特别是在使用抗生素的患者中传播而造成医院感染的主要原因之一。在某些情况下,由于宿主本身及肠道菌群的变化,肠道细菌穿过肠壁入血或到达肠系膜淋巴结及肝、脾等脏器,即肠道细菌易位,这可能是由抗生素破坏了肠道微生态的平衡所致。一些免疫功能低下患者的肠道菌群已经发生紊乱或处于紊乱的边缘,这些患者在抗感染时,如抗生素使用不当,会促使肠道细菌易位,并发展成为严重的脓毒血症、多脏器功能衰竭,甚至造成死亡。细菌易位是指活细菌从胃肠道经肠系膜淋巴结进入血流,到达其他器官的过程。一个活体,每时每刻都在预防着肠道菌群的易位,当这些细菌试图穿越肠壁易位时,机体会迅速将它们消灭。在中性白细胞减少和其他免疫抑制状态下,由化疗引起肠黏膜完整性破坏、细菌侵入或抗生素对肠道正常厌氧菌的抑制作用(大多数肠道的正常菌群有助于预防细菌易位)可导致凶险性感染。大肠杆菌、克雷伯菌属和铜绿假单胞菌等革兰阴性菌最易出现易位。

第三节　血液肿瘤化疗后感染的治疗

一、中性粒细胞缺乏伴发热诊治

　　《中国中性粒细胞缺乏伴发热患者抗菌药物临床应用指南(2020 年版)》(下文简称

《指南》仍然强调在经验性抗菌药物治疗之前必须排除粒细胞缺乏伴发热患者的非感染因素，进行血液病原微生物培养及可疑感染部位筛查等，并进行感染危险分层、耐药危险因素评估及感染复杂程度评估。这些工作完成后应尽快开始经验性抗菌药物治疗，而不必等待微生物学的结果。尽管相当一部分的粒细胞缺乏伴发热患者最终无法明确致病原，但考虑到这类患者病情严重、病死率较高，尽早开始抗菌药物治疗可显著改善粒细胞缺乏伴发热患者的预后；同时，运用多种病原学检测方法明确致病原，对目标性抗感染治疗至关重要。选择抗菌药物的原则是覆盖可迅速引起严重并发症或危及患者生命的最常见和毒力较强的病原菌，同时必须考虑本区域、本院及本科室感染的高发耐药菌、患者曾经发生过的耐药菌感染、此次感染发生之前定植的耐药菌。特别是多药耐药（MDR）革兰阴性杆菌感染是粒细胞缺乏伴发热患者死亡的重要因素，也是粒细胞缺乏伴发热患者经验性抗菌药物治疗失败的主要因素。《指南》特别强调用药之前充分了解患者之前发生的耐药菌感染或耐药菌定植对于指导用药具有的关键作用，因为众多研究证实患者发生的耐药菌感染特别是 MDR 菌感染往往与之前的耐药菌感染或定植有明显的相关性。

有学者对 8 项血液病及造血干细胞移植伴产 ESBL 的 BSI 患者的研究进行了汇总分析，发现死亡率为 4％～45％，明显高于非产 ESBL BSI 患者的 5％～19％；也有学者汇总分析相关文献后指出，血液病伴耐碳青霉烯类肠杆菌感染的 BSI 患者感染相关死亡率均在 50％以上。此外，国内有学者研究了恶性血液病患者粒细胞缺乏伴 BSI 起始接受恰当抗菌药物与否对患者 7 天内死亡率的影响，发现起始接受恰当抗菌药物治疗的患者，7 天内死亡率仅有 7.7％，明显低于 72 h 内仍未获得恰当抗菌药物治疗患者的29.9％。《指南》强调粒细胞缺乏伴发热患者经验性抗菌药物治疗应选择具有杀菌活性、抗假单胞菌活性和安全性良好的广谱抗菌药物，主要是基于粒细胞缺乏伴发热患者铜绿假单胞菌特别是碳青霉烯类耐药铜绿假单胞菌（CRPA）菌血症病死率较高。经验性抗菌药物治疗宜采用升阶梯或降阶梯策略。《指南》强调，病情尚平稳、粒细胞缺乏伴发热前确定无耐药菌定植、先前无耐药菌感染、耐药菌感染不是粒细胞缺乏伴发热常见原因的患者可采用升阶梯策略。因粒细胞缺乏伴发热患者 BSI 主要致病菌是革兰阴性菌，可选药物包括抗假单胞头孢菌素（如头孢吡肟、头孢他啶）或 β-内酰胺酶抑制剂复合制剂（如哌拉西林/他唑巴坦、头孢哌酮/舒巴坦）等；如果初始治疗时患者

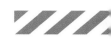

感染病情较重（如血液动力学不稳定或感染性休克）或高度怀疑患者存在 MDR 菌感染的危险，则必须采用降阶梯策略，抗菌药物则选择碳青霉烯类单药或抗假单胞菌的 β-内酰胺类联合氨基糖苷类或喹诺酮类（重症患者选择 β-内酰胺类中的碳青霉烯类）治疗，必要时加用覆盖革兰阳性耐药菌药物。这样的选择主要是基于碳青霉烯类治疗严重粒细胞缺乏致感染的优势及避免过度使用的策略。

　　碳青霉烯类抗菌药物是治疗严重粒细胞缺乏伴发热致感染的重要药物。对于既往发生过碳青霉烯类耐药的肠杆菌科细菌（CRE）感染或 CRE 定植的患者，若出现严重感染，初始经验性治疗需考虑 CRE 感染的可能，经验性治疗需参照《血液肿瘤患者碳青霉烯类耐药的肠杆菌科细菌（CRE）感染的诊治与防控中国专家共识（2020 年版）》，特别是高危粒细胞缺乏伴发热患者，发热前存在多部位定植或伴有严重黏膜炎或合并肛周感染，而发生休克或严重的脓毒症、需要机械通气的呼吸衰竭、弥散性血管内凝血、意识障碍或精神异常、需要治疗的充血性心力衰竭、需要治疗的心律失常、肾衰竭等需要采取经验性抗 CRE 治疗。选择治疗药物需在覆盖假单胞菌和其他常见的 GNB（如产 ESBL 的肠杆菌科细菌）的同时覆盖 CRE，可以根据 CRE 主动筛查或既往 CRE 感染时的药敏结果。总之，粒细胞缺乏伴发热患者初始经验性抗菌治疗意义重大，需要医师对患者可能存在的耐药菌感染进行充分判断，选择合适的抗菌药物。患者先前曾经发生过的耐药菌感染或定植耐药菌是抗菌治疗的重要参考。当然，粒细胞缺乏伴发热患者初始经验性抗菌治疗必须覆盖假单胞菌及其他常见 GNB。碳青霉烯类抗菌药物是粒细胞缺乏伴发热患者初始经验性治疗的重要药物，头孢他啶/阿维巴坦联合氨曲南是粒细胞缺乏伴发热怀疑 CRE 感染患者经验性治疗的重要选择。

二、真菌感染诊治

　　伊曲康唑属于目前临床常用的三唑类抗真菌药，对深部真菌及浅表真菌均有较好的抗菌作用，其抗菌谱较广，包括念珠菌属、曲霉菌、组织胞浆菌等。伊曲康唑脂溶性强，在肺部及上皮组织中的血药浓度较高。预防性应用伊曲康唑，可以明显降低血液肿瘤患者化疗后的真菌感染率。侵袭性真菌感染常累及的部位为下呼吸道等,其中以肺部感染最多见。侵袭性肺部真菌感染的发生率逐年升高,其临床危险因素主要有重度粒细胞缺乏、长期应用免疫抑制剂及移植物抗宿主病的发生等。此外,曾接受广谱抗菌药物治疗、粒细胞缺乏时间大于半个月、长期深静脉置管也是侵袭性肺部真菌感染的高危因素。患者的胸部 CT 表现复杂多样,一般表现为结节或斑片影,有时可见典型晕轮征或新月征,这是较为特征性的改变,部分患者疾病早期可呈现非特征性改变,如支气管扩张征、树芽征、毛玻璃影、实变影、微小结节影等。磨玻璃影对早期诊断意义重大,为曲霉菌气道侵袭的特征性表现,CT 影像学上出现新的浸润征象也要考虑,早期使用有效的抗真菌药物是关键措施。对于血液肿瘤患者,肺部特征性影像学改变,结合特异性 G/GM 试验阳性就可以确诊为侵袭性肺部真菌感染。常用的一线抗真菌治疗药物有伏立康唑注射液、伊曲康唑注射液、卡泊芬净及两性霉素B,一般可以单药或者联合抗真菌药物治疗,常用的联合抗真菌药物有伏立康唑注射液联合卡泊芬净或两性霉素 B、卡泊芬净联合两性霉素 B 等。在常用的抗真菌药物中,氟康唑和棘白菌素常常用于移植后预防真菌感染,但氟康唑对霉菌和某些假丝酵母菌无效,棘白菌素对霉素的疗效有限。使用两性霉素 B 后常常会出现严重的不良反应。具有广谱抗真菌作用的伏立康唑注射液是《指南》推荐的一线药物,它的作用机制是抑制真菌中由细胞色素 P450 介导的 14α-甾醇去甲基化,从而抑制麦角甾醇生物合成。

三、乙肝病毒感染诊治

目前临床上常使用抗核苷酸类似物(如拉米夫定和恩替卡韦)预防化疗所致的HBV 再激活。HBV 单基因位点突变可导致对拉米夫定耐药,而对恩替卡韦产生耐药,需要在该位点突变的基础上进一步突变,因此长期使用拉米夫定容易产生耐药。有研究显示,HBsAg 阳性患者使用拉米夫定的 HBV 再激活率为 20%~30%,因此推荐因血液肿瘤接受化疗的患者优先考虑服用恩替卡韦进行抗病毒治疗。对于不同类型的血液肿瘤,由于使用利妥昔单抗是 HBV 再激活的高危因素,而含有利妥昔单抗的

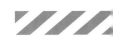

R-CHOP 方案已成为淋巴瘤化疗的标准方案,因此需要使用更强效且耐药屏障高的抗病毒药物,如恩替卡韦。既往有研究表明,淋巴瘤患者 HBV 再激活率:恩替卡韦组为 6.6%,拉米夫定组为 30%。两组差异有统计学意义。推荐淋巴瘤患者优先使用恩替卡韦预防 HBV 再激活。而白血病的化疗方案类型较多,异质性大,因此关于白血病患者合并乙肝时抗病毒药物选择方面的研究比较缺乏。抗病毒药物的选择时,还需要考虑患者 HBV DNA 水平。HBV DNA 水平是影响 HBV 再激活的关键因素之一。有文献报道,化疗前 HBV DNA 水平低于检测下限时,使用恩替卡韦和拉米夫定预防 HBV 再激活没有疗效差异;HBV DNA 水平高于检测下限时,推荐使用恩替卡韦。

四、疱疹病毒感染诊治

在中性白细胞减少期间,无环鸟苷可以预防单纯疱疹病毒感染复发。带状疱疹多发于免疫力低下、年龄相对大的人群。成年人一般感染后,带状疱疹病毒可潜伏于颅神经的感觉神经节细胞或者脊髓后根神经节细胞,当有诱发因素时,如感染、创伤、应用免疫抑制剂后、放化疗后就可激活潜伏的疱疹病毒而发病,感染过程中以细胞免疫为主要反应。相关数据显示,在普通人群中每年带状疱疹的发病率为 0.02% ~ 0.03%。相关研究表明,在 405 例血液病患者中带状疱疹的发病率为 4.94%,并且造血干细胞移植后该病发病率为 7.89%;大多数血液病患者需要使用糖皮质激素治疗、免疫抑制剂治疗,导致带状疱疹合并出现。由此可见,血液病引发带状疱疹的概率明显比其他人群高。在带状疱疹发病 3 天内给予抗病毒药物可有效降低病毒含量及减弱毒性,可在未对神经造成深入损伤前控制病毒克隆。化疗后的血液肿瘤患者应口服阿昔洛韦片联合丙种球蛋白治疗,预防疱疹病毒感染和提升自身免疫力,增强耐受力,同时加强关注患有基础疾病(如糖尿病)和疾病未得到缓解者,加强病房清洁和消毒,保持室内空气流通,预防和避免病毒感染,使血液肿瘤化疗后患者合并带状疱疹的发生率降低。

五、结核分枝杆菌感染诊治

血液肿瘤患者在抗肿瘤治疗有效时若出现不明原因的发热,经抗感染、抗真菌治疗无效时,应该警惕结核分枝杆菌感染的可能;应该常规行结核菌素试验、结核抗体检测、痰涂片抗酸染色、胸部影像学检查等。即使结核菌素试验阴性,结核抗体阴性,痰结核分枝杆菌阴性,血培养阴性,不论红细胞沉降率快或不快,仍需高度警惕合并结核病。尤其怀疑肺结核时,行胸部 CT 检查非常必要;应常规行骨髓涂片及骨髓活检以检查结核分枝杆菌;淋巴结肿大患者,行淋巴结活检也很有必要。诊断性抗结核治疗是确诊结核分枝杆菌感染的重要方法之一。异烟肼可预防结核分枝杆菌感染,特别是淋巴网状细胞肿瘤患者活动性结核的发生。鉴于我国对大环内酯类药物耐药率高达90%,与氟喹诺酮类和四环素相比,针对呼吸系统疾病喹诺酮类药物对肺炎支原体的体外抗菌活性较好,而且具有较好的肺组织穿透性,是治疗成人支原体肺炎的理想药物。恶性血液病患者中肺孢子菌肺炎风险与基础疾病和治疗方案有关,最重要的危险因素包括急性淋巴细胞白血病、皮质类固醇和 T 细胞消耗剂的使用。甲氧苄啶(trimethoprim,TMP)和磺胺甲噁唑(sulfamethoxazole,SMZ)的组合(SMZ-TMP)是目前临床治疗肺孢子菌肺炎的首选方案,对非 HIV 感染的肺孢子菌肺炎患者的有效率为60%～80%。SMZ-TMP 是预防用药的首选。一项 2014 年的 Cochrane 荟萃分析评估了 SMZ-TMP 预防血液恶性肿瘤、干细胞移植和器官移植患者肺孢子菌肺炎的有效性,发现接受预防的患者相关肺炎的风险比未接受预防的患者低 85%。

总而言之,随着对肠道微生物群和血液肿瘤认识的逐步深入,肠道微生物群在血液肿瘤治疗中的地位日益受到重视。针对血液肿瘤化疗后患者除传统抗感染治疗外,给予益生菌和进行粪菌移植,也是探索血液肿瘤化疗后感染与肠道微生态关系的重大进步。使用益生菌可减轻抗肿瘤药物的不良反应。粪菌移植可恢复造血干细胞移植后患者的肠道菌群的多样性。现有研究对血液肿瘤患者的肠道微生物群仍处于初步探索阶段,肠道微生物群在血液肿瘤的个体化治疗中有着广泛的应用前景,值得进一步深入研究。

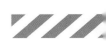

参考文献

[1] 王英,张冬梅,李国忠.血液肿瘤化疗患者医院感染病原菌分布及影响因素分析[J].中华医院感染学杂志,2019,29(7):1049-1052.

[2] 王钧,王强,郭智.肠道微生态与免疫检查点抑制剂的临床应用管理[J].临床内科杂志,2023,40(1):20-23.

[3] 陈欣,冯四洲.《中国中性粒细胞缺乏伴发热患者抗菌药物临床应用指南(2020年版)》解读[J].临床药物治疗杂志,2021,19(9):14-17.

[4] Satlin M J,Walsh T J. Multidrug-resistant enterobacteriaceae, pseudomonas aeruginosa, and vancomycin-resistant enterococcus: three major threats to hematopoietic stem cell transplant recipients[J]. Transpl Infect Dis,2017,19(6):10.

[5] Tang Y,Wu X,Cheng Q,et al. Inappropriate initial antimicrobial therapy for hematological malignancies patients with Gram-negative bloodstream infections[J]. Infection,2020,48(1):109-116.

[6] Zhang Y,Zheng Y,Dong F,et al. Epidemiology of febrile neutropenia episodes with gram-negative bacteria infection in patients who have undergone chemotherapy for hematologic malignancies: a retrospective study of 10 years' data from a single center[J]. Infect Drug Resist,2020,13:903-910.

[7] Falcone M,Bassetti M,Tiseo G,et al. Time to appropriate antibiotic therapy is a predictor of outcome in patients with bloodstream infection caused by KPC-producing Klebsiella pneumoniae[J]. Crit Care,2020,24(1):29.

[8] 郭智,刘玄勇,陈丽娜,等.伏立康唑注射液治疗血液肿瘤化疗后合并侵袭性肺部真菌感染的临床疗效[J].现代肿瘤医学,2020,28(21):3786-3789.

[9] 郑珊珊,郭智,陈丽娜,等.血液肿瘤患者侵袭性真菌病经验治疗与诊断驱动治疗的对比研究[J].国际肿瘤学杂志,2019,46(7):410-414.

[10] 王汇敏,包俊豪,何美芝,等.恩替卡韦和拉米夫定防治血液肿瘤化疗后乙型肝炎病毒再激活的临床研究[J].中国实用内科杂志,2020,40(8):668-670.

[11]　中国医师协会血液科医师分会,中国侵袭性真菌感染工作组.血液病/恶性肿瘤患者侵袭性真菌病的诊断标准与治疗原则(第六次修订版)[J].中华内科杂志,2020,59(10):754-763.

[12]　Ghez D,Calleja A,Protin C,et al. Early-onset invasive aspergillosis and other fungal infections in patients treated with ibrutinib[J].Blood,2018,131(17):1955-1959.

[13]　中华医学会血液学分会,中国医师协会血液科医师分会.中国中性粒细胞缺乏伴发热患者抗菌药物临床应用指南(2020年版)[J].中华血液学杂志,2020,41(12):969-978.

[14]　中华医学会血液学分会,中国医师协会血液科医师分会.血液肿瘤患者碳青霉烯类耐药的肠杆菌科细菌(CRE)感染的诊治与防控中国专家共识(2020年版)[J].中华血液学杂志,2020,41(11):881-889.

（周昭贵　刘宁　金梦迪）

第十三章

造血干细胞移植后
相关感染

造血干细胞移植（HSCT）是将他人或自身的造血干细胞移植到患者体内，通过重建造血及免疫系统以治疗疾病的一种治疗方法。HSCT 受者在 HSCT 期间，受致死量化疗和放疗、中心静脉导管及移植物抗宿主病（GVHD）的影响，黏膜屏障受损，全血细胞减少，免疫功能受抑，出现移植后相关感染。感染是 HSCT 受者的主要死亡原因之一。移植后各种免疫细胞数量和功能的正常重建对于感染的控制和疾病的治愈至关重要。

第一节　造血干细胞移植后免疫重建

如不伴 GVHD，黏膜损伤常在几周内修复。中性粒细胞数量在移植后 12～15 天即可重建，但其功能一般在移植后 2 个月才逐渐恢复正常，急性移植物抗宿主病（aGVHD）患者应用激素会延迟中性粒细胞功能恢复。异基因造血干细胞移植（allo-

HSCT)后 30 天受体的淋巴细胞主要由 NK 细胞组成,无 GVHD 患者的总 NK 细胞数量在 30 天内即可恢复到正常水平。CD4$^+$T 细胞在移植后前 3 个月低于 200 个/μL,移植后 1 年恢复到 300 个/μL,5 年恢复到 450 个/μL,20～30 年恢复至正常水平。儿童移植后 CD4$^+$T 细胞恢复快于成人。NK 细胞是 allo-HSCT 后早期发挥抗病毒免疫和移植物抗白血病反应(GVLR)的主要细胞亚群。T 细胞是细胞免疫介导的抗真菌、病毒和原虫感染所必需的。患者免疫缺陷导致移植后相关感染,长期免疫缺陷或免疫重建延迟严重影响患者的预后。

第二节　造血干细胞移植后免疫防御受损

HSCT 后受者的免疫防御受损程度随时间而变化,分为三个阶段:①恢复早期:对应移植后几周。②恢复中期:为移植后早期,相当于移植后的第 2 个月和第 3 个月。③恢复后期,对应移植 3 个月之后。不同时期的主要缺陷和感染特点如下。

1. 恢复早期(第一阶段)

高强度预处理会破坏快速分裂的细胞群,特别是骨髓造血细胞和黏膜上皮细胞。在 HSCT 后的几周内,全血细胞减少和黏膜屏障损伤是宿主防御感染性病原体时的主要缺陷。中性粒细胞减少的持续时间和严重程度是感染风险的独立影响因子。中性粒细胞减少的持续时间受干细胞数量、干细胞来源、病毒感染、移植后免疫抑制剂、细胞因子的影响。在 HSCT 受者中,90％的细菌感染发生在中性粒细胞计数低于 100 个/μL 时。黏膜受损的程度因预处理方案而异。口腔炎易见,全胃肠道黏膜都可受损。单纯疱疹病毒(HSV)1 型的再活化可导致口腔和食管下段黏膜的弥漫性或局部溃疡。这种变化与居住在颊黏膜上的微生物引起的菌血症有关。HSV2 型的再激活可导致尿道、唇部、会阴、肛周皮肤和黏膜破裂。在 HSCT 后使用细胞毒性药物,如甲

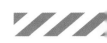

氨蝶呤或环磷酰胺来预防 GVHD 也会导致黏膜炎的恶化和延迟愈合,糖皮质激素也是如此。留置中心静脉导管破坏了皮肤屏障,使 HSCT 后的早期和晚期都有感染的风险。

2. 恢复中期(第二阶段)

移植后,患者进入一个细胞免疫和体液免疫严重缺乏的时期。免疫缺陷的程度和持续时间受移植类型、供受者组织相合程度、T 细胞清除、免疫抑制剂、病毒感染和GVHD 等因素的影响。黏膜屏障的完整性可能会因病毒感染、细胞毒性药物和GVHD 等而受损。留置静脉导管增加皮肤菌群感染的风险。

3. 恢复后期(第三阶段)

移植后超过第 100 天,患者 B 细胞和 $CD4^+$ T 细胞的数量缓慢恢复。随着时间的推移,细胞免疫和体液免疫都逐渐恢复。如果发生慢性移植物抗宿主病(cGVHD),细胞和体液免疫缺陷可能持续数月甚至数年。网状内皮功能也可严重受损,免疫球蛋白缺乏。

第三节　造血干细胞移植后相关感染特点

因宿主免疫缺陷随时间而变化,HSCT 后宿主不同时间的感染谱也在变化。相对于病毒和真菌感染,细菌感染在恢复的早期阶段占主导地位,而病毒和真菌感染在恢复的中后期阶段占主导地位。移植后恢复的中后期,患者发热的原因往往是巨细胞病毒感染、中心静脉导管感染、隐匿性鼻窦炎、肝脾性念珠菌病、肺部或播散性曲霉菌感染。

1. 恢复早期(第一阶段)

由于在中性粒细胞减少期间感染的体征和症状减轻,未经治疗的细菌感染可能迅速危及生命,因此中性粒细胞减少性发热应被视为感染性发热。细菌感染占中性粒细胞减少症期间首次感染的90%以上。革兰阴性菌是中性粒细胞减少症中最致命的细菌性病原体,是发病和死亡的主要原因。最常见的革兰阴性菌是大肠杆菌、克雷伯菌和铜绿假单胞菌。许多病原微生物的侵入部位是受损的胃肠道黏膜。静脉导管偶尔也可以作为革兰阴性菌的侵入部位。

革兰阳性菌已成为主要的病原体,革兰阳性菌引发的菌血症现已超过革兰阴性菌。革兰阳性菌目前占细菌感染的70%,而在30年前为30%。这种增长在很大程度上归因于普遍使用的中心静脉导管(CVC)。广泛使用覆盖革兰阴性菌的抗生素来净化肠道和减少革兰阴性菌感染,也导致了革兰阳性菌感染的扩散。革兰阳性菌偶尔也可能通过胃肠道侵入宿主。表皮葡萄球菌、金黄色葡萄球菌、α-溶血性链球菌和肠球菌是最常见的微生物。在首次发热时使用抗生素后,微生物菌群发生变化。中性粒细胞减少的第2周或随后1周内的反复或持续发热,在病因学上具异质性。应高度关注革兰阴性菌,特别是那些对首次治疗使用的抗生素有耐药性的细菌。如果不使用适当的抗生素,可能迅速危及生命。血流感染最常见的病原体是表皮葡萄球菌,这种微生物的毒性弱于革兰阴性菌,并能迅速从菌血症患者的血液培养中分离出来。金黄色葡萄球菌并不常见,但其毒性强,需要及时和有力的抗生素治疗。

2. 恢复中期(第二阶段)

随着中性粒细胞计数恢复,大多数细菌感染消失,可以停用抗菌药物。在恢复中期,偶尔会出现病因不明的发热。鼻窦炎是这一时期的常见病因,往往没有特定的局灶性体征或症状,易通过CT检测到。另一个潜在的发热原因是CVC所致隐性感染。对于持续发热的患者,偶尔需要移除CVC以排除这种可能性。接受allo-HSCT的患者,特别是当发生aGVHD且需要更强烈的免疫抑制时,在恢复中期比auto-HSCT受者更容易感染。病毒和真菌感染在这类疾病中占主导地位。

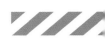

3.恢复后期(第三阶段)

随着时间的推移,宿主免疫功能逐渐恢复,感染风险逐渐降低。auto-HSCT受者在恢复后期发生细菌感染的风险非常低。然而,如果留置CVC仍然存在,导管相关感染仍可能发生。在没有cGVHD的情况下,allo-HSCT受者发生细菌感染的风险逐渐降低。然而,cGVHD患者由于CD4+淋巴细胞计数低,网状内皮功能差,易发生反复细菌感染,特别是荚膜菌感染,包括肺炎链球菌、流感嗜血杆菌和脑膜炎奈瑟菌感染。持续使用免疫抑制剂治疗,特别是皮质类固醇,因其对吞噬作用的有害影响,患者容易反复感染。接受非相关供体移植的患者,即使在没有cGVHD的情况下,也容易反复感染。

第四节　造血干细胞移植后的细菌感染

1.细菌感染概述

细菌感染是HSCT的常见并发症,接受清髓性预处理的HSCT患者发生率高达60%~100%。细菌感染可能发生于移植后任何时期,但主要发生于预处理后的骨髓抑制期,重度粒细胞缺乏、体液免疫缺陷、消化道黏膜损伤和中心静脉插管等是移植后细菌感染的危险因素。移植后早期,患者处于重度的骨髓抑制状态,口腔及肠道菌群异位和中心静脉插管是感染的主要来源,欧美等以革兰阳性球菌感染为主,国内不少移植中心则以革兰阴性菌感染为主,如大肠杆菌、肺炎克雷伯菌等最常见;大多数感染易发生在与机体共生定植微生物浓度最高的器官;大部分感染来自口腔、皮肤、消化道,特别是下消化道、肛周区,上呼吸道感染可导致下呼吸道感染。常见的感染类型依次为不明原因发热、革兰阴性杆菌或革兰阳性球菌菌血症、肺炎等。GVHD特别是肠道GVHD造成的黏膜炎是移植后期感染的主要来源,以革兰阴性杆菌为主,主要的感染类型为支气管肺炎、败血症和耳鼻喉的感染。在造血干细胞植入前,中性粒细胞减少及解剖屏障的损伤大大提高了机体易感性。

2. 革兰阳性球菌感染

造血干细胞植入和植入早期阶段通常持续约 30 天,在此阶段解剖屏障的破坏和中性粒细胞减少是导致细菌感染的最重要因素。皮肤和消化道黏膜表面是微生物入侵的主要障碍,这些表面都有定植的微生物。革兰阳性球菌感染目前最常见于骨髓移植后中性粒细胞减少时期。通常见于表皮葡萄球菌感染,与中心静脉导管的长期广泛使用相关。表皮葡萄球菌可以定植于这些设备上,并生产出很厚的糖蛋白保护层,应用抗生素很难将其清除。虽然通常认为其毒性较低,但其可以造成反复的菌血症、导管感染,甚至发展为大血管血栓性静脉炎或闭塞性细菌性心内膜炎。

其他细菌感染,如金黄色葡萄球菌、棒状杆菌和芽孢杆菌感染,也在中性粒细胞减少患者中造成严重的败血症。金黄色葡萄球菌感染是发生败血症的重要原因,它可通过破损的皮肤和黏膜进入人体,引起败血症、导管感染以及皮肤或肺部局部病变。重要的是,要注意到,尽管多数金黄色葡萄球菌感染是患者内生菌感染,但其还可以通过医院获得性感染的形式发生外源性感染,如耐甲氧西林金黄色葡萄球菌(MRSA)通常对抗生素耐药。

3. 革兰阴性杆菌感染

在传统观念中,需氧革兰阴性杆菌,如肠乳酸菌、铜绿假单胞菌,可以在中性粒细胞减少的机体中引起败血症,被认为是最可怕的病原微生物。然而,由于 20 世纪 80 年代出现了细菌感染谱的变化,革兰阳性球菌感染比革兰阴性杆菌更为普遍。这可能是由于广泛使用静脉导管,细胞毒性药物的使用增加造成黏膜炎,以及应用氟喹诺酮类药物预防感染。

革兰阴性杆菌感染往往表现为败血症。肠道细菌非常容易导致局部感染,如反复肛周部位感染,并迅速出现肛周病变(如肛裂或痔)。骨髓移植中造成最严重局部感染的是铜绿假单胞菌,其感染有多种形式,最常见的是坏疽性病变。坏疽性病变是一种病灶中心坏死的皮肤血管炎性病变,由微生物入侵有机体皮下导致,可以视为转移性

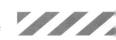

铜绿假单胞菌败血症,是主要的局部皮肤损伤。

黏膜炎由黏膜屏障损伤引发,其临床表现及严重程度差异很大,发病率高,明显损害患者的生活质量。上消化道的黏膜屏障,如口腔,容易感染草绿色链球菌,而下消化道黏膜损伤多由革兰阴性菌感染造成,并在粒细胞缺乏期出现肠炎的表现。已公认的胃肠道主要的感染来源有肠道微生物,如大肠杆菌和肺炎克雷伯菌。此外,中性粒细胞减少性肠炎或盲肠炎也是由细胞毒性药物治疗而导致的肠道黏膜严重损伤。损伤的黏膜屏障可成为金黄色葡萄球菌、铜绿假单胞菌和梭状芽孢杆菌等进入机体的重要门户。

4. 细菌感染的诊断

发热仍然是应用抗生素治疗的主要指标。当 HSCT 患者发生粒细胞缺乏伴发热(口腔温度＞38.5 ℃,或口腔温度＞38 ℃超过 1 h),且排除非感染性发热时,应立即开始抗感染处理,并积极寻找临床感染证据,措施包括仔细的体格检查、血液培养(包括中心静脉置管内血标本培养)、咽拭子培养、有尿道症状者进行清洁中段尿培养、有呼吸道症状者进行胸部 CT 检查等,而在留取培养标本后即应开始静脉抗感染治疗。心动过速、呼吸困难和器官功能受损也是感染的间接证据。成人呼吸窘迫综合征可能是败血症的表现。在发热开始时行胸部 X 线检查可能无法发现感染病灶,因此,对于持续发热的患者应进行重复检查。

5. 治疗

自 20 世纪 60 年代,人们已经认识到,中性粒细胞减少患者发生革兰阴性杆菌败血症时,如果抗生素治疗延迟,死亡率相当高。因此,在发热的同时就应给予抗感染治疗。如果抗感染治疗不及时启动,中性粒细胞减少患者合并革兰阴性杆菌败血症的死亡率接近 40%。使用广谱抗生素治疗是这段时期治疗的核心。经验性治疗可采用广谱抗生素或抗生素组合,如单用碳青霉烯类或联合使用 β-内酰胺类和氨基糖苷类。作为粒细胞缺乏期发热的辅助治疗,使用氨基糖苷类抗生素是有争议的。对于革兰阴性杆菌感染,氨基糖苷类具有协同作用,并有可能减少抗药性。氨基糖苷类治疗的缺点是存在肾毒性和耳毒性,对活动性葡萄球菌和链球菌疗效不佳,并且需要多次给药。因此,β-内酰胺类和喹诺酮类抗生素的组合更佳。可选择应用单药治疗,选用抗菌谱广、应用方便、安全性高的抗生素，如头孢类抗生素（如头孢他啶和头孢吡肟）、碳青霉烯类抗生素（如亚胺培南和美罗培南）。

选择初始抗生素时要充分考虑本病区患者感染的细菌流行病学特点，此外，还要考虑每位患者的特点，如患者移植前存在耐甲氧西林金黄色葡萄球菌（MRSA）、耐甲氧西林表皮葡萄球菌（MRSE）、耐万古霉素肠球菌（VRE）、产 ESBL 或产碳青霉烯酶肠杆菌科细菌、鲍曼不动杆菌、铜绿假单胞菌和嗜麦芽窄食单胞菌等病原菌定植或感染，粒细胞缺乏伴发热时应考虑这些耐药菌感染（可能性大），应该选择对这些耐药菌有效的抗菌药物。一般粒细胞缺乏伴发热者应该 2 h 内接受合适的抗生素治疗，而感染性休克患者应该在 1 h 内尽快得到合适的抗生素治疗。多数患者在开始广谱抗感染治疗 48～72 h 时发热即可取得缓解，在广谱抗生素治疗 72 h 无效时应根据本医院感染特点考虑给予抗球菌治疗，如应用万古霉素或进行经验性抗真菌治疗。经验治疗方案需要根据感染和发热的情况做修正。当有病原菌感染证据时，治疗应有靶向性。同样，治疗应根据感染可疑的部位不断进行修正。正规抗感染治疗后仍持续发热时，应该考虑鼻窦等隐匿部位的细菌感染、肝脾等部位的念珠菌感染、真菌菌血症、药物热、病毒血症及耐药菌感染的存在。随着诊断和治疗手段的不断改善，HSCT 后细菌感染的预后已经明显改善，但是细菌感染仍然是移植相关死亡的重要原因。不合理应用抗生素，特别是预防性应用，导致细菌耐药是抗感染治疗所面临的一个重大的挑战。

第五节　造血干细胞移植后的真菌感染

一、真菌感染概述

与 HSCT 相关的真菌感染可以分为浅表性感染和侵入性感染。其中，超过 85％的

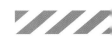

真菌感染是由念珠菌属和曲霉菌属造成的。20世纪90年代初之前浅表念珠菌一直是真菌感染的主要致病菌,最常见的3个感染部位是口咽区、生殖器和直肠区、皮肤。口咽念珠菌病一直都是浅表性念珠菌感染最常见的病症。采用氟康唑类药物预防可以使浅表性真菌感染减少到15%～20%。HSCT移植宿主超过80%存在侵袭性真菌感染(IFI)。侵袭性真菌病(IFD)指真菌侵入人体,在组织、器官或血液中生长、繁殖,并导致炎症反应及组织损伤的感染性疾病。IFD的经典风险期:①植入前时期:中性粒细胞减少和黏膜损伤最严重。②植入后早期(40～100天):患者出现aGVHD和病毒再激活的风险最高。③植入后晚期(100天后):合并cGVHD、延迟免疫重建和偶尔继发性中性粒细胞减少。IFD是血液肿瘤患者接受化疗或HSCT后常见的严重并发症,早期诊断和有效预防或治疗,对降低移植患者死亡率、提高生存率具有重要临床意义。

二、侵袭性真菌病

IFD重要的致病真菌主要有三大类:酵母菌、霉菌和二型真菌。在使用抗真菌药物预防之前,酵母菌属念珠菌感染在多达18%～20%的HSCT宿主中普遍流行。氟康唑的广泛使用显著降低了系统性念珠菌感染的发生率,但念珠菌菌血症仍是影响非复发死亡率和OS的独立危险因素。不同中心报道的侵袭性曲霉菌病有很大的差异性。曲霉孢子可能萌发并产生菌丝,然后侵入血管,导致血管闭塞和梗死,并扩散到远处的器官。在HSCT受者中,侵袭性曲霉菌病的死亡率可高达60%。除曲霉菌以外的霉菌病原体,简称非曲霉菌,其所致感染占血液系统恶性肿瘤或HSCT患者所有侵袭性霉菌病的10%～25%,并呈上升趋势。非曲霉属丝状真菌病(NAMI)引起的IFD死亡率很高,这可能是与NAMI识别较晚、诊断工具有限以及这些霉菌对当前可用的抗真菌治疗方案的固有抵抗力有关。

1.念珠菌IFD

念珠菌广泛定植于人体皮肤及开放腔道,如呼吸道、胃肠道和生殖道的皮肤和黏膜上。念珠菌多致内源性感染。念珠菌定植可进展为侵袭性念珠菌病。侵袭性念珠菌病(IC)包括念珠菌菌血症、播散性念珠菌病和念珠菌器官黏膜感染。念珠菌是HSCT后IFD第二常见病原菌。侵袭性感染的风险因素通常会导致最初防御的崩溃，或者会增加念珠菌的定植，或两者兼有。它们包括黏膜炎、中性粒细胞减少症、移植物抗宿主病(GVHD)、使用广谱抗生素和全肠外营养，以及使用中心静脉导管(CVC)。在HSCT后，念珠菌向周围部位传播的发生率较高。虽然肝脏、脾脏和肺最常受到影响，但几乎所有器官都有被传播的风险，包括肾脏、大脑、心脏(心肌炎或心内膜炎)、中枢神经系统(CNS)、血管内皮、骨骼和眼睛(眼内炎)。

念珠菌能够附着在内皮细胞和导管上，可导致血栓性静脉炎和心内膜炎。念珠菌感染是真菌性心内膜炎最常见的原因。念珠菌可通过血行传播到肺，但很少通过气道入侵引起疾病。因此，痰液培养或支气管肺泡灌洗液培养的诊断价值有限。胸部CT可能显示异常，提示结节性疾病。肝脾性念珠菌病可能是最常见的播散性感染表现，组织病理学显示很多肉芽肿性炎症，患者通常表现为持续发热，并可能有腹痛，肝功能检查提示相关指标升高，特别是碱性磷酸酶。

念珠菌菌血症的诊断通常依赖于血液培养分离的念珠菌的种类，但血液培养的敏感性较差。多种基于非培养的检测方法已被研究用于辅助诊断，包括鉴定抗原的方法和聚合酶链反应(PCR)检测。这些检测方法可用于检测早期疾病。肝念珠菌病的诊断通常依赖于影像学检查。腹部增强CT的敏感性超过90%。一项前瞻性研究显示MRI有较高的阳性和阴性预测值(分别为85%和100%，敏感性为100%)。预防念珠菌病首选药物为泊沙康唑。念珠菌感染治疗首选棘白菌素类药物，疗程根据感染类型而定。慢性播散性念珠菌病，常见于肝脾，疗程常需数月。

2. 曲霉菌 IFD

大多数侵袭性曲霉菌病的病例由烟曲霉引起。HSCT患者的病例数量不断增加，大部分诊断是在移植后、严重GVHD或T细胞耗尽期间确定的。曲霉菌感染涉及宿主的防御能力和环境接触源等因素。个体患侵袭性曲霉菌病的风险是复杂的，由宿主和治疗决定。宿主遗传学、肺功能、基础疾病的类型和既往治疗、调节方案、干细胞来源和许多并发症(包括GVHD和其他感染)，均在allo-HSCT后的早期和(或)后期风险期作为侵袭性曲霉菌病的患病风险因素。

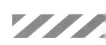

曲霉菌最常见的定植部位是气道和鼻窦,也可涉及胃肠道和皮肤。曲霉菌感染的范围从孤立的病灶到气道到肺,还有可能发生肺外播散。在组织病理学上,该病以实质菌丝侵袭为特征,可引起大量的局部炎症、出血,并最终演变为坏死。CT上可表现为孤立的肺结节、局灶性肺浸润,或毛玻璃样改变、坏死区空洞。侵袭性曲霉菌病最常见的临床表现为发热、咳嗽和潜在的胸膜炎性胸痛,在 HSCT 受者的临床表现可能是非特异性和多变的。部分患者扩散到其他器官,如皮肤或大脑。随着疾病在肺部的进展,病变可累及胸膜、心包和心肌等邻近结构。鼻窦炎症状与其他病原体引起的鼻窦炎无法区分。鼻中隔侵蚀性病变、海绵窦血栓形成、眼动疼痛、复视和眶周肿胀等为侵袭性晚期表现,预后较差,因此需要早期发现曲霉菌感染。

曲霉菌还可引起孤立的非肺部位的局灶性感染、血行传播。从肺部扩散到几乎所有其他的组织都已经被报道过,包括甲状腺、肾脏、眼睛和胃肠道。在传统观念中,并发中枢神经系统疾病的患者预后最差;然而,最近的研究表明,以伏立康唑为基础治疗对此似乎有所改善。CT 对于早期诊断侵袭性曲霉菌病很重要,因为它们比胸片更敏感。曲霉菌感染引起的实质病变可在影像学上表现为多种形式,包括结节、伴或不伴周围出血(通常描述为"晕")、局灶浸润、坏死(空化),或所有这些表现的结合。诊断侵袭性曲霉菌病依赖于生物体培养和组织病理学。然而,任何呼吸道样本(痰或支气管肺泡灌洗液)培养的敏感性以及基于活检的诊断的敏感性仍然很低。半乳糖甘露聚糖在恶性血液病患者和 HSCT 受者中的应用已被广泛研究。其他研究人员建议,半乳糖甘露聚糖和(或)PCR 检测可在疾病临床体征和症状发生之前用于检测真菌成分。预防侵袭性曲霉菌病的核心措施是避免吸入孢子。治疗侵袭性曲霉菌病(包括脑型曲霉菌病)的一线用药推荐伏立康唑和艾沙康唑。三唑类其他抗真菌药物、棘白菌素和 5-氟胞嘧啶均有抗菌活性。

3. 毛霉菌病感染

毛霉菌病是最常见的 NAMI,是继侵袭性念珠菌病和侵袭性曲霉菌病之后第三种常见的血管侵袭性真菌感染,是威胁生命的、罕见的机会性真菌感染。2004—2012 年的一项澳大利亚研究表明,毛霉菌病占 NAMI 的 45.7%(74/162)。血液系统恶性肿瘤(48%)已被确定为最常见的危险因素。通过病例对照研究发现,在潜在糖尿病、营养不良和既往接触伏立康唑的患者中,毛霉菌病更常见。allo-HSCT 受者中毛霉菌病起病较晚,很大程度上与 GVHD 的并发症有关。毛霉目真菌引起的感染,可通过吸入、摄入或直接接种进入人体组织。毛霉菌感染部位常为鼻窦和肺部,也可局限于胃肠道。临床上如鼻窦和肺部两部位同时受累,应怀疑毛霉菌病,并直接行抗真菌治疗。毛霉菌病的共同特征是血管壁破坏,血栓形成,周围组织梗塞,产生黑色坏死性损害。诊断毛霉菌病需要血液培养和(或)镜检。毛霉菌病治疗以外科清创及两性霉素 B 抗真菌治疗为主。

4. 镰刀菌感染

镰刀菌是最常见的从血液中培养的霉菌,经血行扩散可表现为皮肤病变,经常出现红斑和压痛。由于这种生物体可以形成外膜,或进行有效的孢子化,在体内播散常见。镰刀菌对多种抗真菌药物耐药,需联合用药(如联合使用伏立康唑与脂质体两性霉素 B)。

5. 肺孢子菌感染

肺孢子菌是一种特殊的真菌,常寄生在肺泡内,通过空气飞沫传播,对健康宿主不致病,当宿主免疫功能低下,尤其 $CD4^+T$ 细胞功能低下时,处于潜伏状态的肺孢子菌大量繁殖,导致肺孢子菌肺炎。allo-HSCT 后肺孢子菌肺炎发生率低,但死亡率高,严重影响移植预后。肺孢子菌肺炎影像学早期表现为肺门弥漫性间质浸润,2～3 天可进展为显著的囊性空泡、间质浸润、小结节、纵隔淋巴结肿大甚至肺尖出现类似结核样渗出等。肺孢子菌不能培养,最常见的检测方法是对诱导痰标本或支气管肺泡灌洗液进行染色和显微镜检查。血清 G 试验是协助诊断肺孢子菌肺炎的有效方法之一,对支气管肺泡灌洗液和诱导痰标本的 PCR 检测可增加诊断检出率。移植期间使用药物预防肺孢子菌病可有效降低其发生率,预防药物包括 TMP/SMZ。如果高度怀疑肺孢子菌肺炎,应立即开始治疗,一线治疗药物是 TMP/SMZ。

6. 其他真菌感染

还有许多其他导致疾病的真菌,包括分布在世界各地的多种生物体(如新型隐球

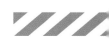

菌），以及其他分布在北美部分地区和其他地区的典型流行分布体（如组织等浆体属、球虫属）。然而，在大多数情况下，这些感染在 HSCT 受者中很罕见，原因是免疫抑制的类型或持续时间，或使用唑类药物预防。然而，在鉴别诊断中考虑它们是有用的，特别是在流行地区。疾病可能与重新激活的潜伏期或重新接触有关，这样会使疾病模式和流行病学更加复杂化。

第六节　造血干细胞移植后的病毒感染

病毒感染是 HSCT 移植相关死亡的重要原因之一，特别是 allo-HSCT 患者，在免疫重建之前病毒感染的发生率和死亡率尤其高，而 auto-HSCT 患者少见。不同移植类型的患者对病毒的免疫反应不同，其中在单倍体移植类型中表现较为明显，主要原因是单倍体移植应用的预处理及预防 GVHD 方案的特殊性以及细胞植入时间的延长。常见病毒感染的病原体包括巨细胞病毒（CMV）、单纯疱疹病毒（HSV）、水痘-带状疱疹病毒（VZV）、EB 病毒（EBV）、细小病毒 B19、BK 病毒和 JC 病毒等。其中 CMV、EBV 最为多见。

一、巨细胞病毒

1. CMV 感染与 CMV 病

CMV 是疱疹病毒家族中的一种 DNA 病毒，是移植过程中病毒感染发生率及相关死亡率最高的病原体。CMV 感染是指能从患者组织或体液中分离出 CMV，或检出病毒蛋白质或核酸；而 CMV 病是指有 CMV 感染相关的临床症状或体征。CMV 病容易累及的器官主要包括肺、胃肠道、角膜和中枢神经系统等,其中肺最常受累。

2. CMV 感染的临床表现

CMV 肺炎主要临床表现为发热、咳嗽、咳痰、呼吸困难,病情可急剧变化,甚至呼吸衰竭,影像学表现可为间质性肺炎。CMV 胃肠炎主要临床症状为发热、腹痛、腹泻、便血等,消化内镜下可见溃疡等典型特征表现,可累及全消化道,以结肠最为多见。实时定量 PCR 是近年来发展起来的可以定量检查 CMV 载量的方法,其检测快速、细胞植入水平不影响检测,已经成为一个广泛应用的病毒感染检测手段,阳性预测值和阴性预测值分别高达 93%、100%,在预测 CMV 感染、指导抗病毒治疗以及治疗后监测方面发挥重要作用。由于确诊的 CMV 病,尤其是 CMV 肺炎预后较差,因而提前监测和预防显得尤为重要。

3. CMV 感染的预防

CMV 感染的预防包括原发性 CMV 感染的预防和 CMV 激活的预防。原发性 CMV 感染的预防主要针对 CMV IgG 阴性患者,建议输注 CMV 血清学阴性或去白细胞血制品。CMV 激活的预防是指 CMV IgG 阳性患者在诊断 CMV 感染前应用抗病毒药物预防 CMV 激活。目前广泛应用的预防 CMV 感染的药物有更昔洛韦、缬更昔洛韦和膦甲酸钠等。在应用更昔洛韦等药物预防 CMV 前 allo-HSCT 患者 CMV 感染的发生率可高达 20%～50%,随着预防手段的改善,CMV 感染的发生率已明显下降。传统抗病毒药物本身骨髓抑制等相关副作用使得传统预防策略应用受限。新型靶向抗病毒药物来特莫韦将主动预防的观念带入临床,是美国 FDA 批准的第一个治疗 CMV 感染的新药,其具有靶向 CMV 末端酶复合物的创新作用机制,可将药物活性限制在病毒本身,由于在人体细胞中不具备相应靶点,因此发生相应靶点毒性的风险很低,且不易出现交叉耐药。来特莫韦全球 III 期临床试验共纳入 565 例患者,其中 175 例(31.0%)是 CMV 感染高风险患者,81 例(14.3%)是单倍体相合移植患者,78 例(13.8%)是 HLA 不匹配的无关供体移植患者。结果证实,相较于安慰剂,应用来特莫韦 14 周时 CMV 感染率降低 83.5%,24 周时降低 57.3%。研究数据显示,来特莫韦预防不仅能够降低 CMV 感染率、CMV 病发生率和全因死亡率,同时能够减少 CMV 激

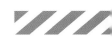

活带来的间接效应,如减少 GVHD 的发生及缩短住院时间等,并可能比预防治疗更具成本效益。

即使在传统预防策略下也有研究表明 allo-HSCT 后晚期感染率仍高达 17%。CMV 感染发生的风险因素主要包括 allo-HSCT、含 ATG(抗胸腺细胞球蛋白)的预处理、Ⅱ~Ⅳ度 aGVHD 预防和治疗方案、应用糖皮质激素、T 细胞去除、全身照射、移植物 CMV 检测阳性和移植后 T 细胞重建延迟等,其发生主要与免疫功能缺陷有关。特别需要强调的是既往 CMV 病的患者再次接触 CMV 时二次感染发生率和病死率依然很高。移植后输注 CMV 血清学阴性的血液或去除白细胞的血液,可以明显降低血清学检测阴性病例的 CMV 病的发生率,而对于阳性病例意义不大。静脉注射免疫球蛋白可以降低 CMV 病的发生率,但研究表明这种预防作用微弱。多数研究表明阿昔洛韦、更昔洛韦、缬更昔洛韦、膦甲酸钠等抗病毒药物的预防性应用可以明显降低 CMV 感染率和 CMV 病的发生率,但是并不能改善总体生存率,原因是抗病毒治疗引起的骨髓抑制导致细菌和真菌感染发生率增高。

4. CMV 感染的治疗

对于已经存在巨细胞病毒血症的患者需要尽早开始抢先治疗。一线治疗药物包括更昔洛韦、膦甲酸钠、缬更昔洛韦,更昔洛韦的中性粒细胞抑制作用较为明显,可根据具体情况选择。二线治疗可选择一线未使用的抗病毒药物进行单药或联合用药,也可使用 CMV 特异性 T 细胞治疗,有研究显示有效率可高达 60%~90%。静脉注射免疫球蛋白对于难治性 CMV 感染的疗效存在争议。

5. CMV 感染治疗时机

预防性策略主要针对有 CMV 感染风险但无活动性感染的患者进行抗病毒治疗。在感染发生前实施的预防为一级预防;在抢先治疗后或 CMV 清除后防止感染复发的治疗为二级预防。抢先治疗重点在于常规监测血浆或全血中 CMV 病毒载量,并在病毒载量超过阈值时启动抗病毒治疗。抢先治疗依赖于灵敏且快速的检测方法,以便及早开始治疗并防止疾病的发展。定量 PCR(qPCR)具有高灵敏度(尤其在白细胞减少时)以及更好的定量性能,因此推荐通过 qPCR 检测病毒载量而非检测 pp65 抗原来监测 CMV 活动性感染。抢先治疗一般从诱导治疗开始,通常持续到 CMV 清除或病毒载量大幅下降为止。一旦诱导治疗后病毒载量下降,即可采用维持治疗方案继续治疗,同时减少毒副作用,每个移植中心的具体维持方案存在一定差异。因此,对于所有 CMV 感染患者都应评估是否存在 CMV 病,不推荐允许 CMV 再激活的预防策略,比如采用抢先治疗而不是为了减少疾病复发的预防措施。对于治疗停药时机,多数中心采用连续 2 次 CMV-DNA 阴性或低于治疗阈值作为停药标准。

二、EB 病毒(EBV)

1. EBV 感染机制

EBV 也称为人类疱疹病毒 4 型(HHV-4),是疱疹病毒家族中 8 种已知的人类疱疹病毒之一,也是人类常见的致病病毒之一。EBV 感染的危害可轻可重且因人而异,轻者发热几天后就恢复正常。少数患者病情迁延,发展为慢性感染及肿瘤。其中关系最明确的是地方性伯基特淋巴瘤和鼻咽癌,其次为 NK/T 细胞淋巴瘤、霍奇金病、胃腺癌及平滑肌肉瘤。EBV 在人群中的感染比较广泛,成年人中超过 90% 感染过该病毒。患者和 EBV 携带者为传染源。病毒大量存在于唾液腺及唾液中,可持续或间断排毒数周、数月甚至数年。主要经唾液传播。健康人接触患者唾液后病毒会在黏膜上皮细胞中复制,大量繁殖后最终裂解细胞,从而再次侵入其他组织细胞。该病毒可以攻击 B 细胞,并在其内潜伏;EBV 感染记忆性 B 细胞可致病毒复制,并激活潜在循环抗原的淋巴增殖表达。正常的免疫功能能促使这些被感染的细胞迅速被 EBV 特异性 T 细胞识别并清除,但如果宿主的免疫功能受抑制或者存在缺陷,这些被感染的细胞可以不受限制地增加,并导致淋巴增殖性疾病的发生。

2. EBV 感染的临床表现

EBV 相关淋巴增殖性疾病是 allo-HSCT 后病死率较高的严重并发症之一。移植后一旦 EBV 激活,患者可出现发热,早期也可没有任何临床表现,EBV 相关淋巴增殖

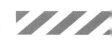

性疾病是移植后 EBV 感染最严重的并发症,可表现为发热、淋巴结肿大和肝、脾、胃肠道等组织器官的淋巴细胞增殖。

3. EBV 感染的危险因素

欧洲白血病感染会议根据移植类型将 HSCT 患者分为:①PTLD(移植后淋巴增殖性疾病)低危组:auto-HSCT 患者。②PTLD 标危组:无其他高危因素的配型相合的亲缘供者移植(MRD allo-HSCT)患者、基于移植后环磷酰胺的单倍体相合移植(haplo-PTCy HSCT)患者。③PTLD 高危组:至少具备一个高危因素的 MRD allo-HSCT 患者,全相合无关供者(MUD)/单个位点抗原不合的无关供者(MMUD),替代供者包括脐血移植。文献报道的 PTLD 高危人群移植前的高危因素包括去 T 细胞(体内或体外)、EBV 血清学不匹配、脐血移植、HLA 不合、脾切除、二次移植,移植后的危险因素包括重症 aGVHD(尤其激素耐药)或 cGVHD 需要加强免疫抑制剂治疗、高 EBV 负荷或有加重趋势的 EBV 血症、采用间充质干细胞治疗等。PTLD 在传统骨髓移植中的发生率不足 1%,在高危人群可高达 15%~25%。患者具备危险因素越多,PTLD 发生率越高。具备 1 个危险因素患者的 PTLD 发生率为 1.0%~1.5%,具备 2 个危险因素患者的 PTLD 发生率为 8.0%,具备 3 个危险因素患者的 PTLD 发生率高达 22.0%。而移植晚期 PTLD 在 cGVHD 患者中发生率较高。EBV 血症,即新近检出血中存在 EBV-DNA,是诊断 EBV-PTLD 的必备证据之一。EBV-PTLD 的确诊需病理证实,同时组织标本中应检测到 ERER 或 EBV 抗原。不能得到病理证实者视为拟诊,需具有相应临床表现,并具 EBV 血症和(或)PET/CT 或 CT 改变,具体可分为确诊的 EBV-PTLD 和临床诊断的 EBV-PTLD。

4. EBV 感染的治疗

EBV-PTLD 的治疗大致分预防治疗、抢先治疗和目标治疗 3 个阶段。对高危者可使用美罗华等预防治疗,对 EBV 血症者行抢先治疗,采用 PCR 监测 allo-HSCT 患者移植后血 EBV-DNA 水平,可以为临床医师提供抢先治疗的依据,但抢先治疗的确切时机尚无定论,普遍认为血 EBV-DNA 水平进行性升高或持续不降时应该给予干预,美罗华联合免疫抑制剂减量是目前常用的有效抢先治疗方法。对拟诊或确诊者进行目标治疗。目前常用的治疗方法有免疫抑制剂减量、美罗华、EBV 细胞毒性 T 细胞（EBV-CTL）输注、供者淋巴细胞输注、联合化疗及其他细胞免疫治疗方法。

参考文献

[1] 中国成人念珠菌病诊断与治疗专家共识组.中国成人念珠菌病诊断与治疗专家共识[J].中华传染病杂志,2020,38(1):29-43.

[2] Dadwal S S,Kontoyiannis D P. Recent advances in the molecular diagnosis of mucormycosis[J]. Expert Rev Mol Diagn,2018,18(10):845-854.

[3] Wei L W,Zhu P Q,Chen X Q,et al. Mucormycosis in mainland China：a systematic review of case reports[J]. Mycopathologia,2022,187(1):1-14.

[4] Tissot F,Agrawal S,Pagano L,et al. ECIL-6 guidelines for the treatment of invasive candidiasis, aspergillosis and mucormycosis in leukemia and hematopoietic stem cell transplant patients[J]. Haematologica,2017,102(3):433-444.

[5] 中国医师协会血液科医师分会,中国侵袭性真菌感染工作组.血液病/恶性肿瘤患者侵袭性真菌病的诊断标准与治疗原则(第六次修订版)[J].中华内科杂志,2020,59(10):754-763.

[6] Sun H,Wang F,Zhang M,et al. Diagnostic value of bronchoalveolar lavage fluid metagenomic next-generation sequencing in *pneumocystis jirovecii* pneumonia in non-HIV immunosuppressed patients[J]. Front Cell Infect Microbiol,2022,12：872813.

[7] 中华医学会血液学分会,中国医师协会血液科医师分会.中国中性粒细胞缺乏伴发热患者抗菌药物临床应用指南（2020 年版）[J].中华血液学杂志,2020,41(12):969-978.

[8] 中华医学会血液学分会干细胞应用学组.异基因造血干细胞移植患者巨细胞病毒感染管理中国专家共识（2022 年版）[J].中华血液学杂志,2022,43(8):617-623.

[9] Ljungman P,de la Camara R,Robin C,et al. Guidelines for the management of

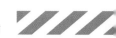

cytomegalovirus infection in patients with haematological malignancies and after stem cell transplantation from the 2017 European Conference on Infections in Leukaemia（ECIL 7）[J]. Lancet Infect Dis,2019,19(8):e260-e272.

[10]　中华医学会血液学分会,中国医师协会血液科医师分会.造血干细胞移植后 EB 病毒相关淋巴增殖性疾病中国专家共识（2022 年版）[J].中华血液学杂志, 2022,43(9):716-725.

[11]　毕磊,郭智.再生障碍性贫血异基因造血干细胞移植后并发早期感染的临床研究[J].中华实验和临床感染病杂志(电子版),2017,11(3):245-250.

[12]　郭智,陈惠仁,杨凯,等.单倍型异基因造血干细胞移植后发生巨细胞病毒感染的临床分析[J].国际病毒学杂志,2016,23(3):164-167.

[13]　Hakki M，Aitken S L，Danziger-Isakov L，et al. American society for transplantation and cellular therapy series：♯3-prevention of cytomegalovirus infection and disease after hematopoietic cell transplantation[J]. Transplant Cell Ther,2021,27(9):707-719.

[14]　Yong M K,Shigle T L,Kim Y J,et al. American society for transplantation and cellular therapy series：♯4-cytomegalovirus treatment and management of resistant or refractory infections after hematopoietic cell transplantation[J]. Transplant Cell Ther,2021,27(12):957-967.

[15]　Girmenia C，Lazzarotto T，Bonifazi F，et al. Assessment and prevention of cytomegalovirus infection in allogeneic hematopoietic stem cell transplant and in solid organ transplant：a multidisciplinary consensus conference by the Italian GITMO，SITO，and AMCLI societies[J]. Clin Transplant, 2019, 33 (10): e13666.

[16]　Atilla E，Atilla P A，Bozdağ S C,et al. A review of infectious complications after haploidentical hematopoietic stem cell transplantations[J]. Infection,2017,45 (4):403-411.

[17]　Styczynski J，van der Velden W，Fox C P，et al. Management of Epstein-Barr virus infections and post-transplant lymphoproliferative disorders in patients

after allogeneic hematopoietic stem cell transplantation: Sixth European Conference on Infections in Leukemia (ECIL-6) guidelines[J]. Haematologica, 2016,101(7):803-811.

[18] Chemaly R F, Chou S, Einsele H, et al. Definitions of resistant and refractory cytomegalovirus infection and disease in transplant recipients for use in clinical trials[J]. Clin Infect Dis,2019,68(8):1420-1426.

（戴纬　周欢欢　刘黎琼）

第十四章

造血干细胞移植与微生态

第一节　造血干细胞移植概况

一、定义

造血干细胞移植（HSCT）是指利用来自任何来源（如骨髓、外周血和脐带血）或供者（如异基因的和自体的）的造血祖细胞重建骨髓功能。

二、分类

HSCT 有多种分类方法。通常根据造血干细胞来自自身或他人，分为自体造血干细胞移植（auto-HSCT）和异基因造血干细胞移植（allo-HSCT），其中异基因造血干细胞移植又按照供者与患者有无血缘关系分为血缘关系供者造血干细胞移植和无血缘关系供者造血干细胞移植（即无关移植）；按移植物种类，HSCT 分为外周血造血干细胞移植、骨髓移植、胎肝移植和脐带血造血干细胞移植，按 HLA 的相合程度，HSCT 分为 HLA 完全相合移植、HLA 不全相合移植、HLA 单倍型相合移植等；按移植物中 T 细胞的去处与否，HSCT 分为去 T 细胞移植和非去 T 细胞移植；按预处理方案的强度，HSCT 可分为清髓性移植和非清髓性移植等。

1. auto-HSCT

取患者自身骨髓或脐血转输给患者，通过移植物中的多能干细胞在体内定居、增殖、分化，使患者机体恢复造血功能、形成免疫力的一种治疗方法。auto-HSCT 指移植物供者为患者本人。

2. allo-HSCT

将供者的造血组织植入受体或宿主体内的方法。与实体器官移植不同的是，allo-HSCT 除了要克服受体对移植物的排斥反应外，还因植入的造血组织中存在免疫活性细胞如 T 细胞、单核细胞、巨噬细胞等，尚需克服移植物对宿主的排斥反应，即移植物抗宿主病（GVHD）。

三、适 应 证

auto-HSCT 最常用于治疗多发性骨髓瘤、非霍奇金淋巴瘤和霍奇金淋巴瘤。关于 auto-HSCT 的适应证，并无公认的指南，且不同的移植中心对 auto-HCT 适应证的推荐亦不相同。allo-HSCT 主要用于白血病的治疗，占治疗总人数的 70％ 以上，可使 50％ 以上的白血病患者无病生存 5 年以上，特别是对于慢性髓细胞性白血病慢性期的患者，亲缘供者 HLA 完全相合移植可以使患者的 5 年生存率达到 80％ 以上。allo-HSCT 治疗处于疾病早期（如急性白血病首次完全缓解、慢性髓细胞性白血病慢性期

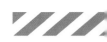

等)及年龄小(45 岁以下)者预后好,对晚期患者预后差。近年来,对骨髓增生异常增生综合征、恶性淋巴瘤及多发性骨髓瘤患者开展的 allo-HSCT 也在逐年增多。allo-HSCT 治疗的非恶性疾病包括再生障碍性贫血、骨髓增殖性疾病、阵发性睡眠性血红蛋白尿等及某些先天性和自身免疫病。

四、移植前准备

预处理是 HSCT 的一个重要环节,对移植的预后起着至关重要的作用。根据预处理中使用药物类型以及剂量的不同,预处理分清髓性预处理、非清髓性预处理以及减低强度预处理 3 种方式。是否有必要进行清髓性预处理存在争议,尽管其有较高的植入率,但毒性大。经过预处理后患者 T 细胞和 B 细胞均被替换,而未经过预处理的患者可能只有 T 细胞植入。清髓性预处理增加了完全嵌合的机会,但增加了 aGVHD 的发病率和死亡的风险。减低强度预处理的毒性较小,但可能导致混合嵌合。最佳预处理方案必须在明确诊断、疾病状态、共存疾病特征和供体类型的基础上确定。

五、并发症

早期并发症主要包括植入失败、aGVHD、感染(细菌、真菌、病毒、卡氏肺囊虫等)、出血性膀胱炎、肝窦阻塞综合征以及心血管系统、消化系统、内分泌系统及中枢神经系统的并发症。其中对 aGVHD 的防治甚为关键。

移植的晚期并发症包括 cGVHD、非感染性肺部合并症、眼部合并症(如白内障)、继发第二肿瘤及生长、发育、生育异常等。

第二节　微生态概况

一、定义

微生态是指特定环境或者生态系统中全部微生物,包括其细胞群体、数量和全部遗传物质(基因组),涵盖微生物群及其全部遗传与生理功能,其内涵包括微生物与其环境和宿主的相互作用。

二、组成分布

人体表面和体内生活着超过 100 万亿的共生微生物,它们在人类健康和疾病中发挥着重要作用。主要分布在人体的胃肠道、口腔、呼吸道、泌尿生殖道等部位。人体微生物菌群,特别是肠道菌群,还被认为是一个"必要的器官",其携带的基因种类约是人类的 150 倍。生理条件下,肠道微生物是一群高度多样化的非致病共生菌,主要包括厚壁菌、拟杆菌、放线菌以及变形菌。在下文中我们着重对肠道微生态与 HSCT 之间的关系进行说明。

其中,小肠中有约 1000 种微生物种,以厚壁菌和拟杆菌为主,约占 90%;其次为放线菌、变形菌、疣微菌和梭杆菌。健康人粪便中的微生物密度高达 1013-1014 细胞/g。

三、生理功能

既往大量的研究表明,人体共生微生物可至少从以下几个方面影响人体健康:

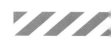

①调节人体免疫系统;②重建人体菌群平衡,抗感染;③影响人体代谢;④调节神经系统、心血管系统等。以肠道微生态为典型代表的人体微生态研究是当前国际生物医学研究热点领域,重点聚焦人体微生态平衡及其与多种重大慢性疾病间的相互关系。但由于人体微生态本身特征及其与疾病的关系过于复杂,目前相关研究还处于初级阶段,但随着宏基因组学、转录组学、蛋白质组学、代谢组学等组学技术的飞速发展,人体微生态相关研究正得以快速、深入、系统地推进。

第三节　造血干细胞移植对微生态的影响

在长期的自然演化过程中,菌群之间,菌群与宿主之间,菌群、宿主与环境之间始终存在一种动态平衡,相互依存,也相互制约。当微生态体系处于平衡状态时,正常菌群可以通过空间和营养争夺、刺激宿主免疫应答等抵抗外界菌群的入侵,同时参与物质代谢并发挥抗肿瘤作用。而当这种共生的微妙平衡被打断,表现为微生态失衡时,机体患病。微生态失衡时,菌群之间、菌群与宿主之间的平衡被破坏,由生理性组合变为病理性组合的状态(一般分为菌群失调和菌群易位)。接受 HSCT 的患者在移植过程中,因化疗、全身照射及抗菌药物的使用,机体原有肠道菌群的构成改变,导致共生菌减少、菌群多样性降低。

一、移植前预处理对微生态的影响

移植前预处理,尤其是大剂量化疗与全身照射损伤肠黏膜上皮细胞,使肠黏膜屏障功能受损。肠道微生物通过受损肠黏膜,刺激巨噬细胞及树突状细胞释放促炎性细胞因子,活化 T 细胞,使其增殖并释放一系列炎性细胞因子,最终导致受体肠道等靶器

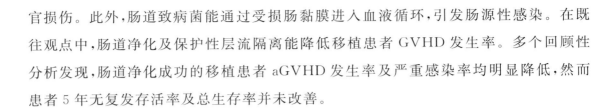

官损伤。此外,肠道致病菌能通过受损肠黏膜进入血液循环,引发肠源性感染。在既往观点中,肠道净化及保护性层流隔离能降低移植患者 GVHD 发生率。多个回顾性分析发现,肠道净化成功的移植患者 aGVHD 发生率及严重感染率均明显降低,然而患者 5 年无复发存活率及总生存率并未改善。

二、预处理引起肠道微生态失衡

1. 肠道微生态失衡

肠道微生态失衡(菌群失调)是指肠道原有菌群发生改变,益生菌减少和(或)致病菌增多。肠道菌群易位可分为横向易位和纵向易位。横向易位指细菌由原定植处向周围转移,如下消化道细菌向上消化道转移,结肠细菌向小肠转移,引起如小肠感染综合征等。纵向易位指细菌由原定植处向肠黏膜深层乃至全身转移。

2. 肠道微生态变化及其意义

多项研究表明,在 HSCT 过程中,肠道菌群的多样性和稳定性被破坏,导致与随后菌血症相关的细菌肠道支配。肠道支配被定义为一个细菌(常见的包括肠球菌、链球菌和各种变形杆菌)类群占据至少 30% 的微生物群。目前有研究发现甲硝唑给药使肠球菌的控制率增加了 3 倍,而氟喹诺酮给药使变形杆菌的控制率降低至 1/10。作为结果的预测指标,肠球菌的控制将耐万古霉素肠球菌菌血症的风险提高了 9 倍,而蛋白菌的控制使革兰阴性杆菌菌血症的风险提高了 5 倍。

在一项研究中,使用细菌 16S rRNA 基因的 454 焦磷酸测序来表征患者的肠道菌群。在同种 allo-HSCT 过程中,肠道菌群的多样性和稳定性被破坏,并被与随后菌血症相关的细菌所控制。使用下一代测序技术,在移植后的粪便标本中观察到了肠道菌群向肠球菌的相对转移,这在抗生素预防和中性粒细胞减少症的治疗中更为明显。Montassier 等观察到肠道微生态对化疗的反应,结果显示肠道菌群多样性显著降低,肠道菌群组成明显不同。化疗与粪杆菌属的急剧减少和埃希氏菌的增加有关。死亡

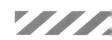

率似乎与肠道菌群有关,因为死亡风险较高的患者肠道微生物多样性较低。Jenq 等在骨髓移植后的小鼠模型中观察到肠道菌群中微生物多样性和梭状芽孢杆菌的减少以及乳杆菌的增加。在骨髓移植之前从小鼠肠道菌群中清除乳杆菌可能会引起 GVHD。当重新引入乳杆菌的主要种类时,GVHD 得到缓解。在另一项研究中,患有 GVHD 的小鼠丧失了微生物多样性,并且原本稀有的大肠杆菌显著增加。这提示肠道菌群变化与 GVHD 严重程度之间存在密切的相关性。

研究发现白血病患者比其他潜在疾病患者更容易出现肠球菌感染。这种关联的原因尚不清楚,可能是多因素的。目前发现 HSCT 受者住院期间一般不会重新建立微生物多样性,其部分原因可能是持续的抗生素治疗。在许多情况下,肠道内各种微生物群的定植先于感染的发生。Stoutenbeek 等最初提出选择性消化道去污(selective digestive decontamination,SDD),即通过使用抗生素和抗真菌药物来减少胃肠道中的革兰阴性菌和酵母菌以防止感染。早期研究表明,SDD 可显著减少革兰阴性需氧菌和念珠菌在肠道的定植且似乎降低了移植后早期与这些生物体相关的高感染率。异体骨髓移植后的 GVHD 可以通过抗菌药物在异体骨髓移植前后的一段时间内消除胃肠道中兼性和严格的厌氧微生物而得到改善。Vossen 等使用了全胃肠去污,并使用高剂量的不可吸收抗菌药物,同时将移植物受体维持在严格的保护性隔离中,成功阻止了骨髓移植后 aGVHD 的发展。在另一项研究中,口服多黏菌素 B 可以抑制大肠杆菌的生长,重要的是,使 HSCT 后的 GVHD 得到了改善。然而,另有数据表明使用诺氟沙星进行 SDD 后,移植后患者仍出现至少一次严重细菌感染。Zwaveling 等发现,SDD 可能影响了感染的类型,革兰阳性球菌感染取代了革兰阴性杆菌和念珠菌感染。

三、移植后艰难梭菌感染

艰难梭菌感染(clostridium difficile infection,CDI)是 HSCT 后常见的并发症之一,在 HSCT 之前的无症状血液恶性肿瘤患者中艰难梭菌定殖率为 8%～29%,其中大约 12% 的定植源于一种产毒株。相比之下,艰难梭菌在一般人群中的定植率(约 8%)要低得多。CDI 通常是广谱抗生素治疗的后遗症,这些抗生素对保护性共生菌具有相当大的活性,导致肠道微生物群发生巨大变化。

CDI 可引起局部炎症反应,引起肠黏膜释放细胞因子和促进内毒素的转运。由于细胞因子的释放,主要组织相容性复合体表达,免疫共刺激分子水平上调,反应性 T 细胞被激活,为肠道 GVHD 的发展提供了基础。CDI 患者,即使病情轻微,也更有可能发展为 GVHD 并死于该病。由于 CDI 是肠道微生态失衡引起的,因此益生菌可能在该组患者中起到预防 CDI 的作用。

第四节　微生态对造血干细胞移植结果的影响

近年来,许多动物和人体研究表明,肠道微生态失衡与同种 allo-HSCT 密切相关,如肝移植、小肠移植、肾脏移植和 HSCT。越来越多的研究结果显示,肠道菌群对 HSCT 后患者的营养和免疫重建具有重要的调节作用。移植后并发症与免疫系统相关。要想阐明微生态与 allo-HSCT 的关系,需要探讨微生态与免疫系统的关系。

一、肠道微生态与免疫系统

肠道微生态可以与免疫系统相互作用。一方面,肠道免疫系统可以维持肠道微生态平衡。肠道屏障表面的上皮、黏膜和免疫细胞在维持肠道微生态平衡以及通过产生黏液、抗菌肽或管腔免疫球蛋白来调节微生物方面都非常重要。一些免疫细胞插在肠上皮细胞之间,如上皮内淋巴细胞;或插在上皮之下,如固有层免疫细胞。其他的则组成肠淋巴结构,包括孤立的淋巴滤泡、派尔集合淋巴结和肠系膜淋巴结。这些免疫结构受损或缺乏,可能导致肠道微生态失衡。例如,在缺乏孤立的淋巴滤泡的小鼠中,革兰阴性菌的含量过高。另一方面,肠道微生态对宿主的免疫系统也很重要。在移植

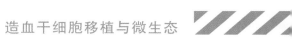

中,T 细胞在移植排斥中起重要作用。有趣的是,一些研究发现特定的肠道细菌可以促进 T 细胞分化。在大鼠中,节段性丝状细胞和约翰逊乳杆菌可以刺激 Th17 细胞分化。肠道菌群也可能有助于记忆异体反应性 T 细胞的生成。研究发现在胃肠道感染期间,病原体和肠道共生菌均可引起免疫反应并导致共生反应性 T 细胞记忆形成。此外,已显示几种肠道微生物可促进 Treg 细胞的扩增或分化,一些结肠 Treg 细胞可识别微生物抗原。共生肠道菌群还可以控制黏膜和自然杀伤性 T 细胞的发育和成熟,并有助于淋巴结构的发育和成熟。

二、肠道微生态影响造血干细胞移植的机制

与病原体类似,肠道微生物表达微生物相关的分子模式(如 MAMP),如脂多糖(LPS)可以被不同细胞(包括免疫细胞和肠道内皮细胞)上的特定受体感知,从而与免疫系统进行通信。存在多种模式识别受体(如 PRR),其中研究最多的是 Toll 样受体(TLR)和 Nod 样受体(NLR)。在 PRR 信号传递过程中,细胞内适配器是必不可少的,其中 MYD88 是研究最多的适配器,它是除 TLR3 外所有 TLR 的下游分子。细胞暴露于 MAMP 后,PRR 信号可促进主要组织相容性复合体和共刺激分子的表达,特别是在抗原呈递细胞和部分内皮细胞上。由此产生了 TNF、IFN、IL-1 和 IL-6 等细胞因子。

越来越多的证据表明,细菌和先天 PRR 在 HSCT 后 aGVHD 的发病机制中起着至关重要的作用。在实验模型中,在接受抗内毒素中和抗体治疗的患者或口服 LPS 抑制剂治疗的同种 allo-HSCT 受者中发现,移植物抗白血病的严重程度降低,移植物抗白血病的效果得以保留,总体存活率提高。防御素可以选择性地杀灭非共生微生物,而保留共生微生物。然而有研究表明肠道中潘氏细胞被 GVHD 靶向,导致 α-防御素的表达水平明显降低。此外,Heimesaat 等分析了肠道 GVHD 患者体内肠道微生物群组成和通过 TLR 进行细菌感应的影响。HSCT 后发生肠道 GVHD 时,肠道微生物群转向肠杆菌、肠球菌和拟杆菌/普雷沃菌。对 MyD88、TRIF、TLR2/4 和 TLR9 受体小鼠肠道 GVHD 的分析表明,通过 TLR 进行细菌感应对肠道 GVHD 的发生至关重要。急性肠道 GVHD 小鼠结肠内有凋亡细胞、增殖细胞、T 细胞和中性粒细胞增多。然

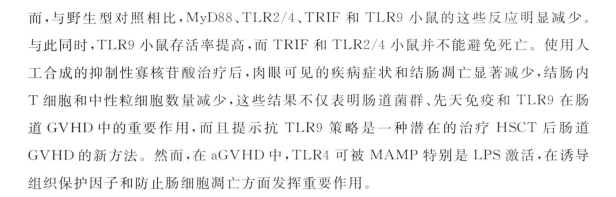

而,与野生型对照相比,MyD88、TLR2/4、TRIF 和 TLR9 小鼠的这些反应明显减少。与此同时,TLR9 小鼠存活率提高,而 TRIF 和 TLR2/4 小鼠并不能避免死亡。使用人工合成的抑制性寡核苷酸治疗后,肉眼可见的疾病症状和结肠凋亡显著减少,结肠内 T 细胞和中性粒细胞数量减少,这些结果不仅表明肠道菌群、先天免疫和 TLR9 在肠道 GVHD 中的重要作用,而且提示抗 TLR9 策略是一种潜在的治疗 HSCT 后肠道 GVHD 的新方法。然而,在 aGVHD 中,TLR4 可被 MAMP 特别是 LPS 激活,在诱导组织保护因子和防止肠细胞凋亡方面发挥重要作用。

三、肠道微生态对移植患者预后的影响

1. 移植前肠道微生态对 HSCT 结局的影响

关于 HSCT 之前的微生物群组成,研究结果表明,HSCT 之前的低微生物多样性与包括急性肠道 GVHD 在内的移植效果无关。这些结果表明,HSCT 后早期肠道微生态变化对移植结局的影响可能大于移植前的变化。

2. 移植后肠道微生态对 HSCT 结局的影响

肠道菌群在维持正常的肠上皮和肠道免疫功能中发挥重要作用,肠道微生态与宿主免疫系统相联系,通过改变肠道免疫耐受及免疫应答功能,影响患者移植后并发症的发生和移植相关死亡率。肠道微生物多样化水平破坏使患者肠道 aGVHD 发生率及感染率增加,死亡率增高。研究发现肠道微生物多样化水平低的患者移植相关死亡率明显高于肠道微生物多样化水平中等及高的患者,死亡原因主要为 GVHD 及感染。肠道微生物多样化水平低的患者 3 年 OS 明显短于肠道微生物多样化水平中等及高的移植患者。另外,有研究发现,有肠道抗生素耐药菌的移植患者 2 年非复发死亡率增高,败血症及 Ⅱ~Ⅳ 度 aGVHD 发生率增高,2 年 OS 降低。与此同时,包括益生菌、益生元在内的多种微生态药物的适当使用,可以减少 HSCT 对肠道菌群多样性的破坏,改善患者预后。

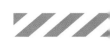

3.肠道微生态失衡及疾病复发

由于肠道微生态与宿主免疫系统相互作用并调节宿主免疫系统,调节 GVHD 的发展,可以预期,这些相互作用会影响 HSCT 后疾病复发的风险。事实确实如此。一项对接受 HSCT 治疗的各种恶性血液病患者的大队列回顾性研究发现,肠道微生物群中某些菌群的聚集与疾病复发的低风险相关。进一步分析发现,这种相关性主要是由于丰富的无氧、无孢子形成革兰阳性菌,但是其明显有益移植物抗肿瘤作用的机制尚不明确。

总之,移植时肠道菌群的多样性是 HSCT 受体死亡率的独立预测因子。肠道菌群可能是 HSCT 成功或失败的重要因素。

第五节 肠道微生态与造血干细胞移植后并发症

随着移植技术的发展,HSCT 已成为多种终末期疾病尤其是血液系统恶性肿瘤的有效疗法。但是,移植后的并发症,如感染、排斥、移植物抗宿主病(GVHD)和复发仍然限制了它的进一步发展,使它的广泛使用遭到了挑战。移植后并发症与宿主的免疫系统密切相关。当发生 HSCT 后并发症时,肠道菌群数量和多样性处于较明显的失调状态。此外,不同的肠道微生物谱可能作为移植术后并发症的潜在诊断生物标志物。然而,这还需要更多的研究来证实,目前尚不清楚微生物改变是否引起移植术后并发症,需要进一步研究以明确肠道微生态失衡与移植后并发症之间的确切关系。此外,有必要进一步研究针对肠道微生态的干预方法以改善移植后的并发症。更好地了解 allo-HSCT 后肠道菌群与并发症之间的关系后,肠道菌群可能成为未来的治疗目标。

一、肠道微生态调节 HSCT 并发症的免疫机制

以往的研究资料证明,革兰阴性菌外壁层中的脂多糖会通过 Toll 样受体 4 (TLR4)信号启动 GVHD 过程,刺激中性粒细胞浸润产生活性氧来介导局部组织损伤,导致 GVHD 恶化。这提示肠道微生态通过免疫应答调节 HSCT 并发症。肠道免疫系统依赖于完整微生物群强直信号的传导来发挥最佳功能。受微生物群影响的免疫细胞包括固有淋巴细胞、中性粒细胞、树突状细胞、T 细胞、B 细胞以及 NK 细胞。动物实验显示,在无菌条件下生长的小鼠不具有正常的免疫系统,易遭受病原菌感染,而抗生素摄入会增加条件致病菌的定植和致病性。这可能与共生菌和与代谢相关的病原体在肠内竞争营养物质有关,或由于共生菌对黏蛋白的产生有促进作用。正常情况下,杯状细胞产生的黏蛋白形成黏液层,可作为物理屏障抑制病原体入侵,而无菌小鼠的黏液层比正常小鼠薄得多,导致病原菌入侵更为顺畅。固有淋巴细胞(ILC)作为免疫效应物,是对抗病原体的第一道防线。ILC 具有显著的免疫调节和组织再生作用,特别是在黏膜表面能加强 IEC 的紧密连接性。研究发现 ILC 在 IL-12 的刺激下能分泌 IFN-γ 和 TNF-α 来应对肠道感染并且在维持肠内稳态平衡和肠上皮再生方面具有重要作用。此外,共生菌还能调节黏膜免疫系统中的自然杀伤性 T 细胞的发育和成熟,诱导 Treg 细胞以及效应 T 细胞向肠固有层中的抗原位点聚集。B 细胞也参与了肠道免疫系统的调节,有数据证明共生菌能够影响肠道固有层早期 B 细胞谱系的发育。

二、HSCT 后并发症

感染是由微生态失衡引起的常见的疾病之一。重要的是,感染性疾病本身以及其对应的抗菌药物治疗对人体微生态具有深远的影响,微生态变化反过来影响感染相关疾病的转归。复杂的菌群-宿主相互作用是动态的,涉及免疫、激素和神经途径的各种机制。因此,菌群的变化可导致宿主稳态的失衡和疾病易感性的增加。致病性病原体

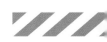

定植于肠黏膜,从而诱导强烈的炎症反应,随后出现肠道菌群移位。许多研究已经证明感染与菌群失调有联系,并且指出感染不仅与细菌相关,而且与病毒也有密切的联系。例如,艰难梭菌感染患者的肠道微生物显著改变。肠道菌群的变化也与艾滋病(HIV)、乙肝和其他疾病的进展密切相关。

1. HSCT 后感染

HSCT 后早期患者处于粒细胞缺乏状态,肠道 GVHD、广谱抗生素应用等多种原因导致肠道微生物多样化水平破坏,引起免疫重建延迟及功能缺陷;过度生长的肠道耐药致病菌通过受损肠黏膜进入血液,使致命性败血症风险增加。多项研究提出 HSCT 后肠道微生物多样化水平下降,演变为以肠球菌、链球菌、变形杆菌为主的肠道微生态,而对于以肠球菌为主的肠道微生态,万古霉素耐药肠球菌败血症风险增加,对于以变形杆菌为主的肠道微生态,革兰阴性菌败血症风险增加。

2. GVHD

通过动物实验发现,HSCT 后肠道 GVHD 引起肠道干细胞及潘氏细胞破坏,α-防御素生成减少而导致致病菌扩增。致病菌通过受损肠黏膜进入血液循环,刺激炎性细胞因子 TNF-α 和 IL-1 产生,从而加重 GVHD;肠道微生物多样化水平越低,GVHD 越严重。Levine 等研究发现,小肠潘氏细胞数少的移植患者肠道 GVHD 明显更严重,对相关治疗反应差,非复发死亡率明显增高,且 OS 明显短于潘氏细胞数目多的移植患者。移植后肠道微生物以肠球菌为主,肠球菌及其释放的毒素能加重肠黏膜上皮细胞损伤;此外,肠道共生菌比例减少导致 Treg 细胞生成减少,多种因素加重 GVHD。Levinson 等回顾性分析 264 例 GVHD 患儿资料后发现,急性肠道 GVHD 患儿肠道细菌感染率明显增高,发生肠道细菌血流感染的急性肠道 GVHD 患儿 1 年移植相关死亡率明显高于未发生患儿。GVHD 患者肠道拟杆菌减少,肠球菌增多,且肠球菌超过20%的移植患者肠道 GVHD 发生风险明显增加。急性肠道 GVHD 患者肠球菌比例明显高于无肠道 GVHD 患者。肠道微生物构成改变在应用广谱抗生素时尤为明显。动物实验及临床资料均提示,GVHD 发生时肠道微生物多样化水平降低;移植前使用抗生素去除肠道乳酸杆菌的小鼠 GVHD 较重,再次口服乳酸杆菌能够减轻 GVHD 及降低相关死亡率；移植后早期发生肠道微生态失衡的移植患者后期发生 GVHD 风险增大。尽管在 HSCT 之前的恶性血液病患者肠道菌群多样性与健康人群相似，但在allo-HSCT 之后，甚至在任何 GVHD 发生之前，肠道菌群多样性就已经丧失了。

3. 其他移植后并发症

肠道微生物及相关代谢产物在调节宿主肠道免疫平衡、营养代谢及维护肠黏膜屏障功能方面发挥重要作用。越来越多的研究发现肠道微生态失衡不仅在移植患者GVHD、感染等并发症发生过程中起重要作用，而且对于 HSCT 后的其他心血管系统、消化系统、内分泌系统及中枢神经系统的并发症也有一定的影响，但是确切结果尚不清楚，需要进一步大规模研究。

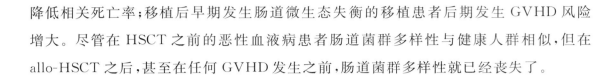

第六节 调节微生态改善造血干细胞移植并发症的临床治疗

一、微生态治疗现状

人体是由自身细胞及共生的大量微生物细胞共同组成的复杂共生生命体。人体肠道微生物数量庞大、种类繁多，被称为"第二基因组"。在人体微生物组学中，96%～99%的微生物聚集在胃肠道，肠道微生物与机体健康有着极为密切的联系。21 世纪初人类基因组计划完成后，国外研究机构即已着手开展"人类第二基因组计划"。美国于2008 年启动了为期 5 年的人类微生物组计划（human microbiome project，HMP），旨在探索研究与人类健康和疾病相关的微生物群落。2016 年，我国启动国家十三五重点研发计划——益生菌健康功能与基于肠道微生物组学的食品营养代谢机理研究。2017年中科院微生物组计划"人体环境健康的微生物组共性技术研究"启动。微生态与疾

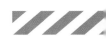

病机制研究的深入,促进了微生态产业的蓬勃发展。目前全球微生态医药产业格局已成形,上游以微生物检测为主,包括宏基因组测序、临床诊断等技术服务,为行业提供产品研发支持;下游以具体的微生态药物应用为主,涉及人体健康领域微生态药物研发与治疗、健康管理等。

微生态药物是指利用正常微生物或调节微生物正常生长的物质制成的药物制剂。它是继小分子、大分子、细胞和基因治疗之后的另一种新的药物形式,通过影响微生物群落,维持、重建或恢复健康的人体微生态。微生态药物应用广泛,优势显著。

1. 适应证

微生态药物适应证非常广泛,涉及炎症、糖尿病、肿瘤、营养保健等,现在研究最多的是艰难梭菌感染和炎症性肠病,其次是肥胖、自身免疫病、肿瘤等。

2. 优势

主要体现在通过多种途径产生综合效应来影响疾病;安全性高,生产周期短,来源丰富。

3. 分类

微生态药物主要可分为活体生物药、粪菌(移植)、小分子微生态调节剂,其中活体生物药为未来发展的主力军。

二、临床治疗方法

1. 饮食

饮食方式的改变在影响微生态组成方面扮演着重要角色。HSCT 后饮食方式的不同可能导致 GVHD 的不同发展,数据显示接受全肠外营养的小鼠和人受试者会出现 INF-γ 的增加,以及 IL-4、IL-10、肠道 CD4$^+$ 细胞减少,这很可能就是促炎症反应的免疫应答方式,而在 HSCT 患者中,转而慢慢采用肠内喂养的饮食方式,可减少Ⅲ～Ⅳ级 GVHD 和感染事件的发生。此外,肠内补充低聚糖、纤维素和谷氨酰胺,对接受 HSCT 的患者具有降低死亡率和减少肠球菌移位的作用。环境因素方面的数据也显示,HSCT 后在家接受护理与在医院调养相比,Ⅱ～Ⅳ级 aGVHD 的发生率较低,这说明暴露于医院环境也可能对微生态产生不利影响。

2. 抗生素

抗生素治疗可能是破坏 HSCT 过程中肠道微生态多样性的主要因素。研究显示口服环丙沙星和广谱抗生素的患者易出现肠球菌增加及共生菌主导力的下降。在回顾性研究中,研究者发现 HSCT 患者使用利福昔明可以保护肠道多样性,与环丙沙星和甲硝唑联合治疗的患者相比,其移植相关死亡率更低,这可能与利福昔明在一定程度上可以保留某些有益的厌氧肠道微生物,不影响微生物群的总体组成有关。广谱抗生素虽可减少细菌毒力因子的表达,但也会加剧肠道微生态多样性的丧失。据推测,共生厌氧生物如梭状芽孢杆菌可能有助于维持和恢复肠道微生态多样性,并且使用耐厌氧菌的抗生素可能对患者有益,但会引发多药耐药菌的定植,因此研发单一稳定的靶向抗生素依然是必要的。

3. 益生元与益生菌

益生元是指需要经由肠道微生物代谢后转化为可被肠上皮细胞利用的营养物,从而改善整体健康状况的难消化碳水化合物。2002 年联合国粮食农业组织与世界卫生组织将益生菌定为"经过严格挑选的微生物'活菌株',足量使用时,可以对宿主健康提供益处"。多项动物实验和临床研究表明,服用益生菌和益生元可以有效调节肠道菌群并减少移植后并发症的发生。为预防或治疗造血干细胞移植术后并发症,改善造血干细胞移植术后肠道菌群失调,可采用肠道微生物干预方法。抗生素、益生菌和益生元是非常常用的肠道微生物干预方法。在异基因造血干细胞移植的小鼠中研究者发现,使用益生菌可减少肠菌向肠系膜淋巴结转移,减少 aGVHD 的发生并提高患者的生存率。

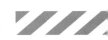

三、作用机制

益生元能影响肠道微生物的结构及功能，其在肠道发酵产生的短链脂肪酸（short-chain fatty acid，SCFA）能够促进辅助性 T 细胞释放抗炎细胞因子，促进 Treg 细胞生成，从而缓解肠道炎症，在肠黏膜完整性及免疫调节功能方面发挥重要作用。目前研究表明益生菌可直接改变肠道微生物，因此它对黏膜的完整性有直接或间接的影响。益生菌制剂中的某些微生物已被发现可介导肠黏膜的免疫作用。肠道共生菌产生的吲哚代谢物可赋予额外的肠道保护作用。通过益生菌来恢复或保存肠道共生菌，可确保吲哚代谢物的持续产生。吲哚代谢物可调节结肠细胞的促肠激素分泌，并增加上皮紧密连接性。益生菌能够重塑肠道微生物构成，其抗菌作用能直接抑制致病菌生长。此外，益生菌能够刺激免疫反应，上调抗炎细胞因子及 IgA 水平，提升肠黏膜免疫功能。

四、临床结果

多项回顾性研究发现，应用益生元能明显缩短移植患者中、重度腹泻持续时间，并提升造血干细胞移植患者 100 天存活率。动物实验发现，移植期间口服乳酸杆菌，受鼠 aGVHD 症状减轻，死亡率降低；与对照组小鼠相比，乳酸杆菌使小鼠脾脏 CD3$^+$ T 细胞绝对值明显下降，脂多糖刺激后脾细胞释放 IFN-γ 水平下降，同时易位至肠系膜淋巴结的微生物减少。在移植后艰难梭菌感染且肠道微生物明显失调的患者中，给予抗生素辅以口服益生菌后艰难梭菌毒素检测均转阴。目前在安全方面研究最充分的是乳酸杆菌、双歧杆菌和酵母菌。乳酸杆菌作为良好的益生菌来源，可以改善移植后的 aGVHD 和肠道炎症。然而，尽管大量研究表明口服益生菌耐受性好且不会导致严重并发症，但益生菌败血症等的发生风险仍有待进一步评估。

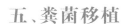

五、粪菌移植

粪菌移植（FMT）是重建肠道微生态的有效方法，是将健康人体的粪便制成合适的制剂递送到患者的肠道，以修复或者重建患者肠道的菌群，治疗病原体感染、代谢疾病等。在恢复肠道微生态多样性方面，FMT被认为是很好的益生菌来源，而且在难治性或复发性艰难梭菌感染中的疗效已经明确。FMT已被应用于消化系统疾病（如慢性乙型肝炎、炎症性肠病）、神经精神类疾病（如阿尔茨海默病）、血液系统疾病（如aGVHD）、代谢综合征（如糖尿病）、多重耐药菌（如产超广谱β－内酰胺酶大肠杆菌、产碳青霉烯酶铜绿假单胞菌和耐万古霉素的粪肠球菌）感染等疾病的治疗并证明有效。研究提示，FMT可以根除受试者胃肠道中活动性抗生素抗性细菌的定植，而且对于恢复HSCT前后导致的艰难梭菌减少十分有益。此外，减少抗生素的使用有利于提高FMT的效果。FMT对于激素抵抗型GVHD的改善也有帮助。

艰难梭菌感染是HSCT相关肠道微生态失调的典型后果，HSCT后艰难梭菌感染患者接受FMT后感染得以控制，患者腹泻明显缓解。有报道称，FMT还可以减少血液系统恶性肿瘤患者的抗生素耐药菌的肠道定植。将这一研究扩展到在接受HSCT前有抗生素耐药菌定植的患者以减少发生抗生素耐药菌感染的风险是非常有意义的。然而，FMT可能引起菌血症、病毒感染、发热等副反应，其安全性仍有待进一步评估。

六、小分子微生态调节剂

除了向肠道、皮肤等特定部位直接递送相关特定微生物之外，还可以通过小分子药物调节微生物生态平衡，进而预防、治疗相关疾病。在多项研究中，抗生素、益生菌和益生元等干预方法可以有效调节肠道菌群，减少移植术后并发症的发生。因此，肠道菌群有可能成为限制、改善甚至逆转异基因移植术后并发症的新治疗靶点。还需要很多的研究来揭示这些结果的确切机制。肠道净化在异体移植中的作用仍有争议。

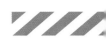

　　总之,关于造血干细胞移植后肠道菌群的研究取得了显著进展,然而仍有许多限制需要解决。到目前为止,评价异体移植术后肠道微生物特征的研究大多仅依靠直肠取样。胃肠道微生物群落的多样性和数量存在显著差异,仅通过直肠样本推断整个肠道菌群的状态可能是一个挑战。因此,肠道微生物谱是今后研究的重点。许多研究都是对老鼠进行的,然而,老鼠和人在大体解剖、生理和食物在胃肠道的加工过程方面有很大的不同。因此,为了获得更可信和相关的结果,需要更多的人体研究。肠道微生态失衡与造血干细胞移植相关并发症(包括 GVHD、感染等)关系密切且交互影响,肠道微生物多样化水平与移植患者预后密切相关。肠道微生物在移植后免疫重建及移植相关并发症中的更多作用及详细机制有待进一步探究。重塑肠道微生态能减少移植相关并发症并改善移植患者预后,精准调节肠道微生态的策略有望取得更好的移植效果。

▶▶ 参考文献

[1] Peled J U,Gomes A L C,Devlin S M,et al. Microbiota as predictor of mortality in allogeneic hematopoietic-cell transplantation[J]. N Engl J Med. 2020,382(9)：822-834.

[2] Shallis R M,Terry C M,Lim SH. Changes in intestinal microbiota and their effects on allogeneic stem cell transplantation[J]. Am J Hematol,2018,93(1)：122-128.

[3] Cammarota G,Ianiro G,Kelly C R,et al. International consensus conference on stool banking for faecal microbiota transplantation in clinical practice[J]. Gut,2019,68(12)：2111-2121.

[4] Guo Z,Gao H Y,Zhang T Y,et al. Analysis of allogeneic hematopoietic stem cell transplantation with high-dose cyclophosphamide-induced immune tolerance for severe aplastic anemia[J]. Int J Hematol,2016,104(6)：720-728.

[5] Kapandji N,Azoulay E,Zafrani L. Recent advances in neutropenic enterocolitis：insights into the role of gut microbiota[J]. Blood Rev,2022,54：100944.

[6] Quraishi M N,Widlak M,Bhala N,et al. Systematic review with meta-analysis：

the efficacy of faecal microbiota transplantation for the treatment of recurrent and refractory Clostridium difficile infection[J]. Aliment Pharmacol Ther,2017, 46(5):479-493.

[7]　邵亮,郭智.粪菌移植在治疗急性移植物抗宿主病中的作用[J].临床内科杂志, 2023,40(1):15-19.

[8]　中国抗癌协会肿瘤与微生态专业委员会.肠道微生态与造血干细胞移植相关性中国专家共识[J].国际肿瘤学杂志,2021,48(3):129-135.

（周浩　唐菲菲　郭智）

第十五章

肠道微生态与肿瘤治疗相关消化系统并发症

　　肠道微生物组可以在防御感染中发挥作用。化疗会破坏肠道微生物组,增加微生物侵入性感染的风险,恢复肠道微生物组是降低该风险的潜在策略。肠道微生物组可导致定植抗性,通过共生细菌产生的细菌素/抗菌肽(AMP)及其他蛋白质攻击细菌细胞壁等途径杀死致病菌和其他竞争微生物。还有一种直接途径如人体定植的大肠杆菌与致病性大肠杆菌O157竞争脯氨酸。消化道微生态改变在肿瘤治疗中的影响越来越受到重视,2019年后新型疫情全球大流行,新型肿瘤靶向药物、免疫检查点抑制剂的开发以及抗生素耐药的日益普遍,给人类公共卫生带来了严峻挑战和威胁,此时,化疗后不良反应和并发症精细化管理显得越来越重要。胃肠道反应是实体瘤及血液肿瘤患者化疗后的常见临床表现之一,增加患者的治疗风险,影响治疗效果及预后。化疗后的消化道症状从恶心、呕吐、厌食到严重的口腔及肠道黏膜炎、腹痛、腹泻、便秘,常与化学药物的剂量及毒性密切相关;患者高龄、免疫功能低下、中性粒细胞减少及骨髓抑制,尤其合并特殊致病微生物感染(如艰难梭菌、耐碳青霉烯类菌、诺如病毒等感染)的复杂临床情况下,开展消化道微生态菌群的检测、指标的监测尤其重要。

　　研究者针对化疗后口腔及胃肠道症状、消化系统并发症的主要治疗策略做出不同强度的推荐,其中涵盖大多数非感染性和感染性并发症的治疗以及相应的护理措施,也结合肠道微生态检测、中国中医药、粪菌移植的应用等,为进一步认识肠道微生态对肿瘤治疗的影响提供了依据,可供临床医师在实践工作中参考。共识证据级别及推荐强度评定参考见表 15-1、表 15-2。

表 15-1　专家推荐等级说明

证据等级	说明
1A 类	基于高水平证据(如随机对照试验)提出的建议,专家组一致同意
1B 类	基于中等水平证据(如有重大缺陷的随机对照试验或观察性研究的格外强的证据)提出的建议,专家组一致同意
2A 类	基于低水平证据提出的建议,专家组一致同意
2B 类	基于低水平证据提出的建议,专家组基本同意,无明显分歧
3 类	基于任何水平证据提出的建议,专家组建议存在明显的分歧

表 15-2　推荐方案的循证医学证据等级

证据等级	说明
Ⅰ级推荐	1A 类证据以及部分专家共识度高且在中国可及性好的 2A 类证据,具体特征为适应证明确、可及性好、治疗价值肯定
Ⅱ级推荐	1B 类证据以及部分在中国可及性欠佳,但专家共识度较高的 2A 类证据作为Ⅱ级推荐。或者国内外随机对照研究提供高级别证据,但可及性差或者效价比不高,对于临床获益明显但价格较高的措施,考虑患者可能获益,也作为Ⅱ级推荐
Ⅲ级推荐	2B 类证据和 3 类证据中,国内临床上习惯使用、有探索价值的诊治措施,虽然循证医学证据相对不足,但专家组认为可以接受的,可作为Ⅲ级推荐

第一节　以症状为表现的肿瘤化疗副作用管理(专家推荐)

一、化疗所致恶心、呕吐及厌食

化疗所致恶心、呕吐是治疗中的主要不良反应。预先判断化疗药物的特定致呕吐

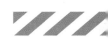

性对于患者整体治疗具有重要意义。使用化疗药物方案前需要组建多学科合作团队（包括临床医生、护理团队、临床药学专家、营养师、心理学家），详细阅读化疗药物说明书，参阅文献制定完整的化疗处方和预防方案并定期更新。

专家推荐：

（1）对化疗所致恶心、呕吐给予治疗，治疗指数最高的药物为 5-羟色胺（5-HT）受体拮抗剂、神经激肽-1 受体（NK1R）拮抗剂以及糖皮质激素（地塞米松）。相关药物可联合使用。（Ⅰ级推荐）

（2）高度致吐风险的化疗方案：以顺铂、蒽环类药物加环磷酰胺和其他高度致吐性药物为基础的化疗方案。推荐联合 5-HT 受体拮抗剂、地塞米松和 NK1R 拮抗剂止吐。接受 AC 阿霉素＋环磷酰胺＋糖皮质激素方案（如非霍奇金淋巴瘤 RCHOP 方案）的患者，可在第 1 日加帕洛诺司琼。（Ⅰ级推荐）

（3）中度致吐性化疗方案：如以卡铂为基础的化疗方案，推荐在第 1 日联合使用 NK1R 拮抗剂、5-HT 受体拮抗剂和地塞米松。如合并迟发性呕吐，建议继续使用 5-HT 受体拮抗剂。（Ⅰ级推荐）

（4）低度和极低度致吐风险的化疗方案：使用低度致吐风险药物治疗的患者可使用 NK1R 拮抗剂、5-HT 受体拮抗剂或地塞米松单药或联合治疗，如既往发生呕吐，可预防性给予患者止吐药。（Ⅰ级推荐）

（5）化疗前应评估钾、钠、镁等电解质的水平和心电图 QT 间期，化疗期间推荐进行心电监护。苯二氮䓬类药物可预防预期性呕吐，可在化疗周期最初时就开始对化疗所致恶心、呕吐加以预防。（Ⅱ级推荐）

（6）厌食的评估与饮食摄入：化疗过程中抑郁、味觉障碍、疼痛、恶心和便秘等症状可能导致患者厌食。所有患者化疗前均应接受专业营养师对营养状况与体重减轻的评估，尤其是恶病质患者，必要时需要接受心理治疗。（Ⅰ级推荐）

（7）临床重点评估详细的病史、营养史及有无自行进行中药治疗，体格检查时评估皮下脂肪厚度、肌萎缩及肌张力下降程度、骶部或踝部水肿或腹水等。化疗中通过连续测量体重和评估膳食摄入客观了解营养状况，定期检测白蛋白和转铁蛋白。（Ⅱ级推荐）

(8)膳食咨询:估计患者化疗期间蛋白质和热量需求,化疗期间的饮食应限于易消化、蒸煮过的食物,避免可能有害的膳食(如碳酸饮料、烹炸食物及高蛋白不易消化的饮食),避免酸、咸或干性食物。如果患者不能吞咽食物或液体,需经胃肠外补充液体和(或)营养支持,不推荐未经证实功效的补品,且需要患者及照料人均知晓执行。(Ⅱ级推荐)

(9)中草药的应用:如患者有服用中草药意愿,化疗间歇期可请中医科医师会诊共同评估患者状况、辨证施治以使用中草药,同时注意中草药与其他药物间的相互作用。(Ⅲ级推荐)

二、口腔及胃肠道黏膜炎

接受常规剂量化疗的患者中,约有40%会出现口腔黏膜炎。在造血干细胞移植患者中,接受预处理的患者黏膜炎发生率可达80%~95%。化疗药物、剂量、给药途径、频率及患者耐受性均可能与黏膜炎相关,如为继发性或定植微生物感染性黏膜炎,感染时间可能延长。黏膜炎发生的病理机制包含以下阶段:①启动:放化疗通过直接作用损伤DNA,促炎性细胞因子产生。②上调:启动阶段的损伤激活了NF-κB途径。③反馈环路放大信号转导。以上阶段发生于临床上显著的黏膜炎出现之前,随后是溃疡、炎症及愈合,时间为10~14天。

专家推荐:

(1)化疗患者的胃肠道及口腔黏膜炎常在治疗后第7日达到发作高峰。严重者可出现重度糜烂并伴重度疼痛,无法进食物及水。如预估可能出现严重的黏膜炎,需要临床医生与药学专家行化疗前评估,使用化疗药物(方案)前需要多学科团队(包括临床医生、护理团队、临床药学专家、营养师),需要详细阅读化疗药物说明书,参阅文献制订完整的化疗处方和预防方案并定期复习更新。(Ⅰ级推荐)

(2)黏膜炎范围和严重程度的评估内容应包括具体化疗药物、剂量、给药方式和频率、治疗前有无口腔疾病、是否同时应用放疗及患者个体耐受性差异。最常发生严重

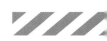

口腔黏膜炎的细胞毒性药物包括博来霉素、阿糖胞苷、多柔比星、依托泊苷、氟尿嘧啶和甲氨蝶吟。（Ⅰ级推荐）

（3）建议在化疗前及化疗间期进行预防性口腔处理，包括在开始治疗前进行全面的口腔检查，如牙齿洁治、龋齿治疗及拔牙等。注意：多发性骨髓瘤患者在接受唑来膦酸治疗期间避免接受拔牙术；仅有慢性牙周疾病患者可在化疗前评估是否需要牙科干预。（Ⅰ级推荐）

（4）特定的预防策略：对于接受含氟尿嘧啶或高剂量美法仑预处理化疗方案的患者，用药期间推荐进行口腔冷疗（冰生理盐水含漱，一日 4 次，每次 20～30 min）。（Ⅱ级推荐）

（5）预估可能发生口腔溃疡的患者进行口腔护理，每 4 小时 1 次，使用生理盐水和 2.5％碳酸氢钠溶液含漱，每餐后漱口并擦拭口腔，使用软牙刷有效清洁牙齿。（Ⅱ级推荐）

（6）接受高剂量放化疗的血液系统恶性肿瘤患者，低强度紫外光治疗有助于预防口腔黏膜炎。国外使用重度黏膜炎风险较高的预处理方案进行高剂量化疗时，可静脉给予帕立非明（重组人角质形成细胞生长因子）预防口腔黏膜炎，有该药物的血液病中心可尝试使用。（Ⅱ级推荐）

（7）口腔单纯疱疹病毒再激活率较高，在接受诱导化疗或预处理化疗时，建议预防性使用阿昔洛韦抗病毒治疗。（Ⅰ级推荐）

（8）严重口腔黏膜炎合并疼痛的患者可局部使用利多卡因胶浆，必要时可使用全身性麻醉药（如芬太尼透皮贴），亦可选用口腔黏膜保护剂（如益普舒口腔凝胶）。（Ⅰ级推荐）

（9）患者发生口咽念珠菌病时，可给予局部抗真菌治疗（制霉菌素溶于生理盐水，含漱），亦可选用咪康唑口腔贴片，如有发热等症状、G/GM 试验阳性，需要行全身性抗真菌治疗。（Ⅰ级推荐）

（10）鉴于口腔微生态对肿瘤化疗过程的影响，建议有条件的医疗单位开展化疗前、后口腔微生态变化的检测。（Ⅲ级推荐）

三、化疗所致持续性腹泻

化疗相关性腹泻(chemotherapy-related diarrhea,CRD)是肿瘤患者化疗后的常见症状,可严重影响患者的日常活动能力。重度 CRD 患者通常需要住院治疗,甚至由于脱水和感染风险高而危及生命。腹泻最常见于使用化疗药物(如氟尿嘧啶和卡培他滨)、某些分子靶向药(如索拉非尼、舒尼替尼)以及免疫检查点抑制剂(如伊匹木单抗、纳武利尤单抗和帕博利珠单抗)后。

专家推荐:

(1)严重 CRD 可影响日常生活,延误化疗,在某些严重情况下可能需要住院支持治疗,更严重者危及生命;应评估患者的大便次数和粪便性状及伴随症状或体征,如绞痛、2 级以上的恶心或呕吐、体能状态下降、发热、低血压头晕、中性粒细胞减少、出血表现、脱水、胸痛和既往有无因 CRD 入院。3 级或 4 级腹泻患者及有并发症的 1 级或 2 级腹泻患者需要静脉输液、心电监护及电解质检测评估。(Ⅰ级推荐)

(2)实验室检查(标准生化检查、全血细胞计数和包含镁在内的电解质系列检查)应针对 CRD 的并发症和病因。若患者存在重度(3 级或 4 级)腹泻,持续性轻至中度(1级或 2 级)腹泻,或腹泻伴中性粒细胞减少、发热或大便带血,需进行血液和粪便培养、艰难梭菌产毒菌株检查。血性腹泻患者需要进行粪便培养及检测肠出血型大肠杆菌、志贺毒素。(Ⅰ级推荐)

(3)对有发热、腹膜刺激征或血性腹泻的患者,应做腹部和盆腔 CT,并请外科医生会诊。绝大多数患者不需内镜检查,对难治性患者和慢性腹泻(即整个化疗周期持续存在腹泻)或血性腹泻患者应考虑内镜检查。化疗期间腹泻需要鉴别其他病因,包括脂肪或胆汁酸吸收不良、乳糖不耐受、小肠细菌过度生长及感染性原因。(Ⅱ级推荐)

(4)初始非药物措施包括避免可能加重腹泻的食物,摄入半流质饮食及口服补液,避免含乳糖的食物,停用导致腹泻的药物如大便软化剂、泻药,推荐初始治疗 CRD 时使用洛哌丁胺(对于轻至中度无并发症的 CRD,建议初始剂量为 4 mg,之后每 4 小时 2

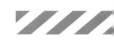

mg）。重度（3 级或 4 级）腹泻患者，包括合并中至重度腹绞痛、2 级或更严重的恶心或呕吐、体能状态下降、发热、脓毒症、中性粒细胞减少、明确出血或脱水的轻至中度腹泻患者，或者洛哌丁胺治疗 24 h 后仍有轻至中度无并发症的腹泻患者，建议使用大剂量洛哌丁胺（最初 4 mg，之后每 2 h 2 mg）。洛哌丁胺治疗无效的 CRD 患者，推荐使用奥曲肽，初治剂量为一次 100 μg 或 150 μg，一日 3 次，皮下注射。（Ⅱ级推荐）

（5）对于 CRD 患者口服抗生素的作用尚未达成共识。对有发热、中性粒细胞减少、低血压、腹膜刺激征或血性腹泻的患者，应给予静脉用抗生素。洛哌丁胺和大剂量奥曲肽治疗后腹泻仍未停止时，建议行上消化道内镜或胶囊胃镜检查。日本学者应用小肠胶囊内镜检查观察整个小肠黏膜以检测出血、恶性肿瘤和黏膜损伤，并行病理组织活检以评估是否存在巨细胞病毒或艰难梭菌感染。（Ⅲ级推荐）

（6）重度 CRD 患者在无腹泻且无需使用止泻药 48 h 后，才能恢复相同的化疗方案。所有在先前的治疗周期中出现 2 级或更严重腹泻的患者，应减少化疗剂量。鉴于腹泻与肠道微生态对肿瘤化疗的影响，建议检测化疗及造血干细胞移植前、后肠道微生态变化。（Ⅱ级推荐）

第二节　化疗合并特殊并发症的处置及肠道微生态管理（专家推荐）

一、中性粒细胞减少性发热

化疗造成骨髓抑制和胃肠黏膜受到损伤，进而导致侵袭性感染发生增加，其原因为定植的细菌和（或）真菌移位穿过肠黏膜表面。在中性粒细胞减少的患者中，中性粒细胞介导的炎症反应可不明显，发热可以是最早甚至是唯一出现的感染体征。必须及早识别中性粒细胞减少性发热并及时开始经验性全身性抗生素治疗，以避免脓毒症及死亡。中性粒细胞减少的定义为中性粒细胞绝对计数(absolute neutrophil count, ANC)<1500个/μL,而重度中性粒细胞减少定义为ANC<500个/μL或预计ANC会在接下来的48 h内降至500个/μL以下,极重度中性粒细胞减少定义为ANC<100个/μL。ANC<500个/μL会增加有临床意义感染的风险,且中性粒细胞减少持续时间延长(>7日)的患者风险更高。ANC<100个/μL会增加菌血症性感染风险。

专家推荐:

(1)高强度细胞毒性药物化疗可引起严重且有时持久的中性粒细胞减少,这可能导致需住院治疗发热或可能引起致命性感染。感染风险较高的患者,需预防性使用抗细菌、抗病毒和抗真菌药物减少感染性并发症。使用化疗药物方案前需要多学科团队(包括临床医生、药学专家、感染微生物专家)对化疗方案是否可能导致粒细胞减少做出预判。(Ⅰ级推荐)

(2)中性粒细胞减少性发热评估对于降低严重并发症的风险尤为重要,因为该评估将决定治疗方案,包括根据粒细胞缺乏持续时间及严重程度经静脉给予抗生素。高危中性粒细胞减少患者是指ANC<500个/μL且预计粒细胞缺乏持续7日以上或有共患病证据的患者。严重中性粒细胞减少最常发生在造血干细胞移植、急性白血病初次诱导化疗和大剂量化疗巩固的患者。(Ⅰ级推荐)

(3)粒细胞减少初始经验性治疗:高危中性粒细胞减少患者的发热为医疗急症,需立即开始经验性广谱抗生素治疗,推荐使用杀菌性抗生素,同时采集血标本和可疑部位分泌物标本,初始抗生素的选择依据患者现病史、既往病史、过敏史、症状、体征、近期抗生素使用情况和血培养药敏试验结果以及院内感染情况。对疑似中心静脉导管(CVC)、皮肤或软组织感染或血流动力学不稳的患者,应扩大抗菌谱以覆盖可能的病原体(如耐药性革兰阴性菌、革兰阳性菌、厌氧菌以及真菌)。(Ⅰ级推荐)

(4)持续发热的经验性治疗:仅有持续性发热无须调整初始抗生素,对于有耐药微生物感染风险、临床及血流动力学不稳定和血培养阳性提示耐药菌感染的患者,应调整初始治疗方案。经广谱抗生素治疗4~7日仍持续发热,且感染源不明时,推荐经验性添加抗真菌药物。(Ⅰ级推荐)

(5)拔除CVC及PICC(外周中心静脉导管):针对由金黄色葡萄球菌、铜绿假单胞

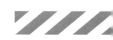

菌、假丝酵母菌或快速生长的非结核分枝杆菌引起导管相关血流感染的患者。（Ⅰ级推荐）

（6）中性粒细胞减少性膳食：鉴于胃肠道黏膜损伤时容易发生严重肠道细菌感染，虽然缺乏评估这种中性粒细胞减少性膳食方法的系统性临床数据，但仍建议预计严重中性粒细胞减少患者进食充分煮熟、易消化的食物，直至患者中性粒细胞水平恢复。（Ⅱ级推荐）

（7）高危中性粒细胞减少及之前合并肠道感染、革兰阴性菌血行播散性感染患者建议在再次化疗前、后进行肠道微生态检测及监测。（Ⅱ级推荐）

二、中性粒细胞减少性小肠结肠炎

中性粒细胞减少性小肠结肠炎是一种致命性坏死性小肠结肠炎，主要发生于中性粒细胞减少患者。该病可能的发病机制包括细胞毒性药物致黏膜损伤、中性粒细胞严重减少，以及机体对微生物入侵的防御能力受损。微生物感染可导致肠壁多层坏死。盲肠通常受累，且病变常常延伸至升结肠和末端回肠。重度中性粒细胞减少患者伴有发热和腹痛，腹痛位置通常在右下腹时，须考虑到中性粒细胞减少性小肠结肠炎。症状通常在接受细胞毒性药物化疗后的第 3 周出现，此时中性粒细胞减少最严重且患者发热。通常根据特征性 CT 表现来诊断中性粒细胞减少性小肠结肠炎。

专家推荐：

（1）所有疑似中性粒细胞减少性小肠结肠炎的患者均应接受腹部 CT 检查。CT 表现包括肠壁增厚、肠系膜缆绳征、肠腔扩张、黏膜强化和肠壁积气。（Ⅱ级推荐）

（2）各种细菌，包括革兰阴性杆菌、革兰阳性球菌、厌氧菌（如败毒梭菌）和假丝酵母菌属和（或）真菌，通常会浸润肠壁，且经常发生多种微生物感染。菌血症也常见，通常由肠道微生物如假单胞菌属引起。（Ⅱ级推荐）

（3）中性粒细胞减少性小肠结肠炎在急性白血病（特别是急性髓系白血病）、淋巴瘤、多发性骨髓瘤、骨髓增生异常综合征、再生障碍性贫血、艾滋病、周期性或药物性中性粒细胞减少,以及因实体恶性肿瘤和移植而接受免疫抑制治疗后的儿童和成人中均有报道。患者若无穿孔或重度出血并发症,应采取非手术治疗,包括使用广谱抗生素、经静脉补液、肠外营养支持、胃肠减压和输血(按需输注浓缩红细胞和新鲜冷冻血浆)。虽然中性粒细胞减少和血小板减少的患者通常避免手术,但若患者存在游离穿孔或内科治疗不能控制的其他病程(如纠正凝血障碍和血细胞减少后仍持续出血),推荐手术治疗。(Ⅱ级推荐)

(4)抗生素方案应针对可能的病原体,以及从患者血液中检测到的病原体。抗生素方案应覆盖铜绿假单胞菌、大肠杆菌、其他革兰阴性肠道杆菌和厌氧菌。如应用广谱抗生素仍有迁延性发热(>72 h)、中性粒细胞减少,应开始使用抗真菌药物。建议使用覆盖耐氟康唑假丝酵母菌和曲霉菌的抗真菌药物。(Ⅱ级推荐)

(5)抗生素治疗应持续至中性粒细胞水平恢复正常,中性粒细胞减少性小肠结肠炎的症状和体征(如发热、腹痛和腹部压痛)消失。鉴于该病并发症的严重程度,患者再次化疗时需选择减量方案或换其他化疗方案。(Ⅱ级推荐)

(6)中性粒细胞减少性小肠结肠炎合并肠道感染患者建议再化疗时进行肠道微生态检测及监测。(Ⅱ级推荐)

三、化疗后艰难梭菌感染

艰难梭菌是一种厌氧产芽孢细菌,广泛分布于土壤、水、动物和健康人的肠道中。艰难梭菌感染(CDI)的症状从相对轻微的腹泻到严重的危及生命的伪膜性结肠炎、中毒性巨结肠和败血症均有。病因常与先前使用抗生素有关,年龄、肿瘤化疗和免疫抑制也是其风险因素。

专家推荐:

(1)治疗CDI的一般原则包括停用诱发性抗生素,以及实施包括接触防护和手卫生在内的感染控制措施。需要临床医生、院感微生物专家和护理人员参与。(Ⅰ级推荐)

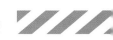

（2）初次发作：对于CDI初次发作的患者，无论严重程度如何，建议采用非达霉素而非万古霉素治疗，对于重症CDI患者，还需要评估有无手术指征。重症CDI判断：白细胞计数＞15000个/μL和（或）血清肌酐≥1.5 mg/dL及暴发性结肠炎、低血压或休克、肠梗阻或巨结肠。（Ⅱ级推荐）

（3）CDI复发是指CDI症状在适当治疗期间消退，但在停止治疗后2个月内再次出现。治疗时建议采用含有非达霉素而非万古霉素的方案，可以按照标准方案或延长间断性方案给药。（Ⅱ级推荐）

（4）对于CDI三次或后续复发患者，建议在中性粒细胞水平恢复且医疗条件允许的情况下进行FMT。对于不适合FMT的患者，使用与二次复发时相同的药物治疗，建议在该治疗结束后口服万古霉素治疗。（Ⅱ级推荐）

（5）暴发性结肠炎的处理包括抗生素治疗和评估有无手术指征。对于FMT在暴发性结肠炎治疗中的作用还需进一步研究。建议口服万古霉素加肠外使用甲硝唑治疗暴发性结肠炎。患者合并肠梗阻时，建议加用FMT经灌肠实施，而非经直肠给予万古霉素，但由于有结肠穿孔的风险，该操作应仅用于经标准抗生素治疗无效的患者，并仅由具备相应专业技术的人员实施。（Ⅱ级推荐）

（6）对于CDI复发风险高的患者，如年龄≥65岁、有重症CDI病史或免疫抑制的患者，若需要持续接受全身性抗生素治疗，建议口服万古霉素进行二级预防。不建议在化疗期间使用益生菌来治疗或预防CDI。（Ⅱ级推荐）

（7）随着FMT成为复发性和难治性CDI的标准治疗，FMT中心应建立自己详尽的粪便库采集计划及规范。粪便库和FMT计划更广泛应用的限制因素之一是监管标准的缺乏或差异。FMT可以包装胶囊的形式通过鼻胃管/鼻十二指肠管口服或灌肠剂给药实施。（Ⅱ级推荐）

（8）建议CDI患者再次化疗时进行肠道微生态检测及监测。（Ⅱ级推荐）

四、化疗患者合并耐碳青霉烯酶大肠杆菌或肺炎克雷伯菌感染

在革兰阴性病原体院内感染中，水解碳青霉烯的β-内酰胺酶是引起抗菌药物耐药

性的一种重要机制。使用广谱头孢菌素类和（或）碳青霉烯类是发生产碳青霉烯酶微生物定植或感染的重要危险因素。产碳青霉烯酶肠杆菌科细菌（CPE）感染的发病率正在增高，控制CPE传播和改善患者预后需要及时、可靠的检测方法及有效的抗生素治疗。针对CPE特定感染的识别、预防和管理，需要所有临床相关医生了解CPE的相关风险因素、预防和管理策略。指南需要为实验室人员、临床工作人员和患者及其家属提供更标准化的CPE预防和管理标准。此外，医护人员必须接受持续的关于预防感染的教育。

专家推荐：

（1）产碳青霉烯酶的微生物可导致临床感染或无症状的定植。这类细菌可引起多种感染，包括胃肠道感染、菌血症、呼吸机相关肺炎、泌尿道感染和CVC感染。临床医生应该根据药敏试验结果选择抗菌药物治疗。且应要求进行针对以下药物的药敏试验：新型β-内酰胺类/β-内酰胺酶抑制剂的复方制剂（头孢他啶/阿维巴坦）、多黏菌素、氨曲南、替加环素。（Ⅱ级推荐）

（2）对于CPE引起严重感染的患者，抗生素选择取决于碳青霉烯酶类型和分离株药敏试验结果。如住院患者感染或定植了产碳青霉烯酶细菌，应该在患者住院期间全程采取接触防护措施。筛查高风险患者是否有直肠定植，可能也有助于控制传播。（Ⅱ级推荐）

（3）建议合并CPE感染及混合肠道感染患者在再次化疗前、中、后进行肠道微生态检测及监测。（Ⅲ级推荐）

▶▶ 参考文献

［1］ Dash N R，Khoder G，Nada A M，et al. Exploring the impact of Helicobacter pylori on gut microbiome composition［J］. PLoS One，2019，14（6）：e0218274.

［2］ Lun H，Yang W，Zhao S，et al. Altered gut microbiota and microbial biomarkers associated with chronic kidney disease［J］. Microbiologyopen，2019，8（4）：e00678.

［3］ Ren Z，Li A，Jiang J，et al. Gut microbiome analysis as a tool towards targeted

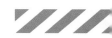

non-invasive biomarkers for early hepatocellular carcinoma[J]. Gut,2019,68(6):
1014-1023.

[4]　Lu J,Zhang L,Zhai Q,et al. Chinese gut microbiota and its associations with
staple food type,ethnicity,and urbanization[J]. NPJ Biofilms Microbiomes,
2021,7(1):71.

[5]　He J,Chu Y,Li J,et al. Intestinal butyrate-metabolizing species contribute to
autoantibody production and bone erosion in rheumatoid arthritis[J]. Sci Adv,
2022 Feb,8(6):eabm1511.

[6]　Gupta K,Walton R,Kataria S P. C hemotherapy-induced nausea and vomiting:
pathogenesis,recommendations,and new trends[J]. Cancer Treat Res Commun,
2021,26:100278.

[7]　Razvi Y,Chan S,McFarlane T,et al. ASCO,NCCN,MASCC/ESMO:a
comparison of antiemetic guidelines for the treatment of chemotherapy-induced
nausea and vomiting in adult patients[J]. Support Care Cancer,2019,27(1):87-
95.

[8]　Hong C H L,Gueiros L A,Fulton J S,et al. Systematic review of basic oral care
for the management of oral mucositis in cancer patients and clinical practice
guidelines[J]. Support Care Cancer,2019,27(10):3949-3967.

[9]　Ando T,Sakumura M,Mihara H,et al. A review of potential role of capsule
endoscopy in the work-up for chemotherapy-induced diarrhea[J]. Healthcare
(Basel),2022,10(2):218.

[10]　Hay T,Bellomo R,Rechnitzer T,et al. Constipation,diarrhea,and prophylactic
laxative bowel regimens in the critically ill:a systematic review and meta-
analysis[J]. J Crit Care,2019,52:242-250.

[11]　Wang Y,Abu-Sbeih H,Mao E,et al. Immune-checkpoint inhibitor-induced
diarrhea and colitis in patients with advanced malignancies:retrospective review
at MD Anderson[J]. J Immunother Cancer,2018,6(1):37.

[12]　Cooksley T,Font C,Scotte F,et al. Emerging challenges in the evaluation of

fever in cancer patients at risk of febrile neutropenia in the era of COVID-19：a MASCC position paper[J]. Support Care Cancer,2021,29(2)：1129-1138.

[13] Duceau B,Picard M,Pirracchio R,et al. Neutropenic enterocolitis in critically Ill patients：spectrum of the disease and risk of invasive fungal disease[J]. Crit Care Med,2019,47(5)：668-676.

[14] Benedetti E, Bruno B, Martini F, et al. Early diagnosis of neutropenic enterocolitis by bedside ultrasound in hematological malignancies：a prospective study[J]. J Clin Med,2021,10(18)：4277.

[15] Khanna S. Advances in *Clostridioides difficile* therapeutics[J]. Expert Rev Anti Infect Ther,2021,19(9)：1067-1070.

[16] Hou K,Wu Z X,Chen X Y ,et al. Microbiota in health and diseases[J]. Signal Transduct Target Ther,2022,7(1)：135.

[17] Martin A, Fahrbach K, Zhao Q , et al. Association between carbapenem resistance and mortality among adult, hospitalized patients with serious infections due to *Enterobacteriaceae*：results of a systematic literature review and meta-analysis[J]. Open Forum Infect Dis,2018,5(7)：ofy150.

[18] Davidovics Z H, Michail S, Nicholson M R，et al. Fecal microbiota transplantation for recurrent Clostridium difficile infection and other conditions in children：a joint position paper from the North American Society for Pediatric Gastroenterology, Hepatology, and Nutrition and the European Society for Pediatric Gastroenterology, Hepatology, and Nutrition [J]. J Pediatr Gastroenterol Nutr,2019,68(1)：130-143.

[19] Cammarota G,Ianiro G,Kelly C R,et al. International consensus conference on stool banking for faecal microbiota transplantation in clinical practice[J]. Gut, 2019,68(12)：2111-2121.

[20] Guo Z,Gao H Y,Zhang T Y,et al. Analysis of allogeneic hematopoietic stem cell transplantation with high-dose cyclophosphamide-induced immune tolerance for severe aplastic anemia[J]. Int J Hematol,2016,104(6)：720-728.

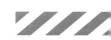

［21］ Wang J，Liang J，He M，et al. Chinese expert consensus on intestinal microecology and management of digestive tract complications related to tumor treatment (version 2022)［J］. J Cancer Res Ther,2022,18(7):1835-1844.

［22］ 中国抗癌协会肿瘤与微生态专业委员会.肠道微生态与造血干细胞移植相关性中国专家共识［J］.国际肿瘤学杂志,2021,48(3):129-135.

［23］ 中国抗癌协会肿瘤与微生态专业委员会.肠道微生态与肿瘤治疗相关消化系统并发症管理中国专家共识［J］.国际肿瘤学杂志,2022,49(12):711-717.

（王钧　郭智　王强）

第十六章

肠道菌群与抗生素
所致相关腹泻

    肠道菌群是指分布在人体肠道的微生物菌群。人体肠道内有数万亿微生物,是一个复杂的生态群落,对维持人体肠道正常功能发挥了至关重要的作用,与人体肠道系统共同构成了肠道微生态,维持宿主肠道的完整性,并调节许多重要的生理功能。临床上,抗生素能够有效对抗细菌感染和防止病原菌扩散,但随着青霉素等广谱抗菌药物的大量使用,部分细菌会对 β-内酰胺类抗生素产生耐药性,这可能是这些细菌所含青霉素结合蛋白结构的改变、数量的增多、与抗生素亲和力的下降等造成的。同时,抗生素对人体内的正常肠道菌群也具有一定负面作用,会降低肠道微生态的多样性和稳定性,破坏肠道微生态的结构及功能,增加部分疾病发生的风险。

    抗生素相关性腹泻(antibiotic-associated diarrhea,AAD)属于药物相关性腹泻的一种,是指应用抗生素后发生的与抗生素有关的腹泻,无法用其他原因解释。AAD 是最常见的抗生素药物副作用之一,多由长期大量使用广谱抗菌药物造成,可导致营养不良、水电解质紊乱、酸碱平衡失调,若不及时控制,10.0%～25.0% 的 AAD 可引起艰难梭菌感染,继而引发伪膜性肠炎(PMC),甚至危及生命。近年来,由于大量广谱抗生素的使用,AAD 的发生率呈逐渐增高趋势,院内及院外患者尤其是围手术期患者均有发生 AAD 的报道。AAD 不但影响围手术期感染的控制,也是影响患者预后的重要因素。流行病学调查显示,住院患者 AAD 发病率可高达 5%～39%。AAD 的发生率与

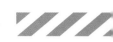

应用抗生素及患者的基础条件等相关。研究显示，除万古霉素和氨基糖苷类抗生素外，其他抗生素几乎均可引起 AAD，特别是抗菌谱覆盖肠道厌氧菌及肠腔内浓度较高的抗生素。

第一节　肠道菌群与抗生素所致相关腹泻的相关性

肠道菌群在婴儿出生后便会经历巨大的变化，其多样性的改变可能受到众多因素的影响。随着高通量测序技术的发展，越来越多的证据表明肠道菌群的变化与抗生素治疗有关。Dethlefsen 等通过在不同时间段对 3 名健康人肠道菌群的 16S rRNA 基因进行高通量测序，最终鉴定了 3300～5700 类肠道菌群，发现环丙沙星降低了肠道菌群的丰度、多样性和均匀度；停止用药后，大部分肠道菌在 4 周内恢复到用药前的正常水平，但仍有几类肠道菌 6 个月后也未能恢复正常。进一步的深度测序研究发现，在 2 个疗程的环丙沙星治疗过程中，抗生素对人体肠道菌群具有快速且非常显著的影响，可以在 3～4 天导致其多样性大幅减少。尽管在结束治疗 2 天后，肠道菌群的多样性明显恢复，但与治疗前相比，43 类肠道菌数量显著减少，11 类肠道菌数量显著增加。同时，Claesson 等的研究发现相对于未接受抗生素治疗的 118 个人，接受抗生素治疗的 43 个人的肠道菌群中拟杆菌数量较多。此外，通过高通量测序和定量 PCR 等方法，一项对接受抗生素治疗的 9 名婴儿肠道微生物菌群的研究发现，相对于健康对照组，接受抗生素治疗婴儿的肠道中变形菌的比例显著增加，而放线菌的比例显著减少。

抗生素诱导的肠道菌群变化可能导致特定病原菌感染，如艰难梭菌感染（clostridium difficile infection，CDI）等，从而产生 AAD 等症状。Knecht 等通过测序技术研究了人类肠道微生物组的改变对 DNA（总肠道菌群）和 rRNA（肠道菌群潜在活性）水平的影响，他们发现，与未处理组相比，使用抗生素后未出现 CDI 的患者，不同类型的抗生素使肠道菌群在 DNA 水平上显示出显著差异，但在 RNA 水平上的差异却不明显；而使用抗生素后出现 CDI 的患者，肠道中部分细菌（不限于艰难梭菌）的数量出现明显变化，并伴随腹泻等临床症状。由此说明，抗生素治疗会改变肠道菌群的种类和潜在活性。此外,Shahinas 等通过低容量灌肠进行粪菌移植替代抗生素治疗 CDI,并使用 16S rRNA 基因的深度测序比较了来自 CDI 患者的移植前、后粪便标本的微生物多样性。初步研究发现 CDI 的临床治愈与肠道菌群多样性和丰度的增加有关。以上说明,肠道菌群的变化与 AAD 具有一定的相关性。

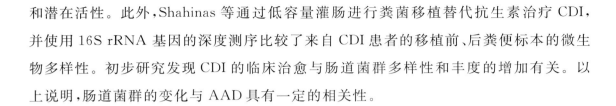

第二节 抗生素相关性腹泻的发病机制

正常的肠道菌群按一定的比例组合,各菌间互相制约,互相依存,在质和量上形成一种生态平衡。由肠道菌群导致的 AAD 病理机制较为复杂,根据其病理生理学过程将 AAD 分为动力性腹泻、渗透性腹泻、分泌性腹泻、渗出性腹泻等,但临床更常按照是否由特定的病原菌引起将 AAD 分为非感染性腹泻和感染性腹泻。非感染性腹泻由抗菌药物的毒副作用影响肠道消化吸收功能引起,而感染性腹泻通常由一些特殊的致病菌或条件致病菌引起。

一、正常菌群锐减导致 AAD

肠道内的细菌,多数以厌氧菌为主,包括一些拟杆菌、真杆菌、梭状芽孢杆菌、瘤胃球菌、消化球菌等。肠道上皮细胞的正常生理代谢,由生理性肠道菌群代谢发酵产生的大量短链脂肪酸供能。抗生素源性的肠道正常生理菌群锐减,可严重影响肠道内多糖发酵及短链脂肪酸的形成,导致肠道物理屏障的破坏;同时,过多未经发酵的多糖无法被人体吸收,长期滞留于肠道,也可导致患者出现渗透性腹泻。生理性肠道菌群参与人体胆汁酸的代谢过程,人体产生的胆汁酸大部分经由肠肝循环在回肠末端经重吸收,通过门静脉重运至肝脏。仅有 1%～2% 的胆汁酸未参与肠肝循环,在结直肠内经

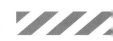

过肠道细菌分解去羟基后生成脱氧胆酸及石胆酸等次级胆汁酸并进一步代谢出体外。具有去羟基作用(尤其是 7α-去羟基作用)的生理性细菌数量减少,导致小肠内未被完全吸收的初级胆汁酸不能去羟基变成可代谢的次级胆汁酸,初级胆汁酸如鹅脱氧胆酸为大肠分泌的强刺激物,长期滞留可导致患者出现分泌性腹泻。

二、条件致病菌增殖导致 AAD

条件致病菌是一类长期寄生于人和动物的肠道、口腔、上呼吸道和生殖道等内的菌群,正常情况下不致病,参与调节宿主正常的生理功能,但在一定条件下能够引起机体病变。长期应用广谱抗生素会使机体免疫功能紊乱、肠黏膜屏障功能受损,同时杀灭或抑制敏感的生理性肠道菌群,造成肠道菌群失调,导致条件致病菌大量增殖,导致条件致病菌的内源性感染,引发 AAD 等症状。研究发现,一些特定的条件致病菌如脆弱拟杆菌、酪酸梭菌及大肠杆菌等在 AAD 中具有独特的病理学机制,具体如下。

1. 脆弱拟杆菌与 AAD 的致病机制

脆弱拟杆菌是一种大量存在于人和动物肠道的革兰阴性专性厌氧菌,为肠道常见菌群之一,分为产肠毒素型脆弱拟杆菌(ETBF)和非产肠毒素型脆弱拟杆菌。研究表明,非产肠毒素型脆弱拟杆菌菌株 ZY-312 可以增加大鼠结肠内特定共生菌群的丰度,参与特定共生菌群介导的 IEC 增殖和分化,使 IEC 再生,恢复肠黏膜的屏障功能,改善 AAD 症状。ETBF 会分泌脆弱拟杆菌毒素(BFT)到菌体细胞外,BFT 具有很强的蛋白水解酶活性和组织细胞毒性,纳克级别的 BFT 就可以改变人类结肠黏膜上皮细胞 HT-29 的细胞骨架结构,使之发生形态学改变。临床上,ETBF 是可能导致儿童急性腹泻的病原体之一,使用美罗培南等抗生素治疗可能会使 ETBF 产生耐药性,使用甲硝唑治疗 ETBF 引起的腹泻效果显著。

2. 酪酸梭菌与 AAD 的致病机制

酪酸梭菌是一种严格厌氧的芽孢杆菌,常见于人和动物的肠道中。非产毒型酪酸梭菌菌株在亚洲被广泛当作益生菌使用,临床上用于 AAD 的预防和治疗。而最近的研究发现,从一名老年 AAD 患者粪便中分离出的一种新的致病性酪酸梭菌(NOR33234)基因组中存在编码肠毒素的基因序列,可能产生与肉毒杆菌毒素相似的毒素蛋白,引起 AAD 等症状。此外,部分致病性酪酸梭菌还与婴儿的肉毒杆菌中毒或早产儿的坏死性小肠结肠炎有关。

3. 大肠杆菌与 AAD 的致病机制

大肠杆菌是人和动物肠道中的一种常见杆状细菌,少数大肠杆菌可以产生特殊的毒力因子,引起肠道感染,导致腹泻。在广泛使用抗生素的地区,部分小儿腹泻患者粪便中分离出的肠致病性大肠杆菌和肠集聚性大肠杆菌会出现产超广谱 β-内酰胺酶(extended-spectrum β-lactamase,ESBL)的表型,对庆大霉素等抗生素的敏感性显著降低,这可能与其获得了 CTX-M-15 耐药基因有关。

三、有害菌群侵入导致 AAD

抗生素可导致乳酸杆菌、双歧杆菌等肠道益生菌的数目急剧减少,使其对 CD(艰难梭菌)、金黄色葡萄球菌、产气荚膜梭菌等的拮抗作用降低。有害菌群在肠道大量定植,其毒素及代谢产物损伤肠黏膜屏障,影响消化吸收功能,导致各型炎症相关性腹泻。研究发现,引起 AAD 的致病菌主要为 CD,其他病原菌如产气荚膜梭菌、金黄色葡萄球菌、白色念珠菌、产酸克雷伯菌等也是 AAD 的致病菌。不同的致病菌造成 AAD 的机制不尽相同,具体如下。

1. CD 与 AAD 的致病机制

艰难梭菌是一种专性厌氧革兰阳性芽孢杆菌,是 AAD 的主要病原体,它能够产生3 种不同的蛋白质毒素:艰难梭菌毒素 A(TcdA)、艰难梭菌毒素 B(TcdB)以及艰难梭菌转移酶毒素(CDTT)。TcdA 具有肠毒素和弱细胞毒性作用,可以增加 IEC 通透性,致使肠黏膜屏障功能改变;TcdB 为细胞毒素,可以直接损伤肠壁细胞,使肠道黏膜细

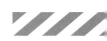

胞发生凋亡，引起炎症。在分子水平上，TcdA 和 TcdB 分别由位于致病性基因座（PaLoc）中的不同基因编码，TcdB 的基因结构较 TcdA 更为简单，且与 TcdA 之间具有一定的同源性。CDTT 是一种肌动蛋白-ADP-核糖基化毒素，可以引起肌动蛋白的解聚，使 IEC 形成与微管相关的突起，从而增强肠黏膜对细菌的黏附性。产生 CDTT 菌株的 PaLoc 存在非功能性残余，其 3′ 端只含有部分 TcdA 基因片段，而 5′ 端 TcdB 基因完全缺失，因此该菌株不产生 TcdA 和 TcdB，但临床上依然可能引起 AAD。回顾性分析发现临床近三成的 AAD 和绝大多数的 PMC 型 AAD 皆由 CD 引起。PMC 型 AAD 的发生机制：由于肠道益生菌群对 CD 的拮抗功能减弱，CD 产生的毒素造成结肠和（或）小肠黏膜急性坏死，出现纤维素渗出性炎症，黏膜表面可见大量黄白或黄绿色伪膜。一旦 PMC 出现中毒性巨结肠、麻痹性肠梗阻等严重并发症，其病死率可达到 16%～22%。

2. 产气荚膜梭菌与 AAD 的致病机制

产气荚膜梭菌根据产生的主要毒素不同，可以分为 A～E 五种不同类型的菌株，每种类型的菌株分别与不同的疾病相关。其中，编码产气荚膜梭菌肠毒素（CPE）的 A 型菌株是食源性和非食源性胃肠道感染的主要病原体，大约有 15% 的 AAD 由其导致。CPE 是一种在芽孢形成过程中产生并在母细胞裂解后释放的成孔毒素，具有 C-末端结合结构域和 N-末端毒性结构域，通过与 IEC 中的紧密连接蛋白 Claudin 受体结合，募集宿主蛋白寡聚化成大约 450 kD 的 CPE 六聚体（CPE hexamer，CH）-1，在膜上形成活性孔。随 CPE 能够进入基底外侧膜，造成更多的 CH-1 活性孔，并进一步寡聚化成大约 600 kD 的 CH-2，造成紧密连接的损伤。CH-1 活性孔可以直接改变质膜通透性，使大量钙离子流入，介导细胞死亡，从而破坏肠绒毛的完整性，导致肠道损伤和电解质失调，引起腹泻等临床症状。

3. 金黄色葡萄球菌与 AAD 的致病机制

引起 AAD 的金黄色葡萄球菌主要是耐甲氧西林金黄色葡萄球菌和肠产毒性耐药金黄色葡萄球菌。金黄色葡萄球菌能够产生 20 多种葡萄球菌肠毒素，引起各类胃肠道疾病。葡萄球菌肠毒素是一类由附属遗传元件（质粒、原噬菌体等）编码的大约 25

kD 的耐热性蛋白质。其中 SEA 和 SED 在 AAD 分离株中较为常见，部分 AAD 分离株还编码其他葡萄球菌肠毒素（包括 SEB、SEC 和 SEE 等），这些毒素破坏了肠道上皮细胞的正常结构，形成黄绿色假膜，引起肠道急性渗出性炎症，出现霍乱样腹泻，严重的会进一步引起肺炎和菌血症，甚至死亡。此外，AAD 分离株还产生一种白细胞毒素，能够通过与趋化因子受体 CCR5、CXCR1 和 CXCR2 相互作用，对免疫细胞产生细胞毒性，但在 AAD 中的作用机制还尚不明确。

4. 念珠菌与 AAD 的致病机制

引起念珠菌感染的病原体主要是热带念珠菌、白色念珠菌和克柔念珠菌，其中白色念珠菌对万古霉素和大红霉素有极强的耐药性。临床上，联合应用广谱抗菌药破坏了肠道微生态的稳态，使肠道内其他细菌的生长繁殖处于抑制状态，肠道内定居的念珠菌过度繁殖，容易导致由念珠菌感染引起的 AAD。同时，念珠菌可以通过分泌天冬氨酸蛋白酶与其他细菌竞争黏附于肠道黏膜表面，并且侵入组织，抑制乳糖酶活性，导致乳糖不耐受，引起一定程度的腹泻。此外，AAD 患者肠道内白色念珠菌的过度增殖会导致体内钠、钾和空腹血糖水平的升高，影响内环境的稳态。

5. 产酸克雷伯菌与 AAD 的致病机制

产酸克雷伯菌引起的 AAD 常与应用 β-内酰胺类、喹诺酮类和氨基糖苷类等抗生素有关，是抗生素相关性出血性肠炎（antibiotic-associated hemorrhagic colitis，AAHC）的主要病原体。产酸克雷伯菌可以产生一种非蛋白质类的小分子毒素，对 IEC 造成细胞毒性，导致 IEC 死亡。抗生素的使用改变了肠道内环境稳态，导致产酸克雷伯菌在肠道过度繁殖，细胞毒素聚集，使肠黏膜严重损伤，引起 AAHC。但对于非出血性 AAD，临床研究表明产酸克雷伯菌不是主要的致病因子。

6. 铜绿假单胞菌与 AAD 的致病机制

通常不认为铜绿假单胞菌与 AAD 有关。然而，Kim 等在 7 例 AAD 患者粪便中分离出的 7 种铜绿假单胞菌都对先前给予的抗生素产生抗药性，其中，2 例患者在停用抗生素且不接受特异性治疗后停止腹泻，另外 2 例患者停用抗生素后仍然持续腹泻，但

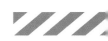

在成功接受抗铜绿假单胞菌药物的治疗后腹泻停止。这表明部分 AAD 可能是由铜绿假单胞菌引起的。

7. 无害梭菌与 AAD 的致病机理

最新的一项研究发现在无害梭菌感染的小鼠回肠环中出现了组织损伤、坏死和水肿等症状。同时,由无害梭菌引起的 AAD 在临床表现为腹泻或更为严重的伪膜性结肠炎。这表明无害梭菌可能作为 AAD 的病原体发挥潜在作用。

第三节 益生菌对抗生素相关性腹泻的防治

对于肠道菌群参与的 AAD 抑或其他 AAD 的相关防治,除了常规的处理如停用或更换抗生素、应用止泻剂、调整抗生素治疗及其他的支持治疗外,各种益生菌预防 AAD 相比于其治疗,效果更确切。临床上使用益生菌是预防和治疗 AAD 的主要方法之一,可以保护宿主免受病原菌的侵袭,促进宿主的消化吸收和药物代谢等。

益生菌是一类能改善宿主肠道微生态平衡、发挥有益作用的活性有益微生物的总称。益生菌作为世界上常见的膳食补充剂之一,得到了胃肠病专家的广泛支持,还被应用于冻干药丸,如用于预防或治疗抗生素相关和难辨梭状芽孢杆菌相关性腹泻、改善炎症性肠病和肠易激综合征(IBS)、降低新生儿迟发性败血症和坏死性小肠结肠炎风险等。目前研究及应用较多的是乳杆菌属、双歧杆菌属、酵母菌属等,益生菌预防和治疗 AAD 的作用机制有如下几个方面。

一、益生菌改善宿主的免疫功能和免疫水平

益生菌能够通过 IEC 与肠道免疫系统相互作用,对宿主的免疫系统产生重要的影

响。Fong 等发现,鼠李糖乳杆菌 GG 能够通过激活巨噬细胞增加白细胞介素的表达增强机体的免疫应答反应。活体研究表明,罗伊氏乳杆菌能够帮助恢复肠道微生态的稳定性,通过腺苷 A2A 受体抑制由调节性 T 细胞缺陷介导的自身免疫病,减少多器官炎症的发生。同时,研究发现植物乳杆菌能够通过调节 TLR、NF-κB 和丝裂原活化蛋白激酶途径维持跨上皮电阻,抑制 TJ 蛋白的破坏,减少肠产毒性大肠杆菌 K88 诱导的促炎性细胞因子的表达。临床上,前期采用抗生素治疗的儿童,在使用植物乳杆菌 DSM9843(LP299V)干预后,不再出现 AAD 的症状,而对照组仍出现了一定频率和强度的 AAD 症状。这表明在抗生素治疗期间,植物乳杆菌的摄入可以在一定程度上预防 AAD 的发生,并用于 AAD 的治疗。此外,布拉氏酵母菌(Sb)可以增强分泌性 IgA 的释放,增加血清中 IgM 的含量,调节宿主的胃肠免疫系统;上调 IL-1β、IL-12、IL-6 和 IL-10 等细胞因子的表达水平,减少病原体微生物的感染。2015 年,一项综合性临床数据分析证实 Sb 能够有效降低儿童和成人 AAD 的风险。临床上,Sb 能够有效预防肺炎婴幼儿 AAD 的发生,减轻腹泻严重程度,缩短治疗时间,而且安全性较高。与此同时,研究表明双歧杆菌也可以促进 TLR4 和 TLR9 的表达,显著上调 NF-κB 水平,从而改善先天性免疫,减少细菌迁移,维持肠道菌群平衡。其中,双歧杆菌 BB04 菌株产生的一种新型广谱细菌素能够诱导大肠杆菌细胞的形态和细胞内组织的改变,影响大肠杆菌细胞的跨膜电位,增加细胞膜的通透性,介导细胞膜孔的形成,从而破坏膜的完整性,使大肠杆菌细胞完全崩解。临床上,双歧杆菌还常与其他菌属的益生菌组成联合益生菌制剂预防和治疗 AAD,单独使用双歧杆菌制剂可以降低新生儿 AAD 发生率,减轻 AAD 的症状。

二、益生菌调节肠道菌并维持肠道微生态的平衡

益生菌能够定植于 IEC 表面,通过分泌大量抑菌物质与病原微生物或 IEC 相互作用,抑制病原微生物的黏附和侵袭,阻止其生长繁殖,从而维持肠道微生态的平衡。例如:布拉氏酵母菌能够通过分泌结合蛋白与细菌结合,阻止部分病原体微生物黏附于肠黏膜,从而限制其生长。双歧杆菌在代谢过程中产生细胞外糖苷酶和结合胆汁酸水

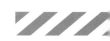

解酶等物质。细胞外糖苷酶可以降解 IEC 上复杂多糖,减少细菌内毒素与其结合,阻止致病菌对 IEC 的侵袭。结合胆汁酸水解酶可分解结合胆汁酸,提高游离态胆汁酸的浓度,增强其抑菌作用,抑制致病菌的生长。LGG 在肠道内定植后能够大量分泌凝集素样蛋白(lectin-like protein,Llp),其中 Llp1 和 Llp2 对复合聚糖具有特异性,参与 LGG 对 IEC 黏附定植过程,两者的凝集素结构域对沙门菌属具有明显的抑制活性。值得注意的是,针对使用青霉素造成的肠道不良反应,LGG 作为益生菌制剂的疗效并不显著,但 LGG 可以有效减少使用大环内酯类抗生素引起的胃肠道不适。临床上,罗伊氏乳杆菌可以有效治疗婴儿腹痛,早期使用罗伊氏乳杆菌 DSM 17938 还可以减少病原微生物在婴儿肠道的定植,从而改善肠道微生态。同时,罗伊氏乳杆菌 DSM 17938 可以有效缓解抗生素治疗期间的不良反应,预防 AAD 的发生,显著降低儿童和成人发生 AAD 的频率和强度。

三、益生菌增强肠黏膜屏障功能

肠黏膜屏障主要包括 IEC 表面的上皮细胞层、理化屏障和上皮细胞间紧密连接的蛋白质。LGG 能够大量分泌可溶性蛋白质和短链脂肪酸。短链脂肪酸促进 IEC 的分化,降低 IEC 的通透性,增加跨膜电阻;可溶性蛋白质 p75 和 p40 激活 PI3K/Akt 信号通路,刺激 IEC 分泌保护性热应激蛋白,促进 IEC 的增殖,增强 IEC 的稳定性。此外,双歧杆菌能够分泌醋酸、乳酸和甲酸等多种具有抑菌作用的有机酸以形成肠道化学保护屏障,抑制致病菌繁殖。

四、其他

最新一项研究指出 Sb 的抗炎症作用可能涉及部分 miRNA 表达水平的改变。与此同时,Piewngam 等通过人群分析和小鼠实验发现,肠道内产脂肽芬荠素的枯草芽孢杆菌可通过抑制金黄色葡萄球菌的群体感应系统对其进行清除,从而减少金黄色葡萄球菌的定植。上述结果提供了基于新的益生菌作用机制或新型益生菌来治疗 AAD 的新方法。同时,部分乳制品也可预防和治疗 AAD,产生与益生菌制剂相似的临床效果,这可能与其中的益生菌群及其代谢产生的活性抗菌物质有关。

总之,随着近年来广谱抗生素的大量使用,AAD 的发生率逐步提高,而 AAD 的发生与肠道菌群的种类、数量和分布密切相关。基于测序技术的发展,一些针对 AAD 患者粪便样本肠道微生物的分析方法有效地检测和揭示了与 AAD 相关的肠道菌群结构变化,但这些方法对肠道微生物与宿主肠道相互作用的反映能力却十分有限。而最新的一项研究构建了一种新的基于序列扩增和流式细胞计数的粪便微生物定量分析方法,该方法能够更为准确地对不同人类个体的肠道菌群特征进行描述和分析,同时将不同人的肠道菌群与他们自身的肠道差异联系起来,更加真实地反映人类肠道的微生态。临床上虽然可以利用各类益生菌制剂预防和治疗 AAD,但前期诊断的方法还尚不完善。最新研究显示部分肠道菌可以用作诊断儿童腹泻潜在的标志微生物。相信在不久的将来,通过逐步深入地认识肠道菌群与 AAD 的关系,研究者们将研究出新的策略,以更加精确、有效地预防、诊断和治疗 AAD。

►► 参考文献

[1] Bäumler A J,Sperandio V. Interactions between the microbiota and pathogenic bacteria in the gut[J]. Nature,2016,535(7610):85-93.

[2] Blaser M J. Antibiotic use and its consequences for the normal microbiome[J]. Science,2016,352(6285):544-545.

[3] 苏思婷,毛丹丹,许师文,等.青霉素结合蛋白及其介导细菌耐药的研究进展[J]. 微生物学通报,2017,44(4):902-910.

[4] Yang B,Lu P,Li M X,et al. A meta-analysis of the effects of probiotics and synbiotics in children with acute diarrhea[J]. Medicine(Baltimore),2019,98(37):e16618.

[5] Workie G Y,Akalu T Y,Baraki A G. Environmental factors affecting childhood diarrheal disease among under-five children in Jamma district,South Wello zone, Northeast Ethiopia[J]. BMC Infect Dis,2019,19(1):804.

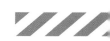

［6］　Mosquito S，Pons M J，Riveros M，et al. Diarrheagenic Escherichia coli phylogroups are associated with antibiotic resistance and duration of diarrheal episode［J］. The Scientific World Journal，2015，2015：610403.

［7］　朱承睿，马晓春. 抗生素相关腹泻识别与处理［J］. 中国实用外科杂志，2016，36 （2）：168-171.

［8］　Jafarnejad S，Shab-Bidar S，Speakman J R，et al. Probiotics reduce the risk of antibiotic-associated diarrhea in adults （18-64 years） but not the elderly （＞65 years）：a meta-analysis［J］. Nutri Clin Pract，2016，31（4）：502-513.

［9］　Eckert C，Emirian A，Le Monnier A，et al. Prevalence and pathogenicity of binary toxin-positive Clostridium difficile strains that do not produce toxins A and B ［J］. New Microbes New Infect，2014，3：12-17.

［10］　Uzal F A，Freedman J C，Shrestha A，et al. Towards an understanding of the role of Clostridium perfringens toxins in human and animal disease［J］. Future Microbiol，2014，9（3）：361-377.

［11］　Gorkiewicz G. Nosocomial and antibiotic-associated diarrhoea caused by organisms other than Clostridium difficile［J］. Int J Antimicrob Agents，2009，33 Suppl 1：S37-S41.

［12］　Larcombe S，Hutton M L，Lyras D. Involvement of bacteria other than Clostridium difficile in antibiotic-associated diarrhoea［J］. Trends Microbiol，2016，24（6）：463-476.

［13］　Kim Y J，Kim S H，Ahn J，et al. Prevalence of Clostridium perfringens toxin in patients suspected of having antibiotic-associated diarrhea［J］. Anaerobe，2017，48：34-36.

［14］　Azimirad M，Dezfulian A，Alebouyeh M，et al. Infection with enterotoxigenic *Staphylococcus* aureus as a concern in patients with gastroenteritis［J］. J Glob Antimicrob Resist，2017，9：111-114.

［15］　Wu S J，Duan N，Gu H J，et al. A review of the methods for detection of Staphylococcus aureus enterotoxins［J］. Toxins（Basel），2016，8（7）：176.

[16] 张雪梅,袁振亚,乔嘉凯,等.肠道菌群与抗生素相关性腹泻的关系[J].微生物学通报,2019,46(9):2386-2393.

[17] Alikhani M Y,Shahcheraghi F,Khodaparast S,et al. Molecular characterisation of Klebsiella oxytoca strains isolated from patients with antibiotic-associated diarrhoea[J]. Arab J Gastroenterol,2016,17(2):95-101.

[18] Donelli G,Fabbri A,Fiorentini C. Bacteroides fragilis enterotoxin induces cytoskeletal changes and surface blebbing in HT-29 cells[J]. Infect Immun,1996,64(1):113-119.

[19] Cassir N,Benamar S,La Scola B. Clostridium butyricum:from beneficial to a new emerging pathogen[J]. Clin Microbiol Infect,2016,22(1):37-45.

[20] 朱建央,阎云芸.匹多莫德联合酪酸梭菌活菌散治疗儿童抗生素相关性腹泻的临床疗效及对免疫功能与肠道菌群的影响[J].中国微生态学杂志,2016,28(4):436-439.

[21] 韩天雨,杨栋,周树青,等.抗生素所致肠道菌群失调与治疗研究进展[J].解放军预防医学杂志,2021,39(1):98-101.

[22] Akhi M T,Seifi S J,Asgharzadeh M,et al. Role of enterotoxigenic Bacteroides fragilis in children less than 5 years of age with diarrhea in Tabriz,Iran[J]. Jundishapur J Microbiol,2016,9(6):e32163.

[23] Hansen K C M,Schwensen S A F,Henriksen D P,et al. Antimicrobial resistance in the Bacteroides fragilis group in faecal samples from patients receiving broad-spectrum antibiotics[J]. Anaerobe,2017,47:79-85.

[24] Tse H,Gu Q S,Sze K H,et al. A tricyclic pyrrolobenzodiazepine produced by *Klebsiella oxytoca* is associated with cytotoxicity in antibiotic-associated hemorrhagic colitis[J]. J Biol Chem,2017,292(47):19503-19520.

[25] Zhang W D,Zhu B,Xu J H,et al. *Bacteroides fragilis* protects against antibiotic-associated diarrhea in rats by modulating intestinal defenses[J]. Front Immunol,2018,9:1040.

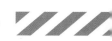

［26］ Chia J H，Wu T S，Wu T L，et al. Clostridium innocuum is a vancomycin-resistant pathogen that may cause antibiotic-associated diarrhoea［J］. Clin Microbiol Infect，2018，24(11)：1195-1199.

（肖建红　刘蕾　钟楠）

第十七章
肠道微生态与嵌合抗原
受体 T 细胞治疗

　　最近高效且低毒的靶向免疫治疗在肿瘤治疗方面取得了显著进展，免疫治疗和 CAR-T 细胞正在成为复发或难治肿瘤的重要选择，特别是在恶性 B 细胞肿瘤治疗领域进展尤为明显。尽管部分血液肿瘤患者 CAR-T 细胞的治疗反应显著优于传统联合治疗，但患者对 CAR-T 细胞的临床反应却存在显著的异质性。免疫治疗的效果与患者的免疫状态密切相关，而肠道微生态可有效调节机体对免疫治疗的反应，是调节宿主免疫功能的关键因素之一。目前尚不清楚肠道微生态是否能够调节 CAR-T 细胞的抗肿瘤反应，但随着对分子和免疫学认识的深入，针对肠道菌群调节机体免疫稳定、CAR-T 细胞治疗反应、CAR-T 治疗的不良反应中的研究取得显著进展，利用肠道菌群和其他相关策略可能是克服 CAR-T 细胞在血液肿瘤中耐药性的潜在方法。

　　恶性血液病的治疗主要依赖于化疗、放疗和骨髓移植，近年来随着单克隆抗体的出现，靶向免疫治疗取得了巨大进展，利用 PD-1、PD-L1 或 CTLA-4 抑制剂以及 CAR-T 细胞治疗血液系统恶性肿瘤取得了显著效果。越来越多的复发或难治恶性血液病患者从靶向免疫治疗中获益。提高免疫治疗效果的关键因素之一是了解并提高宿主的免疫功能，因而肠道菌群在调节宿主免疫功能中的作用日益受到重视。

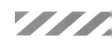

第一节　嵌合抗原受体 T 细胞药物生物学的主要影响因素

CAR-T 细胞与靶抗原相遇并结合后激活，活化后的 CAR-T 细胞可直接对靶细胞产生细胞毒效应，还可通过招募并激活其他 T 细胞和旁路途径中的免疫细胞清除肿瘤细胞。在回输 CAR-T 细胞前通过预处理方案耗竭受体淋巴细胞，减少驻留淋巴细胞和调节性 T 细胞，从而增加 CAR-T 细胞的植入并增强其持久性和有效性。此外，目前研究表明耗竭淋巴细胞可以刺激基质细胞产生细胞因子 IL-7 和 IL-15，这两种细胞因子都与增强 CAR-T 细胞的扩增有关。

CAR-T 细胞不具有传统药物的典型药代动力学特性。CAR-T 细胞治疗特定的相关毒性包括细胞因子释放综合征 CRS、神经毒性、细胞减少（即抗 CD19-CAR-T 细胞治疗中 B 细胞减少）、连续低丙种球蛋白血症、脱靶效应和感染。

1. CRS

CRS 是 CAR-T 细胞治疗最常见的并发症，CAR-T 细胞直接释放的细胞因子激活了旁路途径中的免疫细胞导致的超生理炎症状态。CRS 表现为全身症状，如发热伴疲劳、肌痛、关节痛或厌食，可进展为低血压、心动过速、呼吸急促和缺氧、心律失常、毛细血管渗漏、凝血功能障碍、呼吸衰竭、休克和器官功能障碍。CRS 的治疗包括对症治疗、使用抗 IL-6 抗体和糖皮质激素进行的抗细胞因子治疗。

2. 神经毒性

全称为免疫效应细胞相关神经毒性综合征（ICANS），是 CAR-T 细胞治疗后另一种常见副作用。ICANS 通常表现为注意力障碍或意识障碍，并可发展为意识水平下降、昏迷、癫痫发作、运动无力和脑水肿。CAR-T 细胞的迁移、细胞因子被动扩散到中枢神经系统、内皮细胞激活和随后血脑屏障的破坏以及中枢神经系统中的小胶质细胞和（或）髓系细胞激活是 ICANS 的病理生理基础。对于孤立的 ICANS 而言，类固醇是一线的治疗药物。

此外,CAR-T 细胞治疗后常出现严重且长期的细胞减少,容易并发感染。这是由于抗 CD19-CAR-T 细胞治疗清除 B 细胞,引起 B 细胞减少伴低丙种球蛋白血症,导致感染风险增加。

第二节 嵌合抗原受体 T 细胞在血液肿瘤中的治疗现状

CAR-T 细胞治疗在复发或难治性(R/R)B 淋巴母细胞白血病(B-ALL)、非霍奇金淋巴瘤(NHL)和多发性骨髓瘤(MM)中取得了前所未有的成功。然而,急性髓系白血病(AML)的抗原异质性,以及霍奇金淋巴瘤(HL)和 T 细胞恶性肿瘤中不表达 CD19。目前正在对一些潜在的靶点进行探索。

一、CAR-T 细胞治疗非霍奇金淋巴瘤和 B 淋巴母细胞白血病

CD19 是 B 细胞恶性肿瘤中重要的靶点抗原之一。近年来,抗 CD19 的 CAR-T 细胞治疗在 R/R B-ALL 和 NHL 患者中获得了快速且持久的应答。目前,美国 FDA 批准了 6 种 CAR-T 细胞产品治疗 R/R B 细胞恶性肿瘤,其中大部分靶抗原是 CD19 和 B 细胞成熟抗原(BCMA)。靶向 CD19 的 CAR-T 细胞与淋巴瘤细胞表面 CD19 结合,可以不经过 HLA 分子直接激活 TCR 细胞内结构域,通过释放穿孔素、颗粒酶、细胞因子等发挥抗肿瘤效应。目前美国 FDA 批准的 3 种 CAR-T 细胞分别为阿基仑赛、司利弗明和利基迈仑赛,这三种 CAR-T 细胞结构相似。它们使用相同的单链可变片段(FMC63),并使用 CD3ζ 进行细胞内信号传递。然而,它们使用不同的跨膜域和共刺激域的组合。阿基仑赛使用 CD28 进行跨膜和激活结构域,司利弗明使用 CD8 跨膜结构域和 4-1BB 进行共刺激,利基迈仑赛使用 CD28 跨膜结构域和 4-1BB 进行共刺激。

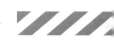

CAR-T 细胞治疗可以使 52%～82% 复发或难治性 DLBCL 获得治疗反应,40%～53% 患者达到完全缓解,显著优于传统治疗方案,在复发或难治性 DLBCL 中的治疗地位日益突显。尽管抗 CD19-CAR-T 细胞治疗取得了显著的效果,但是 CD19 抗原的丢失是导致 CAR-T 细胞治疗失败的重要原因。因此,需要寻找 CAR-T 细胞治疗 R/R B-ALL 和 NHL 的替代靶点。

司利弗明能够获得批准用于成人 R/R DLBCL 源于著名的 JULIET 临床试验。该试验是一项针对成年人 R/R DLBCL 的国际 II 期临床研究,入组的患者不适合自体造血干细胞移植或在移植后出现疾病进展。共有 93 名患者接受了治疗,中位随访时间为 14 个月,客观缓解率(ORR)为 52%,完全缓解率(CRR)为 40%,各预后亚组的应答率一致。在初始治疗反应后 12 个月,中位无进展生存期(PFS)为 65%,完全缓解患者的无进展生存率为 79%。最常见的 3 级或 4 级不良事件包括 CRS(22%)、ICANS(12%)、血细胞减少持续时间超过 28 天(32%)、感染(20%)和发热性中性粒细胞减少症(14%),3 名患者因治疗后 30 天内疾病进展死亡,没有患者因 CRS 死亡。一项关于司利弗明临床试验的研究结果:73 个中心登记的 511 名患者中(包括 155 名 NHL 患者),NHL 患者随访 12 个月时最佳 ORR 为 62%,CRR 为 39.5%,其 6 个月无进展生存率和总生存率分别为 39% 和 71%。

阿基仑赛是使用 CD28 作为共刺激结构域的第二代 CAR-T 细胞。多中心 II 期临床研究的结果支持阿基仑赛在 R/R 侵袭性 B 细胞淋巴瘤患者使用。该研究纳入了 111 例患者(包括 DLBCL 患者、原发纵隔大 B 细胞淋巴瘤患者和滤泡性淋巴瘤转化 DLBCL 患者),但不包括原发神经系统淋巴瘤患者。这些患者既往至少接受了二线治疗。最终有 101 例患者接受阿基仑赛治疗,ORR 为 82%,CRR 为 54%。包括原发性难治性和高级别淋巴瘤患者在内的高风险亚组与低危组之间的应答率没有差异。平均随访 15 个月时 42% 的患者继续保持 ORR 为 82%;平均随访 18 个月时总生存率为 52%。常见的不良事件是中性粒细胞减少症、贫血和血小板减少症。3 级及以上的 CRS 和 ICANS 发生率分别为 13% 和 28%,3 例患者在治疗过程中死亡。血液中较高的 CAR-T 细胞水平与反应有关。中位随访时间为 27 个月时,患者中位 PFS 为 5.9 个月,OS 未达到(NR)。Nastoupil 等对 275 例接受阿基仑赛治疗的患者进行回顾性分析,ORR 和 CRR 为分别为 82% 和 64%。中位随访时间为 13 个月,中位 PFS 为 8 个月,中位 OS 为 NR。3 级及以上的 CRS 和 ICANS 的发生率分别为 7% 和 31%,无复发死亡率为 4.4%。

与司利弗明和阿基仑赛通过外周血单核细胞制备 CAR-T 细胞不同,利基迈仑赛由分离自外周血中的 CD4 和 CD8 阳性细胞亚群制备,随后以 1:1 序贯输注 $CD4^+$ CAR-T 细胞和 $CD8^+$ CAR-T 细胞。TRANSCEND-NHL 001 研究是一项多中心研究,评估 DLBCL、高级别 B 细胞淋巴瘤、转化型惰性淋巴瘤、原发纵隔大 B 细胞淋巴瘤和滤泡性淋巴瘤中的利基迈仑赛的疗效,目的是评估利基迈仑赛在复发或难治性 DLBCL 治疗中的活性和安全性。利基迈仑赛的实验剂量共 3 个:50×10^6、100×10^6、150×10^6。纳入疗效评估的 256 例患者中,ORR 为 73%(95% CI 66.8%~78.0%),CRR 为 53%(95% CI 46.8%~59.4%),12 个月时的持续反应率为 55%(95% CI 46.7%~62.0%),中位 PFS 为 6.8 个月(95% CI 3.3~14.1),中位 OS 为 21.1 个月(95% CI 13.3 至未到达)。42% 的患者发生 CRS 和 30% 患者出现神经系统事件,患者出现 3 级或更严重的 CRS 和神经系统事件的概率分别为 2% 和 10%。这不仅说明利基迈仑赛在复发或难治性 DLBCL 中具有较高的反应率,而且更重要的是发生严重不良反应的风险明显降低。

目前已经有三项大型随机Ⅲ期临床研究分析了 CAR-T 细胞产品作为复发或难治性 DLBCL 二线治疗药物的效果,对照组为挽救性铂类药物化疗后 HDC-ASCT(标准治疗)。ZUMA-7 研究(阿基仑赛 vs. 标准治疗)和 TRANSFORM 研究(利基迈仑赛 vs. 标准治疗)分别随机分配了 359 例和 194 例患者,证明了两种 CAR-T 细胞产品较标准治疗的有效性,具体体现在治疗缓解率(CR:65% vs. 32%,66% vs. 39%)和生存期(中位 PFS:8.2 个月 vs. 2 个月,10.2 个月 vs. 3.1 个月)两方面。然而 BELINDA 研究未观察到司利弗明和标准治疗之间的差异(CR,28.4 vs. 27.5%;中位 PFS 均为 3 个月)。上述研究的结果差异可部分解释为研究设计的一些差异,包括 ZUMA-7 不允许桥接治疗,其可能选择了疾病侵袭性较低的患者。此外,CAR-T 细胞制备时间的差异也是导致不同试验结果的一个重要原因。ZUMA-7 的积极结果为 DLBCL 确立了新治疗方案,阿基仑赛成为首个被 FDA 批准的用于一线治疗无效或 12 个月内复发患者的 CAR-T 细胞产品。

尽管 CAR-T 细胞在 NHL 中取得成功,但耐药现象不可避免,靶抗原丢失导致免

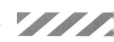

疫逃逸是治疗失败的重要原因，因此，有研究尝试将其他抗原作为潜在治疗靶点。超过 90％的 B 细胞淋巴瘤过表达 CD20，抗 CD20 单抗、利妥昔单抗已显示出对 NHL 的显著治疗效果。早期的临床试验显示 DLBCL 患者抗 CD20-CAR-T 细胞治疗的总有效率可达 86％。在随后的 Ⅰ 期和 Ⅱ 期临床试验中，17 例 R/R NHL 患者接受了抗 CD20-CAR-T 细胞治疗，54.5％的患者获得了完全缓解。中位随访时间为 20 个月时，12 例患者仍处于完全缓解状态。为防止抗原逃逸，抗 CD19 和抗 CD20 联合双靶点 CAR-T 细胞治疗 R/R DLBCL 是安全可行的。大多数 B 细胞恶性肿瘤中高表达 CD22 （在正常 B 细胞中被限制表达，在造血干细胞中不表达），因此，CD22 是 R/R B-ALL 和 DLBCL 患者 CAR-T 细胞治疗的理想靶点。在几项临床试验中，抗 CD22-CAR-T 细胞治疗在抗 CD19-CAR-T 细胞治疗失败的 R/R B-ALL 和 R/R DLBCL 患者中显示出了良好的治疗效果。此外，人源化的抗 CD22-CAR-T 细胞对 CD22 低表达的白血病细胞表现出强大的活性。

二、CAR-T 细胞治疗 T 细胞淋巴瘤/白血病

R/R 急性 T 细胞白血病/淋巴瘤预后非常差。与抗 CD19-CAR-T 细胞治疗 B 细胞恶性肿瘤的显著疗效相比，CAR-T 细胞治疗 T 细胞肿瘤的效果和安全性尚不明确。95％的 T-ALL 患者表达 CD7（可以作为 CAR-T 细胞治疗的理想靶点）。在一项 Ⅰ 期临床试验中，20 例 R/R T-ALL 患者使用供者来源的抗 CD7-CAR-T 细胞治疗，90％的患者达到了完全缓解。此外，有报道一名 11 岁的 T-ALL 患者诱导治疗失败后，使用自体抗 CD7-CAR-T 细胞治疗，在第 17 天获得完全缓解，随后接受了异基因造血干细胞移植。大约 85％的 T 细胞恶性肿瘤表达 CD5，如 T 淋巴母细胞淋巴瘤（T-LBL）和外周 T 细胞淋巴瘤（PTCL）。在一项 Ⅰ 期临床试验中，一名伴有中枢神经系统（CNS）浸润的难治性 T-LBL 患者接受了抗 CD5-CAR-T 细胞治疗，并在 4 周内达到了完全缓解。此外，在临床前研究中，抗 CD4-CAR-T 细胞对 T 细胞恶性肿瘤表现出较好的活性。CD7，CD5 和 CD4 在正常 T 细胞上也有表达。因此，使用这些靶点的 CAR-T 细胞可能清除正常的 T 细胞并可能导致 CAR-T 细胞的相互清除。肿瘤性 T 细胞表达 T

细胞受体 β 链恒定结构域 1(TRBC1),因此抗 TRBC1-CAR-T 细胞能够选择性地消除 TRBC1 阳性的肿瘤性 T 细胞。重要的是,这可以使体内大部分正常的 T 细胞得以保留。

此外,CD30 在间变性大细胞淋巴瘤(ALCL)中高表达,在 PTCL 亚型中有不同程度表达。特别的,CD30 在正常的 T 细胞上仅限制性表达。因此,CD30 可以作为这些淋巴瘤的理想靶点。抗 CD30 抗体-药物偶联物维布妥昔单抗在新诊断的 PTCL 患者中显示出较高的应答率。鉴于维布妥昔单抗令人鼓舞的临床疗效,在临床前研究中抗 CD30-CAR-T 细胞对 CD30 阳性淋巴瘤的细胞毒性非常明显。

三、CAR-T 细胞治疗霍奇金淋巴瘤

抗 CD19-CAR-T 细胞治疗在 R/R B 细胞 NHL 中显示出良好的效果。然而,霍奇金淋巴瘤(HL)不表达 CD19,而普遍表达 CD30。目前,已经开展的几项临床试验评估了抗 CD30-CAR-T 细胞治疗 R/R HL 的安全性和有效性。国内的一项临床试验显示,6 例 HL 患者使用第三代抗 CD30-CAR-T 细胞后 5 例患者获得完全缓解,3 例患者的缓解时间超过 24 个月。在另一项 Ⅰ/Ⅱ 期临床试验中,27 例患者接受了抗 CD30-CAR-T 细胞治疗,67% 的患者在 6 周内达到了完全缓解,中位随访时间为 9.5 个月时,63% 的患者出现了疾病进展。此外,抗 CD30-CAR-T 细胞治疗的 HL 患者的 CD30 的表达水平下调。

四、CAR-T 细胞治疗急性髓系白血病(AML)

AML 是成人最常见的急性白血病。由于抗原的异质性,CAR-T 细胞治疗 AML 并没有像 ALL 那样成功。近年来已探索多种抗原靶点,如 CD123、CD33、CD38、CD70、C 型凝集素样分子-1(CLL-1)、白细胞免疫球蛋白样受体 B4(LILRB4)、FMS 样酪氨酸激酶 3(FLT3)和唾液酸结合免疫球蛋白样凝集素 6(Siglec-6)。超过 80% 的白血病细胞表达 CD123 和 CD33,但正常造血干细胞同样表达这些抗原。因此,针对这些

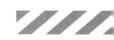

抗原的 CAR-T 细胞治疗可能导致长期的骨髓抑制。为了降低血液学毒性,制备了可快速切换的通用型抗 CD123-CAR-T 细胞。3 例 R/R AML 患者使用这种通用型抗 CD123-CAR-T 细胞治疗,共刺激介导的 CAR-T 细胞活性终止后,3 例患者的血液学均速恢复。接受了抗 CD33-CAR-T 细胞治疗的 3 例 R/R AML 均因疾病进展而死亡。大多数 AML 细胞表达 CD38,抗 CD38-CAR-T 细胞治疗对异基因造血干细胞移植后复发的 AML 有效。大约 60% 的 AML 患者表达 Siglec-6,而正常的造血干细胞和祖细胞中不表达该抗原。在临床前研究中,抗 Siglec-6-CAR-T 细胞有效地消除了 AML 异种移植小鼠模型中的 AML 细胞。因此,Siglec-6 可以作为 CAR-T 细胞治疗 AML 的一个充分有效的靶点。

FLT3 是一种跨膜酪氨酸激酶,大约 30% 的 AML 患者白血病细胞中表达 FLT3。FLT3 突变包括点突变和内部串联重复(ITD),而 FLT3-ITD 与不良预后相关。在临床前研究中,FLT3 靶向的 CAR-T 细胞成功地清除了 FLT3 阳性的 AML 细胞,而 FLT3 抑制剂色瑞替尼则促进了其抗肿瘤作用。然而,FLT3 也在正常的造血干细胞和祖细胞上表达,因此 FLT3 靶向的 CAR-T 细胞可能会影响正常的造血功能。

五、CAR-T 细胞治疗多发性骨髓瘤

尽管随着蛋白酶体抑制剂、免疫调节药物和抗 CD38 单克隆抗体等新药物的应用,MM 患者的预后获得显著改善,但 MM 仍然是一种不能治愈的浆细胞恶性肿瘤。几乎所有的 MM 患者不可避免地会复发。恶性浆细胞上高度选择性表达 BCMA(因此它是 MM 较有前途的治疗靶点之一)。目前,抗 BCMA-CAR-T 细胞治疗对 R/R MM 有效,并取得了前所未有的成功,两种抗 BCMA-CAR-T 细胞产品,即艾基维仑赛和西达基奥仑赛已被美国 FDA 批准用于 MM 的治疗。此外,抗 BCMA-CAR-T 细胞治疗对髓外 R/R MM 患者仍然有效。然而,抗 BCMA-CAR-T 细胞治疗后部分 MM 患者仍复发,且在治疗压力下 BCMA 表达水平下调,因此需要新的靶点。

目前,已经对一些潜在的治疗靶点进行了研究,如 CD38、CD138、CD229、SLAMF7、增殖诱导配体(APRIL)和 G 蛋白偶联受体、C 类组 5 成员 D(GPRC5D)。

CD138 在骨髓瘤细胞中高度表达，并且促进了其生存和增殖。一项小样本临床研究显示，5 例患者接受了抗 CD138-CAR-T 细胞治疗，其中 4 例产生治疗反应，随访 3 个月时治疗反应仍保持稳定。CD38 不仅在骨髓瘤细胞中表达，而且在造血干细胞和活化的淋巴细胞中都有表达。虽然在小鼠实验中，抗 CD38-CAR-T 细胞能有效清除骨髓瘤细胞，但也抑制了正常造血细胞和淋巴细胞的生成。临床上，CD38 经常与其他靶点如 CD138 或 BCMA 联合形成双靶点 CAR-T 细胞，从而降低抗原逃逸的风险。SLAMF7 也被称为 CS1，超过 95% 的 MM 患者中高表达该抗原。与 CD38 类似，SLAMF7 也在正常淋巴细胞中表达，如活化的 T 细胞、NK 细胞和 B 细胞。因此，抗 SLAMF7-CAR-T 细胞可以清除正常淋巴细胞，增加 CAR-T 细胞互相攻击的风险。目前正在进行抗 SLAMF7-CAR-T 细胞的临床试验。APRIL 是一种天然配体，可直接与 BCMA、跨膜激活子和 CAML 相互作用子(TACI)结合。因此，APRIL 靶向的 CAR-T 细胞可以识别 MM 细胞上表达的 BCMA 和 TACI，这可能会降低抗原逃逸的风险，保留其三聚体构象可以提高其抗肿瘤活性。

总之，尽管 CAR-T 细胞治疗在恶性血液肿瘤，尤其是 B-ALL、NHL 和 MM 治疗中取得了显著成功，逐渐由三线治疗转为二线治疗，但是 CAR-T 细胞治疗后复发现象不可避免，除靶抗原丢失导致肿瘤细胞发生免疫逃逸以外，患者在 CAR-T 治疗前、后免疫状态的变化也可能是导致 CAR-T 细胞治疗失败的原因。提高 CAR-T 细胞治疗效果的关键因素之一是了解并提高宿主的免疫功能。肠道微生态在调节宿主免疫功能中的作用日益受到重视。

第三节　肠道菌群是黏膜和免疫稳态的主要调节因子

人体内大量的微生物相互协调构建了一系列的生理过程、疾病和肿瘤易感性，它们以百倍的基因多样性编码机制和代谢能力，影响自身的局部微环境、宿主组织特异

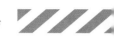

性和免疫细胞的功能。人体微生物生态系统由真核生物(真菌和原生动物)、病毒和原核生物组成。大多数共生细菌位于胃肠道,少数则定植在其他解剖区域,如口腔-呼吸道、泌尿生殖道、皮肤和肿瘤等部位。总的来说,在健康条件下,宿主和微生物群处于共生平衡状态。微生物群合成维生素,并将食物分解为可吸收的营养物质(如碳水化合物)或宿主信号分子(如短链脂肪酸)。地理位置、种族和饮食习惯的差异导致人类微生物群在个体之间和个体内部存在显著差异。在过去的二十年里,微生物群变成了备受关注的研究领域。许多疾病如心血管疾病、炎症性肠病、糖尿病、心脏代谢性疾病、肝脏疾病、神经发育性疾病和肿瘤等与肠道微生物或微生物-宿主相互作用密切相关。

　　肠道的黏膜表面持续暴露在大量的共生细菌中,宿主与肠道菌群的反应发生在黏膜表面。管腔与宿主组织由肠道上皮细胞和一层密集的黏液分开。黏液中的主要组成部分是黏蛋白,它是由肠道杯状细胞分泌的大分子、高度糖基化蛋白。黏蛋白结合大量的水分子,从而产生典型的黏液凝胶样特性。除此之外,杯状细胞可以将肠腔物质传递到固有层树突状细胞,以便向免疫系统呈递肠道抗原,还可以促进共生肠道细菌易位到宿主淋巴器官。抗菌肽(AMP)是一组进化保守的防御蛋白和多肽,在维持肠黏膜屏障功能中起着关键作用。肠道抗菌肽在小肠内由小肠细胞分泌,通过直接杀死细菌或通过诱导多种免疫调节机制来间接发挥屏障功能。抗菌肽塑造了肠道的共生群落和菌群生态。此外,抗菌肽保护宿主免受致病菌感染。

　　肠黏膜的另一个特征是分泌免疫球蛋白 A(IgA),以保护宿主免受肠道病原体的侵害。主要在肠道的潘氏结节产生,对鼠伤寒沙门菌或阴沟肠杆菌提供非炎性免疫保护。分泌型 IgA 通过将膳食抗原和微生物包裹在黏液中、下调共生细菌上的促炎细菌表位的表达水平,促进肠道免疫排斥,维持肠道菌群的生态平衡。

　　肠道免疫的这些特征受到肠道菌群与宿主广泛的相互作用的影响。例如肠道黏液的蛋白质和低聚糖组成以及屏障功能依赖于定植的肠道菌群。肠道中 IgA 的分泌也取决于肠道菌群。除了黏膜微生物-宿主相互共生这些非免疫学特征外,肠道菌群在肠道、肠外器官和系统的适应性 T 细胞驱动免疫发生、成熟和调节中都是必不可少的。这种相互作用在生命早期就已开始,因为出生后定植的肠道菌群诱导肠道淋巴组织的发育和髓系、淋巴细胞的成熟,这对免疫系统的影响持续到成年。相比之下,无菌小鼠的多种特异性免疫细胞群存在缺陷,如肠道和肠系膜淋巴结中的 Th1 细胞、Th17 细胞和调节性 T 细胞减少,细胞毒性 NK 细胞受损或固有淋巴样细胞(ILC)功能受损。在一项旨在筛选调节人类肠道菌群的小鼠研究中,Geva-Zatorsky 等报道了无菌实验室小鼠接受 53 种细菌定植对细胞免疫表型的影响。结果提示只有少数共生菌增加了肠道中的 T 细胞,包括分节丝状细菌(SFB)和 Th17 细胞、共生杆菌和 IL-10$^+$ T 细胞、长双歧杆菌和 IFNg$^+$ Th1 细胞等。到目前为止,只有少数研究评估了健康人类的免疫细胞表型、效应分子和肠道菌群之间的关系。例如,拟杆菌属的丰度与乙状结肠黏膜中的 Th1 细胞数量有关。此外,病原体诱导的免疫细胞因子应答由健康人类的肠道微生物群调节。

免疫细胞识别并与肠道菌群产生的小分子产生反应。丙酸和丁酸可以通过 GPR43 受体信号转导或在树突状细胞水平上抑制组蛋白去乙酰化酶(HDACs)来刺激结肠中调节性 T 细胞的扩增和免疫抑制特性。

总之,最近的研究极大地提高了人们对肠道菌群和免疫系统之间密切且复杂的相互影响的理解水平。然而,在了解健康和疾病中的微生物群-免疫相互作用方面,仍存在许多未知因素和挑战,特别是肿瘤的免疫治疗。

第四节　肿瘤治疗和预处理化疗后的肠道微生物群损伤

在广泛使用新一代测序技术之前,基于培养方法提供的证据表明化疗药物如 5-氟尿嘧啶(5-FU)通过革兰阴性厌氧菌扰乱了实验室动物的口腔和肠道菌群。此后,16S rRNA 测序结果拓展了这些发现,产生 SCFA 的细菌降低了杆菌和瘤胃球菌的水平。微生物和化疗复杂的相互作用也反映在基础研究结果上,药物的疗效和毒性(如 5-FU 或伊立替康)取决于肠道细菌组成。

关于化疗是否影响肠道微生物群的多样性和组成的文献很少,抗生素、炎症和腹

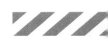

泻的发展使得结果往往难以解释。在 Abu-Sbeih 等的回顾性分析中,有多达 28% 的患者发生了胃肠道不良反应。几乎所有的患者出现腹泻,有的出现结肠炎和血便,导致微生物的组成非常复杂。在没有使用抗生素的单纯化疗患者中,化疗与肠杆菌科和肠球菌科的扩增以及瘤胃球菌科、毛螺菌科和双歧杆菌的丢失有关。AML 患者的诱导化疗还会使治疗过程中患者口腔和粪便微生物群的多样性(即患者生物标本中的多样性和物种丰度)降低。广谱抗生素的使用是导致肠道菌群多样性丧失的主要因素。例如,在晚期结直肠癌患者中,基于伊立替康、奥沙利铂和 5-FU 的辅助化疗方案会使细孔菌、念珠菌、马拉色菌增多而改变肠道的细菌和真菌群落结构,还会使梭状芽孢杆菌和粪肠杆菌丢失。

第五节　抗生素治疗导致肠道菌群功能丧失

抗生素治疗是干扰人类肠道菌群的主要原因之一。肠道菌群的改变取决于抗生素的剂量、治疗时间、应用形式和种类。多种研究分析了抗生素治疗期间和治疗后对肠道菌群的短期和长期影响。最常见的结果是肠道菌群的 α 多样性减少。例如,头孢呋辛治疗 6 天导致 α 多样性损失 5%,而环丙沙星治疗 6 天导致微生物多样性损失40%。据报道,多样性的损失是以牺牲放线菌门和厚壁菌门的细菌为代价的,而变形菌门的相对丰度增加了。

针对单个抗生素类别对肠道菌群构成影响的分析显示,大环内酯类抗生素与放线菌门特别是双歧杆菌门、厚壁菌门特别是乳酸菌的减少有关,并与拟杆菌门和变形菌门的相对丰度的增加有关。据报道,β-内酰胺靶向抗生素会对厚壁菌门和放线菌门的丰度产生负面影响,同时导致变形菌门细菌的增加。此外,头孢菌素的使用可导致拟杆菌门细菌的增加。糖肽类在肠道中不会重吸收,会扰乱肠道菌群。例如,万古霉素可以降低厚壁菌门的丰度,同时增加变形菌门特别是肠杆菌科的丰度。喹诺酮类例如环丙沙星,降低了厚壁菌门和放线菌门的丰度,但增加了拟杆菌门的相对丰度。克林霉素降低了放线菌门的丰度,主要是双歧杆菌门和厚壁菌门的丰度。然而,经常使用的抗生素阿莫西林对微生物多样性的影响很小。如上所述,抗生素治疗可能导致潜在有益细菌的损失和细菌代谢物的改变,并导致潜在致病菌的定植,如肠球菌或克雷伯菌。

醋酸、丙酸和丁酸等短链脂肪酸与黏膜稳态的关系得到了深入研究。短链脂肪酸参与多个稳态过程,包括抑制组蛋白去乙酰化酶,调节造血细胞和非造血细胞分化,产生黏膜稳态的抗炎和耐受状态。此外,短链脂肪酸能够抑制免疫细胞中的 NF-κB,从而抑制促炎性细胞因子的产生。短链脂肪酸还参与维持黏膜的物理屏障,因为其可以增加黏蛋白基因的转录和黏液的产生。此外,细胞-细胞间的接触也受到短链脂肪酸的影响,从而提高了紧密连接的完整性。

感染是导致肿瘤患者死亡的主要原因。为了阐明感染的潜在机制,密切研究健康菌群及其与潜在有害致病菌的相互作用非常重要。菌群间直接和间接机制提供了定植菌间的对抗基础。直接机制:产生抗菌分子(称为细菌素,具有杀死其他细菌的能力),主要是对密切相关的物种进行选择;菌群的代谢产物,如短链脂肪酸,有抑制致病菌生长的能力。间接机制涉及宿主的免疫系统,它由共生菌群形成,并涉及抗菌肽。抗生素治疗对肠道菌群的破坏增加了患者对感染的易感性。在实验室大鼠中,14 天的头孢曲松治疗导致大肠杆菌、葡萄球菌和溶血细菌的丰度增加,这与粪便丙酸浓度降低、结肠上皮通透性增高和氧化-抗氧化平衡紊乱有关。这种黏膜损伤伴随着细菌易位的增加,这表明抗生素增强了潜在致病菌的血流入侵的易感性。在小鼠模型中,单剂量的链霉素、克林霉素或甲硝唑、新霉素、万古霉素和克林霉素混合导致李斯特菌感染。在体外实验中,在厌氧条件下共培养的未处理小鼠的小肠内容物能有效地消除李斯特菌。拟杆菌属通过产生丙酸来有效抑制鼠伤寒沙门菌的生长,从而导致病原菌的细胞内酸化。次级胆汁酸,由共生菌通过初级胆汁酸的 7α-二羟基化产生,促进了小鼠对艰难梭菌定植的抵抗力。在艰难梭菌反复感染的患者中,研究者证实了肠道微生物群在抵抗定植和感染方面的作用。众所周知,通过粪菌移植恢复功能菌群比抗生素治疗可更有效地治疗反复感染。

人类肠道菌群的一部分是真菌。最近的一项研究发现抗生素治疗对肠道环境中的真菌的影响,特别是白色念珠菌。在抗生素治疗过程中白色念珠菌的丰度增加,这

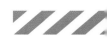

表明共生菌对白色念珠菌在体内的生长具有调节功能。微生物群落的恢复后真菌的生长受到抑制。因此,持续使用抗生素可能导致肠道和(或)血流中念珠菌和其他真菌感染率增高。

第六节　抗生素治疗对肠道微生物扩增、免疫调节和黏膜稳态的影响

一些致病菌以其病理定植特性而闻名,导致正常菌群受到影响,并导致严重的感染,其中有肠球菌属、克雷伯菌属、沙门菌属和链球菌属。最近的研究发现了其定植优势和致病力形成的多种机制,但对定植或与这些病原体感染过程中的免疫调节知之甚少。临床和实验研究主要集中在住院患者肠球菌扩增的原因和后果方面。有研究表明,在 CD19-CAR-T 细胞治疗的患者中抗生素治疗和饮食有助于肠球菌形成优势菌。抗生素治疗促进了肠道共生菌肠球菌(主要是粪肠球菌)的生长。

肠球菌属能够灵活适应环境,特别是在应对环境压力时。最近的一项研究分析了粪肠球菌在不同条件下对宿主的影响。用两种不同种类的粪肠球菌对无菌小鼠进行单核定植,结果显示在稳定状态下可以增加结肠中树突状细胞和调节性 T 细胞的数量。缺乏 IL-10 的无菌小鼠更容易受到炎症影响,粪肠球菌导致严重的结肠炎症伴随参与应激反应的基因表达水平上调。用粪肠球菌与结肠杆菌对缺乏 IL-10 的无菌小鼠进行共定植,结果显示出相反基因表达模式,肠道炎症仅为中度。因此,粪肠球菌的基因表达取决于微环境。这些结果表明,微生物环境对保持肠球菌毒力起着至关重要的作用,并可以解释肠球菌作为无害共生菌与作为病原体的矛盾作用。细菌针对环境的应激可能被儿茶酚胺如去甲肾上腺素诱导。去甲肾上腺素诱导不同的蛋白质表达模式,与更高的胆汁酸耐受性、聚集能力和生物膜形成能力相关,这表明宿主在应激反应期间可能在定植和感染的发病机制中发挥作用。

细菌毒力主要依赖于细菌中表达的毒力因子。肠球菌的几种毒力因子会干扰肠

道环境。明胶酶 E 是一种在肠球菌中发现的基质金属蛋白酶,是损害肠道黏膜屏障完整性的主要毒力因子之一。体外实验表明,产生明胶酶 E 的肠球菌与巨噬细胞共孵育的培养基会导致肠上皮细胞形态的改变。在体内,使用产生明胶酶 E 的肠球菌菌株对无菌 IL-10 缺陷的小鼠进行定植导致结肠炎,而使用不产生明胶酶 E 的肠球菌定植可减轻炎症。

在免疫系统相互作用方面,从住院患者不同感染部位分离出的克雷伯菌在体外和体内实验研究中显示出不同的免疫刺激模式。例如,腹腔注射克雷伯菌菌株,当在体外诱导外周血单核细胞(PBMC)中对 TNF-α 反应性较低的菌株攻击时,小鼠的存活率较低。这表明免疫逃避能力和感染的严重程度存在潜在的相关性。

阿莫西林治疗的小鼠变异克雷伯菌丰度显著增强,抗生素耐药性显著增强,毒力显著增强。接种这些毒株到经抗生素预处理小鼠导致促炎性细胞因子的产生增加,结肠损伤更严重,而接种这些毒株到未经抗生素预处理小鼠后几乎没有炎症发生,这证实了抗生素增强毒力的假说。炎症通常伴有外周淋巴组织中 Th1 细胞和调节性 T 细胞分化。与接种变异克雷伯菌的未经抗生素预处理小鼠相比,经抗生素预处理小鼠的颈部和肠系膜淋巴结中的 Th1 细胞增加,调节性 T 细胞减少。除了抗生素诱导肠道菌群中单个微生物扩增的作用外,研究还推测抗生素有利于口腔微生物的肠道定植。炎症性肠病患者的唾液样本检测结果显示明显的克雷伯菌异位定植。

综上所述,单个微生物的扩增可以对黏膜和全身免疫产生各种影响。然而,关于个体微生物的相互作用、其毒性和宿主免疫系统的相互作用及 T 细胞驱动的抗癌免疫,还有一些悬而未决的问题。

第七节　肠道菌群对嵌合抗原受体 T 细胞治疗效果和毒性的影响

目前只有少量研究揭示了肠道菌群在 CAR-T 细胞治疗中的作用。然而,研究结

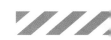

论并不完全一致。在小鼠实验模型中过继细胞治疗抗 HPV 相关肿瘤的疗效取决于宿主稳态时肠道菌群的微生物构成。微生物群的差异主要指拟杆菌、普雷沃菌等的不同。肠道菌群影响肿瘤的浸润和反应性 T 细胞的扩增。Paulos 等研究结果显示，经放射性损伤的胃肠道菌群的衍生成分如脂多糖（LPS）的易位激活了荷瘤小鼠的先天免疫系统，从而通过 TLR4 信号通路增强了过继细胞的疗效。抗生素治疗抑制了辐射小鼠先天免疫系统的激活，并削弱了过继细胞治疗的有效性。迄今为止唯一发表的关于小鼠 CAR-T 细胞治疗中抗生素作用的数据显示，使用广谱抗生素并不影响 CD19-CAR-T 细胞对肿瘤细胞的杀伤和存活，而在这些小鼠中清除肠道菌群可以显著延长 CAR-T 细胞存在和 B 细胞缺乏的时间。

　　接受过继细胞治疗和 CD19-CAR-T 细胞治疗的 T 细胞对抗生素的敏感性不同可能是由于这些 T 细胞的肠道菌群发挥了不同的效应。如上所述，辐射诱导的微生物易位通过增强树突状细胞的活化来增强过继转移的肿瘤特异性 T 细胞的功能。化疗也会导致细菌通过肠上皮细胞发生易位，从而增强效应 T 细胞的功能。Kuzma 等的研究结果显示在体外抗原刺激期间，细胞培养中抗生素的存在并不影响 T 细胞的扩增和细胞因子的产生。CD19-CAR-T 细胞对抗生素的敏感性的丧失可能表明，在调节过程中发生的微生物易位并不影响 CD19-CAR-T 细胞的功能。这可能是由于 CAR-T 细胞的独特特征，因为 CAR-T 细胞在遇到肿瘤时能够立即发挥效应，而不需要像过继细胞治疗那样被树突状细胞重新激活。

　　尽管研究显示肠道菌群和菌群失调对小鼠 CD19-CAR-T 细胞治疗的效果缺乏影响，但有来自人体研究的初步证据表明，其对 CAR-T 细胞治疗效果有影响。Andrea Facciabene、Marcel R. M、van den Brink 和 Marco Ruella 等认为肠道微生物组可以影响 CAR-T 细胞活性和临床结局，他们分析了在纪念斯隆-凯特琳癌症中心（MSKCC）和宾夕法尼亚大学两个机构接受治疗的 B 细胞恶性肿瘤患者中，抗生素治疗或粪便微生物组成与抗-CD19 CAR-T 细胞治疗效果和毒性之间的相关性。他们回顾性收集了在 MSKCC 和宾夕法尼亚大学两个机构接受试验用或市售 CD19-CAR-T 细胞治疗的患者（共 228 例）的临床数据。包括 137 例 NHL 患者和 91 例 ALL 患者。他们首先评估了在 CAR-T 细胞输注前 4 周内使用抗生素的影响，发现大约 60％ 的 NHL 患者和 ALL 患者在 CD19-CAR-T 细胞治疗前使用了至少 1 种抗生素，使用较多的抗生素是甲氧苄啶/磺胺甲噁唑、静脉注射用万古霉素、哌拉西林/他唑巴坦、左氧氟沙星、头孢吡肟、环丙沙星和美罗培南。值得注意的是,抗生素治疗与 OS 较短相关。当单独评估 NHL 患者亚组时,他们发现抗生素治疗仍与 OS 缩短相关($P<0.01$),但对 PFS 无显著影响($P>0.05$)。使用抗生素(如哌拉西林/他唑巴坦和亚胺培南/西司他丁)后粪便菌群(包括厌氧微生物)会发生显著变化。因此他们重点分析了中性粒细胞减少性发热时使用的针对厌氧菌的抗生素,包括哌拉西林/他唑巴坦、亚胺培南/西司他丁和美罗培南(称为 P-I-M)。228 例患者中有 47 例(20.6%)在 CD19-CAR-T 细胞输注前 4 周使用 P-I-M,P-I-M 治疗组和非治疗组之间 CAR-T 细胞输注时的患者特征总体相似。在 P-I-M 治疗组的患者中,CAR-T 细胞输注后 OS 显著缩短($P≤0.001$)。按疾病(NHL 和 ALL)分析时,PFS 和 OS 与 P-I-M 治疗的相关性也一致($P<0.05$)。总体而言,CAR-T 细胞输注前 4 周内 P-I-M 治疗与 OS 和 PFS 较短相关。为了解 P-I-M 治疗是否独立于 CAR 共刺激结构域而影响 CAR-T 细胞治疗的结果,他们分析了接受 CD28 或 4-1BB 共刺激 CAR-T 细胞治疗的 NHL 患者的生存期。发现不管 CD28-CAR-T 细胞治疗还是 4-1BB-CAR-T 细胞治疗,接受 P-I-M 治疗的患者 OS 均较短($P<0.001$),接受 4-1BB-CAR-T 细胞治疗的患者 PFS 有缩短趋势($P<0.05$)。因此,无论 CAR 共刺激结构域如何,NHL 患者在 CAR-T 细胞输注前 4 周内使用 P-I-M 可导致 OS 缩短,但不影响 PFS。为了评估这些混杂因素,他们在单变量和多变量模型中分析了 P-I-M 治疗与 OS 之间的关系,使用的变量包括年龄、性别、疾病类型、体能状态、CAR 共刺激结构域和乳酸脱氢酶(LDH)水平。虽然证实了体能状态和 LDH 具有预测作用,但使用 P-I-M 仍然是 OS 较短的强预测因素($P<0.01$)。他们探索了抗生素治疗是否影响 CAR 介导的毒性,如 CRS 和 ICANS。结果发现,在 CAR-T 细胞输注前 4 周内使用抗生素增加 NHL 患者 ICANS 的患病风险($P<0.05$)。

总之,CD19-CAR-T 细胞治疗前 4 周内使用哌拉西林/他唑巴坦、美罗培南或亚胺培南,可导致 ALL 和 NHL 患者的 OS 和 PFS 较短且毒性(如 ICANS)增加。此外,研究还发现,接受 CD19-CAR-T 细胞治疗的患者在细胞输注前粪便微生物已经发生改变,表现为 α 多样性降低、细菌群落优势频率增高和细菌组成成分增加,这些均与健康志愿者存在差异;并且粪便微生物的组成也与治疗反应和毒性相关,如瘤胃球菌属的高丰度与第 100 天 CRR 增高相关,而毒性与菌属无关。

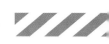

本研究表明,粪便微生物的组成与接受 CD19-CAR-T 细胞免疫治疗的患者的临床结局之间存在联系。在 CAR-T 细胞输注前使用抗生素,尤其是广谱抗生素如 P-I-M,与 B 细胞恶性肿瘤患者生存率较差和毒性增加相关;此外,在 NHL 患者中,P-I-M 治疗可增加 ICANS 患病风险(ALL 患者无此风险)。该结果可能与 NHL 和 ALL 的性质存在显著差异有关。ALL 的特征是侵袭性增殖,白血病细胞主要位于骨髓和血液中,而 NHL 细胞通常存在于淋巴器官中,这些差异可能影响抗生素的作用。

第八节　预防肠道微生态失衡或增强肠道微生物稳态的方法

如果由于感染等对肿瘤患者使用抗生素,则应该讨论和评估保护健康微生物群的策略。例如,一种结肠靶向抗生素吸附剂可以保护健康志愿者的肠道菌群免受莫西沙星诱导的肠道菌群多样性丧失作用的影响。对于该药物,目前正在进行一项针对 AML 或骨髓增生异常综合征患者的 Ⅲ 期临床研究,以研究其对危及生命的并发症的发生和使生存率增加的影响。

另一种在抗生素诱导菌群损伤或其他菌群失调状态后恢复微生物稳态的策略是将菌群从健康者转移给患者。FMT 作为艰难梭菌感染的抢救性治疗,已成功在临床中实施。

除了过继整个菌群外,单个细菌作为外生益生菌已被证明在免疫治疗中使患者获益。例如,双歧杆菌属对荷瘤小鼠的治疗改善了肿瘤特异性免疫和对免疫检查点抑制剂治疗的反应。在其他研究中,给予小鼠双歧杆菌或乳酸杆菌可消除免疫检查点抑制剂相关结肠炎。

因为外生细菌在宿主肠道中定植不佳、存活时间短,所以益生菌可能无效,而益生元可以增强肠道内源性或外源性菌群定植稳定性。蒙皂石是一种矿质黏土,可以通过小鼠肠道黏膜,促进乳酸杆菌和双歧杆菌的扩增,从而增强免疫检查点或化疗在肿瘤小鼠模型中的抗肿瘤作用。

通过饮食可调节肠道菌群,在几种营养物质中,纤维素是肠道菌群稳态所必需的,因为它们为菌群生长提供了必要的底物。低的纤维素摄入量会使短链脂肪酸的产生减少,并导致肠道菌群长期的、不可逆的变化。在免疫治疗的肿瘤患者中,一项小样本调查研究了 46 名接受免疫检查点抑制剂治疗的患者的饮食对治疗效果的影响,发现高纤维素饮食的患者对治疗反应的概率大约是低纤维素摄入患者的 5 倍。

尽管上述策略都没有在 CAR-T 动物模型或临床试验中进行过研究,但是这些研究将提供足够的证据来启动试验,以重点关注饮食或益生元调节肠道菌群对 CAR-T 免疫治疗的影响。

第九节　肠道微生物群和嵌合抗原受体 T 细胞的未来发展方向

目前越来越多的基础研究发现了肠道微生物群的双重作用,它们对 CAR-T 细胞具有潜在的刺激和抑制特性。尽管针对 ICI 的临床研究结果并未将其按"有利于"和"不利于"肠道微生物进行统一分类,但可能得出相关结论。厚壁菌门(如粪杆菌、瘤胃球菌、梭状芽孢杆菌等)与良好的反应和较好的生存相关,而变形菌门(如肠杆菌科)与不良反应和较差的生存相关。拟杆菌门和双歧杆菌的影响取决于所涉及的物种,需要视具体情况而定。例如,长链双歧杆菌已被证明能促进 ICI 的反应,而双歧杆菌则被证明具有免疫抑制作用。为了使肠道微生物群对 CAR-T 细胞的反应更加均质化、可预测和持久,需要进行人体研究。这些研究可通过以下方式进行。

一、回顾性研究

大型医疗中心通常用 CAR-T 细胞治疗难治性肿瘤,并将相关信息存储在强大的

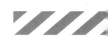

数据库中。这些中心也可能正在进行粪便研究（例如双孢梭状芽孢杆菌感染），包括针对不同治疗时间点接受各种抗肿瘤治疗的血液病患者。如果有 CAR-T 细胞治疗患者参与进行相关研究，在回顾性研究中，可将其粪便样本分为有反应者和无反应者。利用 16S rRNA 基因测序和全基因组测序进行分类分析，可以进一步对两组 CAR-T 细胞治疗患者的细菌分类进行分层。可以进一步分析行为、生活方式、饮食习惯、肥胖、共病、最近使用抗生素或益生菌的情况这些因素与治疗反应和生存情况的潜在关联。

二、前瞻性研究

粪便来自结肠，可以在接受 CAR-T 细胞治疗的患者处于基线时和随后的治疗间隔时间内收集。上述诊断模式可用于研究疾病治疗的任何阶段患者的粪便菌群。纳入标准：出于任何原因接受 CAR-T 细胞治疗的成年人，接受针对肠道微生物组研究结果干预措施的患者。患者可以随机接受饮食干预，包括非西方饮食，或高纤维素饮食、低碳水化合物饮食、生酮饮食。给予益生元、单菌株或多菌株益生菌，给予针对特殊不利菌群的窄谱抗生素，或进行 FMT（供者健康）。研究结果可能包括肠道（粪便）微生物组的基线变化（通过 16S rRNA 分析）、CAR-T 细胞的持续存在、肿瘤微环境中免疫细胞群和（或）细胞因子的变化（通过粪便细胞术、qPCR）、对治疗的反应以及客观生存率。需要在放射成像、肿瘤活检时收集血液样本，根据血液病评估标准确定反应者和无反应者。

从全基因组测序和 16S rRNA 基因测序中获得的数据存在定性的差异，因此这两种方法具有独特的价值，但由于全基因组测序优于 16S rRNA 基因测序（因为前者提高了检测灵敏度、特异性和多样性），未来所有的微生物组研究都应该基于标准化的全基因组测序。微生物组研究中生物储存库样本收集方案应该详细说明样本收集、存储、处理和测序方法的标准。

三、不断发展的证据

肠道微生物研究尚未扩展到 CAR-T 细胞治疗或其他类型的新型免疫疗法，且证明早期抗生素在过继 T 细胞输注中作用的证据并不一致。到目前为止，只有一项单中心观察性研究（该研究包括 25 名接受不同预处理方案的 CAR-T 细胞治疗的患者）结果显示，与无应答者相比，应答者具有独特的基线微生物群组成。有趣的是，无反应者也没有经历显著相关毒性，而且两组患者的微生物群都属于厚壁菌门。一项小样本研究证实了基线肠道类群和 CAR-T 细胞反应之间可能的联系。此外，现已证明某些肠道类群可以抑制 Treg 细胞并增强过继 T 细胞的活性。考虑到 CAR-T 细胞使用范围较窄，进一步的研究将需要协作、多中心的研究。纪念斯隆-凯特琳癌症中心和威斯康星医学院正在进行研究，以分析肠道微生物群多样性/组成和与 CAR-T 细胞反应的任何潜在关联。综上所述，通过调控肠道菌群可以调控 CAR-T 细胞治疗反应。进一步的大规模、前瞻性研究将阐明其在 CAR-T 细胞治疗中的作用。

多项临床研究和临床前研究证明肠道微生物群与宿主可助于抗肿瘤免疫和肿瘤免疫治疗。因此，环境或外部对肠道菌群的损伤，如使用广谱抗生素，会降低抗肿瘤免疫疗法的效果，甚至影响患者长期生存。这使研究者在临床实践中调整了异基因造血干细胞移植的抗生素预防方案，通过改用保留厌氧菌的抗生素，或通过应用过继肠道菌群来提高免疫检查点抗肿瘤疗效。

由于 CAR-T 细胞治疗在临床获得批准的时间很短，目前只有初步数据表明肠道菌群在 CD19-CAR-T 细胞治疗中发挥了重要作用。益生元或益生菌疗法、过继肠道菌群和调整抗生素治疗方案或基于噬菌体的抗菌疗法有助于恢复受损的肠道菌群。这些策略是否能够改善接受 CAR-T 细胞治疗的血液肿瘤患者的反应和预后是目前研究的热点。

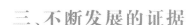

▶▶ 参考文献

[1] Schuster S J, Bishop M R, Tam C S, et al. Tisagenlecleucel in adult relapsed or

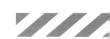

refractory diffuse large B-cell lymphoma[J]. N Engl J Med,2019,380(1):45-56.

[2] Hay K A,Hanafifi L A,Li D,et al. Kinetics and biomarkers of severe cytokine release syndrome after CD19 chimeric antigen receptor-modifified T-Cell therapy [J]. Blood,2017,130(21):2295-2306.

[3] Schubert M L,Schmitt M,Wang L,et al. Side-effect management of chimeric antigen receptor (CAR) T-cell therapy[J]. Ann Oncol,2021,32(1):34-48.

[4] Derosa L,Routy B,Fidelle M,et al. Gut bacteria composition drives primary resistance to cancer immunotherapy in renal cell carcinoma patients[J]. Eur Urol,2020,78(2):195-206.

[5] Smith M,Dai A,Ghilardi G,et al. Gut microbiome correlates of response and toxicity following anti-CD19 CAR T cell therapy[J]. Nat Med,2022,28(4):713-723.

[6] 王钧,王强,郭智.肠道微生态与免疫检查点抑制剂的临床应用管理[J].临床内科杂志,2023,40(1):20-23.

[7] 郭智,王钧,王强.肠道微生态与肿瘤[J].临床内科杂志,2022,39(8):568-570.

[8] 中华预防医学会微生态学分会.中国微生态调节剂临床应用专家共识(2020 版)[J].中国微生态学杂志,2020,32(8):953-965.

[9] 王可飞,郑文婷,原佳沛,等.血液系统肿瘤性疾病的骨髓微环境[J].中国细胞生物学学报,2022,44(1):129-135.

(孙志强　庞艳彬)

第十八章

粪菌移植在治疗急性移植物抗宿主病中的作用

　　异基因造血干细胞移植(allo-HSCT)是多种血液系统恶性肿瘤及骨髓衰竭类疾病获得治愈的重要手段之一。移植物抗宿主病(GVHD)是其主要的并发症之一,严重影响患者的生存期及生活质量。其中,急性移植物抗宿主病(aGVHD)发生在移植后100天内,其中胃肠道 aGVHD(GI-aGVHD)是 allo-HSCT 后非复发死亡的主要原因之一。因此,aGVHD 尤其是 GI-aGVHD 的治疗迫在眉睫。近年来,粪菌移植(FMT)作为一种新兴的治疗手段已被尝试应用于多种疾病,其中包括治疗 HSCT 的 aGVHD。《中国异基因造血干细胞移植治疗血液系统疾病专家共识Ⅲ——急性移植物抗宿主病(2020年版)》《肠道微生态与造血干细胞移植相关性中国专家共识》等均提到 FMT 是治疗 aGVHD 的三线治疗手段。相关研究表明应用 FMT 在 aGVHD 中的应用显示出较好的初步临床结果,尤其对治疗耐类固醇的 aGVHD 有一定效果,有很多研究显示肠道微生物群在 GVHD 的发病机制中发挥了重要的免疫调节作用。下文旨在介绍 FMT 治疗 allo-HSCT 后 GI-aGVHD。

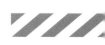

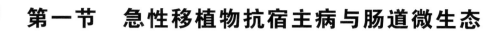

第一节　急性移植物抗宿主病与肠道微生态

接受 allo-HSCT 的患者,由于移植前的放疗/化疗导致肠道破坏,易发生菌群失调。allo-HSCT 后患者呈现出肠道微生物多样化的丧失以及微生物组成的改变,这一现象在发生 aGVHD 的患者中尤为突出。Taur 等根据移植后受者肠道菌群的含量将受者分为低、中、高多样化三组。三组受者的 3 年总生存率分别为 36％、60％、67％(p=0.019);3 年移植相关死亡率分别为 53％、23％和 9％。一项纳入了 1362 例 allo-HSCT 患者的大样本量研究显示,患者菌群多样化程度越高,aGVHD 相关的死亡率越低;多样化程度越低,aGVHD 相关的死亡率越高。allo-HSCT 过程中的肠道菌群失调可表现为菌群组成的改变。其中,乳酸杆菌、葡萄球菌、肠杆菌和巴斯德菌在 aGVHD 患者中扩增最显著。研究表明,肠球菌的扩增增加了 aGVHD 的严重度和死亡率;而乳酸杆菌的作用目前仍存在争议。Taur 等报道肠杆菌的富集程度与 GVHD 相关的死亡率呈正相关。巴斯德菌可见于发生 GI-aGVHD 的患儿,并与其腹泻的严重程度密切相关。相反,梭菌、拟杆菌和放线菌在 aGVHD 患者中则明显减少。Sofi 等发现,小肠菌群中拟杆菌的增加与 aGVHD 的改善密切相关,且给予脆弱拟杆菌治疗后肠道的菌群多样化增加,短链脂肪酸、IL-22 和 Treg 细胞增加,GVHD 得到改善。

1. aGVHD 概况

aGVHD 在 allo-HSCT 患者的发生率约为 50％,其中中重度 aGVHD 的发生率为 13％～47％。其主要临床表现为腹泻、四肢及躯干部皮肤红疹,严重者可出现腹痛和肠梗阻。aGVHD 主要累及皮肤(80％)、胃肠道(55％)和肝脏(50％)。aGVHD 的发生机制主要为移植物中的 T 细胞被供者自身或受者的抗原提呈细胞(APC)识别,继而发生激活、分化,并迁移至受者靶器官,包括胃肠道、肺脏、肝脏和皮肤,引起受者的脏器损伤甚至衰竭。移植预处理是 aGVHD 的首要原因,放疗/化疗导致受者组织或器官(如胃肠道黏膜、皮肤及肝脏)出现炎性损伤,释放大量的炎症因子(如 IL-1、TNF-α、IL-6 等)、PAMP、DAMP(疾病相关分子模式),同时还引起 MHC 抗原表达和共刺激分子增加,继而激活移植物中的供者 T 细胞,并进行分化、增殖,然后攻击受者靶器官。按照《中国异基因造血干细胞移植治疗血液系统疾病专家共识Ⅲ——急性移植物抗宿主病(2020 年版)》,aGVHD 的一线治疗药物为糖皮质激素,常用甲泼尼龙;二线治疗药物包括 IL-2 受体单抗(巴利昔单抗)、MTX、芦可替尼等;三线治疗药物或方案包括 ATG、MSC(间充质干细胞)和 FMT 等。

2. 肠道微生物群在 aGVHD 机制中的作用

肠道菌群在 aGVHD 的病理生理过程中发挥重要作用。HSCT 会对机体肠道微生态产生影响,而肠道微生态可能也会通过多种机制影响 HSCT 的预后。移植过程中,预处理化疗强度大及预防性使用抗生素会改变机体原有肠道菌群的构成,导致肠道共生菌减少、菌群多样性降低,造成微生态失衡或菌群易位,从而肠道菌群的多样性和稳定性遭到破坏,造成肠道原有菌群失调或菌群易位,甚至出现细菌肠道支配。肠道菌群中占支配地位的细菌包括短链脂肪酸的产生菌和专门发酵寡糖的菌种如双歧杆菌等,肠道内各种微生物群的定植或易位常常先于感染发生,是引起菌血症和脓毒血症的常见原因之一。肠道菌群在肠道稳态和免疫调节中起着至关重要的作用,已被认为是接受 allo-HSCT 患者临床结局的预测指标,肠道菌群变化可能决定了 aGVHD 的严重程度。移植使肠道菌群的组成改变从而发生菌群失调,使肠道微生物易穿透受损的肠黏膜,引起异常免疫反应,T 细胞被激活,促进炎症介质释放,造成胃肠黏膜屏障受损,从而损伤胃肠道等靶器官。

第二节　肠道微生物检测技术在急性移植物抗宿主病的应用

1. 肠道微生物谱分析技术

微生物谱分析常用的技术是 16S rRNA 测序和宏基因组测序,原位杂交和 PCR 已

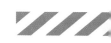

用于鉴定和定量细菌。编码 16S rRNA 亚基的基因在不同细菌物种之间高度保守的区域和特定细菌物种独特的九个高变区域。可以通过对这些可变区进行测序来鉴定细菌群落。使用这种方法可以鉴定细菌分类，但是它不能提供对细菌菌株的确切鉴定。细菌群落的分类识别需要参考数据库，可使用 Mothur 和 QIIME 之类的开源软件来分析 16S rRNA 测序数据。宏基因组测序可提供样品中所有遗传物质的无偏测序，提取的 gDNA 经过大规模平行测序，可广泛覆盖微生物群落。由于序列覆盖率高，宏基因组测序可以检测到丰度极低的微生物。微生物宏基因组学测序和代谢组学谱分析是了解宿主中细胞分类水平变化与代谢功能之间相关性的重要工具。

2. aGVHD 后微生物群改变的生物标记诊断

allo-HSCT 后出现 aGVHD 或疾病复发时微生物群会发生改变，建议检测一种或多种细菌丰度的变化（如经黏液真杆菌属和黏液优杆菌）。另外，一些临床研究表明，岩藻糖基转移酶 2（FUT2）的基因分型可以作为 allo-HSCT 后出现 aGVHD 和菌血症的生物标志物。FUT2 基因型可能通过肠道表面蛋白质和宿主的微生物群的糖基化的改变影响克罗恩病的风险。此外，梭状芽孢杆菌产生的尿代谢产物 3-吲哚酚硫酸盐是肠道菌群健康的另一个潜在生物标志物，以及是 GI-aGVHD 发生率降低和患者生存率提高的一个预后指标，也与肠道炎症减轻相关。考虑到 3-吲哚酚硫酸盐水平检测试验的快速性，它有可能被用于评估患者微生物群的健康状况，其临床意义是评估 aGVHD 期间受损微生物群的恢复情况。

3. 其他检测技术

肠道菌群变化可以作为 aGVHD 的非侵入性生物标志物。除了 16S rRNA 测序和宏基因组测序技术，qPCR 作为技术工具也可提供有关菌群相对丰度和动力学的有价值的信息。在临床尤其是在高危患者中，qPCR 可用于 allo-HSCT 之前、之中和之后特定微生物菌株的实时监测。关于肠道微生物群损伤的研究也支持使用窄谱的抗生素代替广谱抗生素，因为广谱抗生素会对肠道黏膜产生更多的附带损害，促进耐药的微生物菌株的出现。因此需要对肠道内某些菌群进行靶向治疗。这种靶向治疗的一个例子是将病原体特异性抗体与抗生素偶联，也可以使用 CRISPR-Cas9 噬菌体靶向特定的病原体。在抗定植方面,基因工程细菌可用于与病原体竞争,肠道抗菌肽和 Toll 样受体的配体或药理化合物可以帮助减少肠道致病微生物的定植,从而降低 aGVHD 的发生风险。在高通量培养技术方面,目前已使用基质辅助激光解吸电离飞行时间质谱技术确定全球微生物组成,但该技术会遗漏不可培养的微生物。其他体外系统,例如干细胞源性肠道上皮细胞与微生物组的共培养,可能有助于研究微生物培养物与人肠道细胞的相互作用。

第三节　粪菌移植在治疗急性移植物抗宿主病中的临床应用

　　2016 年,日本学者 Kakihana 等首次应用 FMT 治疗糖皮质激素抵抗/耐药的 aGVHD,结果显示所有的患者(4 例)均对 FMT 的治疗有反应,其中 3 人达到完全缓解(CR),1 人部分缓解(PR),对激素抵抗的患者均在几天之内出现胃肠道症状的改善;治疗过程中没有观察到严重的毒副作用。对 FMT 治疗有反应者,Treg 细胞数明显增加。该研究虽然纳入的患者例数有限,但为 FMT 在 GI-aGVHD 的治疗开启了先河。随后,澳大利亚学者 Spindelboeck 等对 9 名难治性重度 GI-aGVHD 患者进行了研究,发现 4 名患者对 FMT 的治疗有反应,且取得了明显的生存获益。该研究还发现,同时使用抗生素是 FMT 治疗失败的主要因素,其使用明显阻碍了提供粪便的健康者的微生物菌落谱在 FMT 治疗者体内的建立;而对于 FMT 治疗有反应者,FMT 治疗后体内的微生物菌落谱与粪便提供者体内的微生物菌落谱几乎完全一致。而且,对 FMT 治疗有反应的患者,其体内 CD8$^+$ T 细胞和 Th17 细胞数明显减少(至接近正常人水平),而 Treg 细胞和 ILC3 数量明显增加;对 FMT 治疗无反应者则趋势相反。该研究提示 FMT 治疗 GI-aGVHD 的可能机制为修复了患者肠道的菌群多样性,同时可能改变了患者的免疫状态。

　　我国学者采用中国粪菌库治疗了 8 例对激素耐药的 GI-aGVHD 患者。结果显示,

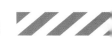

所有的 8 例患者在接受第 1 次 FMT 之后临床症状均得到了缓解。2 周后 2 名患者的腹泻完全停止，5 名患者的腹痛完全缓解。研究者对受者体内的菌群进行了分析，发现 FMT 治疗前患者体内菌群的多样性减少，且厚壁菌与变形菌的比例失衡，拟杆菌的比例减少；FMT 治疗后 1 周，患者有高水平的拟杆菌、疣微菌和脱硫弧菌。FMT 后有益的菌种，如拟杆菌属占主导地位。关于 90 天 PFS，FMT 组明显优于未接受 FMT 组，但两组的 OS 无明显差别。在整个治疗过程中未发现严重的 FMT 相关副作用。

有研究者发起了一项纳入 41 例患者的非随机、开放的、Ⅰ/Ⅱ期临床研究，使用 FMT 治疗对激素耐药的 GI-GVHD。其中 23 名Ⅳ度 GI-GVHD 的激素耐药患者接受了 FMT 治疗，另 18 名患者作为对照组。研究结果显示：FMT 治疗第 14 天和第 21 天，FMT 治疗组的临床症状缓解率明显高于对照组；随访 90 天时，FMT 治疗组较对照组有更长的 OS；关于研究结束时的平均生存时间，两组分别为 539 天以上和 107 天以上，且 FMT 治疗组的 PFS 和 OS 明显优于对照组。该研究没有发现与 FMT 明显相关的副作用。Shouval 等首次报道了通过口服胶囊应用 FMT 治疗 7 例对激素耐药/依赖的 GI-aGVHD 患者。结果显示，2 名患者达到完全缓解，肠道菌群的多样性得到了改善。该研究证明，口服胶囊安全有效。

以上结果均表明，FMT 在治疗 GI-aGVHD 中安全性较好，主要通过提高患者肠道菌群的多样性和改变菌群组成起到治疗作用。那么 FMT 能否与其他治疗联用呢？有研究者尝试联合 FMT 和芦可替尼挽救性治疗 21 名 allo-HSCT 后发生激素耐药的Ⅲ~Ⅳ度 GI-aGVHD 患者。结果显示：治疗第 28 天的 ORR 为 71.4%，其中 10 名患者获得完全缓解；第 56 天的 ORR 为 80%；有反应的患者 GVHD 复发率为 33.3%。该研究发现接受 FMT 治疗后，患者的菌群多样性明显提高了。联合治疗的主要副作用为病毒再激活（61.9%）和重度血细胞减少（81%）。预估的 6 个月总生存率为 57.1%，无进展生存率为 52.4%。以上数据说明，FMT 联合芦可替尼可应用于临床治疗对激素耐药的 GI-aGVHD。

第四节 粪菌移植的治疗流程和方法

1. 供者的筛选

参照欧洲《粪菌移植临床应用和操作共识报告》,在选择供者时需符合下列所有条件。

(1)药物使用:近 3 个月未接受抗生素治疗、免疫抑制剂治疗或化疗;近期未使用质子泵抑制剂治疗。

(2)感染性疾病:无 HIV、HBV、HCV、HEV 及结核病史及暴露史,无尚未控制或完全控制的系统性感染,未服用违禁药物如毒品等,未接受过组织或器官移植,1 年内未接受过输血,无近期感染寄生虫和诺如病毒、鞭毛虫等,近 6 个月未接种有传染风险的减毒活疫苗。

(3)消化道、内分泌及神经系统疾病:无炎症性肠病、肠易激综合征、慢性功能性便秘及其他慢性肠道功能紊乱,无肠道受累的慢性系统性自身免疫病,无消化道肿瘤和息肉病史,近期无腹泻和便血情况,无神经系统疾病及神经退行性病变病史,无心理疾病,身体质量指数(BMI)$\leqslant$25 kg/m²。

2. 供者的血清学和粪便检查项目

(1)常规血清学检查项目:①各种常见病毒如 CMV、EBV、HAV、HBV、HCV、HEV、HIV、梅毒;②血常规、红细胞沉降率、C 反应蛋白等。

(2)常规粪便检查项目:①各种致病菌:艰难梭菌、沙门菌、志贺菌、弯曲杆菌、O157：H7 大肠杆菌、耶尔森菌、耐万古霉素肠球菌、耐甲氧西林金黄色葡萄球菌、革兰阴性多药耐药菌等。②病毒:如诺如病毒等。③寄生虫:贾第鞭毛虫、隐孢子虫、人芽囊原虫、蠕虫等。④粪便隐血检查。

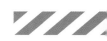

3. 粪菌物制备要点

(1)新鲜粪菌物的制备要点:①对于新鲜粪便,必须在排便后 6 小时内使用;②为保证细菌的完整性,制备时间应尽可能短;③尽可能保证厌氧储存和加工;④至少需要 30 g 粪便的量;⑤需使用搅拌器/搅拌棒将粪便重悬于生理盐水,搅拌后通过滤网滤掉残渣和小颗粒物质,以免输入时堵塞注射器和管道;⑥制备过程中需戴保护性手套和面屏;⑦制备场所在粪菌物制备前后均需严格消毒,以免细菌外溢。

(2)冷冻粪菌物的制备要点:①新鲜粪便至少 30 g 加入 150 mL 生理盐水;②冰冻前,应加入甘油,使得甘油终浓度为 10%;③应详细标记最终获得的粪菌悬液,冻存于 -80 ℃ 环境中;④回输当天,粪菌储存液应放置于 37 ℃ 水浴箱解冻,解冻后 6 h 内输注;⑤解冻后可适当加入生理盐水,以达到预期的浓度;⑥尽量避免反复冻融。

4. 输入途径及安全性

(1)FMT 输入途径:①上消化道途径:主要通过胃镜等回输,缺点是输入的粪菌悬液量相对较少;如需回输 500 mL,则需要置鼻空肠管。②结肠镜途径:通过结肠镜注入粪菌悬液。③灌肠途径:适用于无法使用结肠镜的虚弱患者。④口服胶囊。

(2)FMT 的不良反应:①短期不良反应:与 FMT 的输入途径和受者的基础情况有关,如发热、腹泻、腹胀、腹部痉挛、便秘、呕吐等。②潜在的长期不良反应:与 FMT 可能相关的肥胖、外周神经炎、干燥综合征、免疫性血小板减少性紫癜、内风湿性关节炎等。

第五节　总结与展望

FMT 在治疗 allo-HSCT 后对激素耐药的 GI-aGVHD 已初显疗效,其主要作用机制可能为:①恢复患者肠道菌群的多样性;②修复患者肠道菌群的组成;③改变机体的免疫状态。目前国内外的临床数据显示 FMT 的不良反应较少,且基本可控,说明其安全性尚可。总而言之,FMT 治疗 aGVHD 具有很好的应用前景。到目前为止,FMT 的疗效令人鼓舞,严重的不良事件很少。如果能得到随机临床试验的证实,相信使用 FMT 可以成为治疗类固醇难治性或依赖性 aGVHD 的标准方案。将来 FMT 可能不仅仅局限于类固醇难治性或依赖性 aGVHD 患者,而且会更广泛地应用于其他 aGVHD 患者,或成为一线治疗方案或预防性治疗措施。每一个接受 allo-HSCT 的患者都会接受肠道微生物群分析。FMT 可用于重建肠道微生物群,增加肠道屏障的完整性,仅此一点就足以预防 aGVHD 和 cGVHD。当然,更多的结论还需要更多的随机临床试验证据。

▶▶ 参考文献

[1] Spyrou N,Levine J E,Ferrara J L M. Acute GVHD:new approaches to clinical trial monitoring[J]. Best Pract Res Clin Haematol,2022,35(4):101400.

[2] 中华医学会血液学分会干细胞应用学组.中国异基因造血干细胞移植治疗血液系统疾病专家共识(Ⅲ)——急性移植物抗宿主病(2020 年版)[J].中华血液学杂志,2020,41(7):529-536.

[3] 中国抗癌协会肿瘤与微生态专业委员会.肠道微生态与造血干细胞移植相关性中国专家共识[J].国际肿瘤学杂志,2021,48(3):129-135.

[4] Allegretti J R,Mullish B H,Kelly C,et al. The evolution of the use of faecal microbiota transplantation and emerging therapeutic indications[J]. Lancet,2019;394(10196):420-431.

[5] Paratore M,Santopaolo F,Cammarota G,et al. Fecal microbiota transplantation in patients with HBV infection or other chronic liver diseases:update on current knowledge and future perspectives[J]. J Clin Med,2021,10(12):2605.

[6] Nassar S T,Tasha T,Desai A,et al. Fecal microbiota transplantation role in the treatment of alzheimer's disease:a systematic review[J]. Cureus,2022,14(10):e29968.

[7] Malard F,Gaugler B,Mohty M. Faecal microbiota transplantation in patients

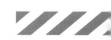

with haematological malignancies undergoing cellular therapies：from translational research to routine clinical practice[J]. Lancet Haematol，2022，9 (10)：e776-e785.

[8] Sarmiento-Andrade Y，Suárez R，Quintero B，et al. Gut microbiota and obesity：new insights[J]. Front Nutr，2022，9：1018212.

[9] Watkins B，Williams K M. Controversies and expectations for the prevention of GVHD：a biological and clinical perspective［J］. Front Immunol，2022，13：1057694.

[10] Biliński J，Jasiński M，Basak G W. The role of fecal microbiota transplantation in the treatment of acute graft-versus-host disease[J]. Biomedicines，2022，10 (4)：837.

[11] Taur Y，Jenq R R，Perales M A，et al. The effects of intestinal tract bacterial diversity on mortality following allogeneic hematopoietic stem cell transplantation[J]. Blood，2014，124(7)：1174-1182.

[12] Peled J U，Gomes A L C，Devlin S M，et al. Microbiota as predictor of mortality in allogeneic hematopoietic-cell transplantation[J]. N Engl J Med，2020，382 (9)：822-834.

[13] Lin D，Hu B，Li P，et al. Roles of the intestinal microbiota and microbial metabolites in acute GVHD[J]. Exp Hematol Oncol，2021，10(1)：49.

[14] Song A，Shen N，Gan C，et al. Exploration of the relationship between intestinal fora changes and gut acute graft-versus-host disease after hematopoietic stem cell transplantation[J]. Transl Pediatr，2021，10(2)：283-295.

[15] Eriguchi Y，Takashima S，Oka H，et al. Graft-versus-host disease disrupts intestinal microbial ecology by inhibiting Paneth cell production of α-defensins ［J］. Blood，2012，120(1)：223-231.

[16] Biagi E，Zama D，Nastasi C，et al. Gut microbiota trajectory in pediatric patients undergoing hematopoietic SCT[J]. Bone Marrow Transplant，2015，50(7)：992-998.

[17] Sofi M H,Wu Y,Ticer T,et al. A single strain of Bacteroides fragilis protects gut integrity and reduces GVHD[J]. JCI Insight,2021,6(3):e136841.

[18] Hu X,Guo J,Wang J,et al. Study on the relationship between diet,physical health and gut microflora of chinese college students[J]. Curr Microbiol,2022,79(12):370.

[19] Weber D,Oefner P J,Hiergeist A,et al. Low urinary indoxyl sulfate levels early after transplantation reflect a disrupted microbiome and are associated with poor outcome[J]. Blood,2015,126(14):1723-1728.

[20] Whangbo J,Ritz J,Bhatt A. Antibiotic-mediated modification of the intestinal microbiome in allogeneic hematopoietic stem cell transplantation[J]. Bone Marrow Transplant,2017,52(2):183-190.

[21] Wang W J,Zhou Y L,He J,et al. Characterizing the composition of intestinal microflora by *16S rRNA* gene sequencing[J]. World J Gastroenterol,2020,26(6):614-626.

[22] Qian G,Ho J W K. Challenges and emerging systems biology approaches to discover how the human gut microbiome impact host physiology[J]. Biophys Rev,2020,12(4):851-863.

[23] Kusakabe S,Fukushima K,Yokota T,et al. Enterococcus:a predictor of ravaged microbiota and poor prognosis after allogeneic hematopoietic stem cell transplantation[J]. Biol Blood Marrow Transplant,2020,26(5):1028-1033.

[24] Kakihana K,Fujioka Y,Suda W,et al. Fecal microbiota transplantation for patients with steroid-resistant acute graft-versus-host disease of the gut[J]. Blood,2016,128(16):2083-2088.

[25] Qi X,Li X,Zhao Y,et al. Treating steroid refractory intestinal acute graft-vs.-host disease with fecal microbiota transplantation:a pilot study[J]. Front Immunol,2018,9:2195.

[26] 邵亮,郭智. 粪菌移植在治疗急性移植物抗宿主病中的作用[J]. 临床内科杂志,2023,40(1):15-19.

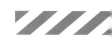

［27］ Shouval R，Geva M，Nagler A，et al. Fecal microbiota transplantation for treatment of acute graft-*versus*-host disease［J］. Clin Hematol Int，2019，1(1)：28-35.

［28］ Liu Y，Zhao Y，Qi J，et al. Fecal microbiota transplantation combined with ruxolitinib as a salvage treatment for intestinal steroid-refractory acute GVHD［J］. Exp Hematol Oncol，2022，11(1)：96.

［29］ 中国抗癌协会肿瘤与微生态专业委员会.肠道微生态与肿瘤治疗相关消化系统并发症管理中国专家共识［J］.国际肿瘤学杂志，2022，49(12)：711-717.

（邵亮　郭智）